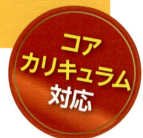

薬学生・薬剤師のための
ヒューマニズム
改訂版

監修　日本ファーマシューティカルコミュニケーション学会
責任編集　後藤惠子
編集　有田悦子，井手口直子，後藤惠子

HUMANISM FOR PHARMACIST
ATTITUDE,
ETHICS,
COMMUNICATION...

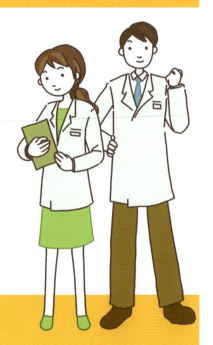

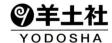

謹告

　本書に記載されている診断法・治療法に関しては，発行時点における最新の情報に基づき，正確を期するよう，著者ならびに出版社はそれぞれ最善の努力を払っております．しかし，医学，医療の進歩により，記載された内容が正確かつ完全ではなくなる場合もございます．

　したがって，実際の診断法・治療法で，熟知していない，あるいは汎用されていない新薬をはじめとする医薬品の使用，検査の実施および判読にあたっては，まず医薬品添付文書や機器および試薬の説明書で確認され，また診療技術に関しては十分考慮されたうえで，常に細心の注意を払われるようお願いいたします．

　本書記載の診断法・治療法・医薬品・検査法・疾患への適応などが，その後の医学研究ならびに医療の進歩により本書発行後に変更された場合，その診断法・治療法・医薬品・検査法・疾患への適応などによる不測の事故に対して，著者ならびに出版社はその責を負いかねますのでご了承ください．

改訂の序

　本書は，2011年に，薬剤師が人間の命を預かる職業であることを自覚し，それにふさわしい姿勢，態度，行動を身につけていくために欠かせない教育として位置づけられているヒューマニズム教育をアクティブラーニングで学ぶ教科書として発刊された．その後も，多くの薬学部で使い続けていただいていると伺っている．また，医学教育においても，本書を参考にアクティブラーニングを取り入れた教科書づくりが行われたという嬉しいニュースも耳にした．

　2015年から導入された薬学教育モデル・コアカリキュラムの改訂版では，本書がカバーする領域は「A：基本事項」と名目を変え，医療人としての薬剤師養成を目指しさらなる充実が図られた．本書の改訂においても，(1)薬剤師の使命「薬剤師が果たすべき役割」，「患者安全と薬害の防止」，「薬学の歴史と未来」の項に，新たに4つのSBOs（到達目標）を追加した．いずれも魅力的な内容となっている．

　医療の担い手としての倫理観や人を思い敬う態度，人間関係を良好に育むコミュニケーション力などを養うには，アクティブラーニングの導入が不可欠である．学生同士の討議に加え，さまざまな場面を想定したシミュレーション学習，模擬患者や模擬医療者を相手にしたロールプレイなどを導入することで，参加し体験することを通して学生はさまざまな気づきを得ることができる．そして，適切なタイミングでの指摘や洞察を促す質問などで気づきは更に深まり態度として醸成されていく．人はそれぞれ異なった考え方を持っているという当たり前のことに改めて気づいたり，仲間の発表や振る舞い，人への気遣い方を目の当たりにすることで，自分の中に対応力という引き出しを増やしていくことができる．

　こうした気づきのチャンスを少しでも多くするには，興味を喚起する，学習課程に即した課題やシナリオが不可欠となる．魅力的な授業を組み立て一定の成果を上げるには，実は準備に大変な手間暇がかかるものである．本書を用いることで，少しでも画一的な教育から脱し，学ぶ皆さんが主体的に楽しく取り組み，さまざまな気づきが得られることを心から願うものである．

　2019年10月

日本ファーマシューティカルコミュニケーション学会常任理事
東京理科大学薬学部薬学科健康心理学研究室教授

後藤惠子

初版の序

　平成18年，医療の担い手として知識・技術はもとより，豊かな人間性，高い倫理観，問題発見・解決能力を身につけた質の高い薬剤師を輩出することを目標に薬学6年制教育がスタートした．その6年制においてヒューマニズム教育は初めて導入され，薬剤師が人間の命を預かる職業であることを自覚し，それにふさわしい姿勢，態度，行動を身につけていくための欠かせない教育として位置づけられている．

　だが，医療の担い手としての倫理観や人を思い敬う態度，人間関係を良好に育むコミュニケーション力などを養うには，これまでの教育手法では通用せず新たな手法が必要となる．学生同士の討議に加え，さまざまな場面を想定したシミュレーション学習，模擬患者や模擬医療者を相手にしたロールプレイなどを導入することで，参加し体験することを通してさまざまな気づきを得ることができる．そして，適切なタイミングでの指摘や洞察を促す質問などで気づきは更に深まり態度として醸成されていく．人はそれぞれ異なった考え方を持っているという当たり前のことに改めて気づいたり，仲間の発表や振る舞い，人への気遣い方を目の当たりにすることで，自分の中に対応力という引き出しを増やしていくことができる．

　こうした気づきのチャンスを少しでも多くするには，興味を喚起する学習課程に即した課題やシナリオが不可欠となる．本書には，編集を担った各大学で実践している授業をはじめ，日本ファーマシューティカルコミュニケーション学会の大会で報告され，成果の確認された授業を中心にわれわれが受けてみたいと思えるコンテンツばかりを集めたつもりである．薬学教育モデル・コアカリキュラムに即しているが，現任の薬剤師が生涯学習の一環として自分たちの姿勢・態度，コミュニケーション力などを確認する目的でも活用いただける内容となっている．

　学習者主体のヒューマニズム教育はまだまだ緒についたばかりである．魅力的な授業を組み立て一定の成果を上げるには，実は準備に大変な手間暇がかかるものである．本書を用いることで，少しでも画一的な教育から脱し，学ぶ皆さんが主体的に楽しく取り組みさまざまな気づきが得られることを心から願うものである．

2011年9月

日本ファーマシューティカルコミュニケーション学会会長
東京理科大学薬学部薬学科健康心理学研究室教授

後藤惠子

薬学生・薬剤師のための ヒューマニズム 改訂版

CONTENTS

目次中の略語
PBL：problem based learning　　SGD：small group discussion
SPセッション：simulated patient セッション
TBL：team based learning

改訂の序 ……………………………………………………………… 後藤惠子
初版の序 ……………………………………………………………… 後藤惠子
平成25年度改訂版・薬学教育モデル・コアカリキュラム との対応表 ………………… 10

第1部　薬剤師の使命

【① 医療人として】

#1　常に患者・生活者の視点に立ち，医療の担い手としてふさわしい態度で行動する（態度）
■患者の苦情からコミュニケーションを考える（SGD） ………………… 高中紘一郎　16

#5　生と死を通して，生きる意味や役割について，自らの考えを述べる（知識・態度）

#7　様々な死生観・価値観・信条等を受容することの重要性について，自らの言葉で説明する（知識・態度）
■あなたは輸血拒否を肯定しますか？（教育ディベート） ……………………… 富澤　崇　22

【② 薬剤師が果たすべき役割】

#8　患者・生活者のために薬剤師が果たすべき役割を自覚する（態度）
■「もの」から「人（ひと）」へ（SGD） ………………………………… 上村直樹　28

#12 医薬品の創製（研究開発，生産等）における薬剤師の役割について説明できる
■ 新薬のリスクおよびやさしい製剤について患者やその家族の気持ちから考える（SGD）
………………………………………………………………………… 樽野弘之　35

#13 健康管理，疾病予防，セルフメディケーション及び公衆衛生における薬剤師の役割について説明できる
■ 顧客のニーズとセルフメディケーション（SGD，シミュレーション）………… 鹿村恵明　42

#14 薬物乱用防止，自殺防止における薬剤師の役割について説明できる
■ 薬育・薬物乱用防止教育・自殺防止ができる（SGD）………………… 福島紀子　50

【③ 患者安全と薬害の防止】

#16 医薬品のリスクを認識し，患者を守る責任と義務を自覚する（態度）

#21 代表的な薬害の例（サリドマイド，スモン，非加熱血液製剤，ソリブジン等）について，その原因と社会的背景及びその後の対応を説明できる

#22 代表的な薬害について，患者や家族の苦痛を理解し，これらを回避するための手段を討議する（知識・態度）
■ 今もサリドマイド薬害が現代医療に問うもの（SGD & Reporting & Sharing）
……………………… 増山ゆかり，東京理科大学薬学部ヒューマニズム教育担当チーム　57

#18 医療に関するリスクマネジメントにおける薬剤師の責任と義務を説明できる
■ 調剤事故発生時の初期対応（SGD）………………………………… 小茂田昌代　65

#19 医薬品が関わる代表的な医療過誤やインシデントの事例を列挙し，その原因と防止策を説明できる
■ 過去の医療過誤事例から学ぶ（SGD）……………………………… 小茂田昌代　71

【④ 薬学の歴史と未来】

#24 薬物療法の歴史と，人類に与えてきた影響について説明できる
■ 日本における病気と差別の歴史を学び，医薬品と薬剤師の果たす役割について考える（SGD）………………………………………………………… 根岸健一　77

第2部　薬剤師に求められる倫理観

【① 生命倫理】

#28 生命倫理の諸原則（自律尊重，無危害，善行，正義等）について説明できる
■ A）医療現場における説明義務とは（SGD，ロールプレイ）………………… 神谷惠子　81
■ B）がんにまつわる倫理的問題を考える（SGD）…………………………… 山崎浩司　88

CONTENTS

- ■ C) HIV/AIDS にまつわる倫理的問題を考える（SGD）………………………… 山崎浩司　94
- ■ D) 尊厳死の意味を考える（SGD）……………………………………………… 竹下　啓　99

#29 生と死に関わる倫理的問題について討議し，自らの考えを述べる（知識・態度）
- ■ 激論！「トリアージ」（PBL，SGD，ディベート，プレゼンテーション）………… 塩田澄子　107

#30 科学技術の進歩，社会情勢の変化に伴う生命観の変遷について概説できる
- ■ A) 先端技術を用いる治療にまつわる倫理的問題（SGD）………………… 田村智英子　113
- ■ B) あなたは心臓移植を受けますか？（ブレインストーミング，ロールプレイ）
　………………………………………………………………………………… 田村智英子　122

【② 医療倫理】
#32 薬剤師が遵守すべき倫理規範（薬剤師綱領，薬剤師倫理規定等）について説明できる
- ■ 医薬分業とその役割を患者さんに理解してもらう（ロールプレイ）………… 井手口直子　128

#33 医療の進歩に伴う倫理的問題について説明できる
- ■ 立場によって受けとめ方が異なる技術と向き合う（SGDもしくはTBL）…… 齋藤有紀子　135

【③ 患者の権利】
#34 患者の価値観，人間性に配慮することの重要性を認識する（態度）
- ■ パートナーを理解しよう（SGD）…………………………………………………… 田村　豊　145

#35 患者の基本的権利の内容（リスボン宣言等）について説明できる
- ■ 薬局で遭遇する倫理問題から考える（SGD）………………………………… 堂囿俊彦　151

#36 患者の自己決定権とインフォームドコンセントの意義について説明できる
- ■ 治験の同意説明場面からインフォームドコンセントを考える（ロールプレイ）
　………………………………………………………………………………… 有田悦子　158

【④ 研究倫理】
#38 臨床研究における倫理規範（ヘルシンキ宣言等）について説明できる
- ■ ヘルシンキ宣言成立の歴史を考える（SGD）………………………………… 氏原　淳　165

第3部　信頼関係の構築

【① コミュニケーション】
#42 言語的及び非言語的コミュニケーションについて説明できる
- ■ 非言語的メッセージから何を読み取りますか？（SGD）………………………… 土屋明美　171

#43 相手の立場，文化，習慣等によって，コミュニケーションの在り方が異なることを例を挙げて説明できる
- A）薬の難しい説明をどう伝えますか？（SGD，SPセッション）……………後藤惠子 178
- B）伝えようとする意志と伝わったことの違いを認識する（SGD）………西村亜佐子 185

#45 相手の心理状態とその変化に配慮し，対応する（態度）
- A）サポート体験実習（ブラインド・ウォーク，ミニレクチャー，SGD）………野呂瀬崇彦 191
- B）受け止め，共感することを体験する（SGD，ロールプレイ，ミニレクチャー）
  ………………………………………………………………………………有田悦子 194
- C）死を迎えようとしている患者（がん末期）への対応（PBL）…………寺町ひとみ 201

#48 適切な手段により自分の考えや感情を相手に伝えることができる（技能・態度）
- 他専門職種に自分の意見を上手に伝えましょう（SGD，ロールプレイ）………後藤惠子 207

【② 患者・生活者と薬剤師】

#50 患者や家族，周囲の人々の心身に及ぼす病気やケアの影響について説明できる
- A）自分の病気について話せない患者の気持ちを知る（SGD，SPセッション）
  ……………………………………………………………………………桜井なおみ 214
- B）終末期医療と死別ケア（SGD）…………………………………………山崎浩司 221

#51 患者・家族・生活者の心身の状態や多様な価値観に配慮して行動する（態度）
- A）患者シナリオを作る体験を通して（SGD）…………………………………富澤 崇 226
- B）患者の語りに耳を傾ける（SGD，プレゼンテーション）………………後藤惠子 230

第4部 多職種連携協働とチーム医療

#54 チーム医療に関わる薬剤師，各職種，患者・家族の役割について説明できる
- チーム医療体験ゲーム………………………………………………………野呂瀬崇彦 236

#56 チームワークと情報共有の重要性を理解し，チームの一員としての役割を積極的に果たすように努める（知識・態度）
- アクションラーニングでの問題解決（アクションラーニング）………………井手口直子 241

第5部 自己研鑽と次世代を担う人材の育成

【① 学習の在り方】

#57 医療・福祉・医薬品に関わる問題，社会的動向，科学の進歩に常に目を向け，自ら課題を見出し，解決に向けて努力する（態度）
- 問題解決技法を学ぶ（KJ法，二次元展開法，ブレインストーミング）…………富澤 崇 248

#59 必要な情報を的確に収集し，信憑性について判断できる（知識・技能）

#60 得られた情報を論理的に統合・整理し，自らの考えとともに分かりやすく表現できる（技能）
- ■ 医療情報のリテラシーを身につける（SGD） ……………………… 山崎浩司　253

【③ 生涯学習】

#64 生涯にわたって自ら学習する重要性を認識し，その意義について説明できる
- ■ キャリアデザインをしよう！（インタビュー，SGD） ……………… 井手口直子　259

　　索引 ……………………………………………………………………… 271
　　執筆者一覧 ……………………………………………………………… 275

COLOR ATLUS

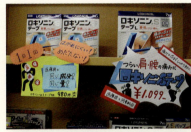
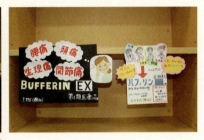
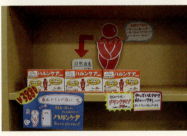
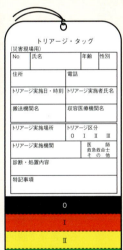

● 1　POP広告作成例
東京理科大学薬学部4年生作成（p.47 図1参照）

● 2　トリアージ・タッグ
（p.109 図1参照）

平成25年度改訂版・薬学教育モデル・コアカリキュラムとの対応表

　本書は，「平成25年度改訂版・薬学教育モデル・コアカリキュラム」の「A 基本事項」の各到達目標（SBO）に対応した構成となっております．

　本書では各到達目標を番号づけ（#00 で表示）しており，以下の一覧では各到達目標に関連する項目のページを記載しています．

　太字になっているページは，その到達目標が主に扱われている項目を指しています．

A 基本事項

到達目標（SBO）	関連ページ

(1) 薬剤師の使命

一般目標：医療と薬学の歴史を認識するとともに，国民の健康管理，医療安全，薬害防止における役割を理解し，薬剤師としての使命感を身につける．

【①医療人として】

	到達目標（SBO）	関連ページ
#1	1.常に患者・生活者の視点に立ち,医療の担い手としてふさわしい態度で行動する.(態度)	16, 28, 35, 42, 71, 145, 158, 191, 194, 214
#2	2.患者・生活者の健康の回復と維持に積極的に貢献することへの責任感を持つ.(態度)	28, 42, 128, 145, 236
#3	3.チーム医療や地域保健・医療・福祉を担う一員としての責任を自覚し行動する.(態度)	28, 42, 50, 207, 214, 236
#4	4.患者・患者家族・生活者が求める医療人について,自らの考えを述べる.(知識・態度)	16, 22, 145
#5	5.生と死を通して,生きる意味や役割について,自らの考えを述べる.(知識・態度)	22, 107, 145
#6	6.一人の人間として,自分が生きている意味や役割を問い直し,自らの考えを述べる.(知識・態度)	145, 221, 259
#7	7.様々な死生観・価値観・信条等を受容することの重要性について,自らの言葉で説明する.(知識・態度)	22, 122, 145, 221

【②薬剤師が果たすべき役割】

	到達目標（SBO）	関連ページ
#8	1.患者・生活者のために薬剤師が果たすべき役割を自覚する.(態度)	16, 28, 35, 42, 50, 57, 128, 236, 253
#9	2.薬剤師の活動分野(医療機関,薬局,製薬企業,衛生行政等)と社会における役割について説明できる.	28, 42, 50, 128
#10	3.医薬品の適正使用における薬剤師の役割とファーマシューティカルケアについて説明できる.	28, 42, 50, 128

10　薬学生・薬剤師のためのヒューマニズム　改訂版

	到達目標（SBO）	関連ページ
#11	4.医薬品の効果が確率論的であることを説明できる.	35, 57
#12	5.医薬品の創製（研究開発,生産等）における薬剤師の役割について説明できる.	35
#13	6.健康管理,疾病予防,セルフメディケーション及び公衆衛生における薬剤師の役割について説明できる.	28, 42, 50
#14	7.薬物乱用防止,自殺防止における薬剤師の役割について説明できる.	50
#15	8.現代社会が抱える課題（少子・超高齢社会等）に対して,薬剤師が果たすべき役割を提案する.（知識・態度）	
【③患者安全と薬害の防止】		
#16	1.医薬品のリスクを認識し,患者を守る責任と義務を自覚する.（態度）	28, 35, 57, 65, 71
#17	2.WHOによる患者安全の考え方について概説できる.	71
#18	3.医療に関するリスクマネジメントにおける薬剤師の責任と義務を説明できる.	65, 71, 128
#19	4.医薬品が関わる代表的な医療過誤やインシデントの事例を列挙し,その原因と防止策を説明できる.	57, 71
#20	5.重篤な副作用の例について,患者や家族の苦痛を理解し,これらを回避するための手段を討議する.（知識・態度）	57
#21	6.代表的な薬害の例（サリドマイド,スモン,非加熱血液製剤,ソリブジン等）について,その原因と社会的背景及びその後の対応を説明できる.	57
#22	7.代表的な薬害について,患者や家族の苦痛を理解し,これらを回避するための手段を討議する.（知識・態度）	57
【④薬学の歴史と未来】		
#23	1.薬学の歴史的な流れと医療において薬学が果たしてきた役割について説明できる.	77
#24	2.薬物療法の歴史と,人類に与えてきた影響について説明できる.	57, 77
#25	3.薬剤師の誕生から現在までの役割の変遷の歴史（医薬分業を含む）について説明できる.	28, 128
#26	4.将来の薬剤師と薬学が果たす役割について討議する.（知識・態度）	28, 50, 57, 77, 259
(2) 薬剤師に求められる倫理観		
一般目標：倫理的問題に配慮して主体的に行動するために，生命・医療に係る倫理観を身につけ，医療の担い手としての感性を養う.		

平成25年度改訂版・薬学教育モデル・コアカリキュラムとの対応表　　11

到達目標（SBO）	関連ページ
【①生命倫理】	
#27 1.生命の尊厳について,自らの言葉で説明できる.（知識・態度）	22, 107, 113
#28 2.生命倫理の諸原則（自律尊重,無危害,善行,正義等）について説明できる.	81, 88, 94, 99, 151
#29 3.生と死に関わる倫理的問題について討議し,自らの考えを述べる.（知識・態度）	22, 88, 99, 107, 113, 122, 145, 221
#30 4.科学技術の進歩,社会情勢の変化に伴う生命観の変遷について概説できる.	113, 122, 135
【②医療倫理】	
#31 1.医療倫理に関する規範（ジュネーブ宣言等）について概説できる.	
#32 2.薬剤師が遵守すべき倫理規範（薬剤師綱領,薬剤師倫理規定等）について説明できる.	81, 128
#33 3.医療の進歩に伴う倫理的問題について説明できる.	113, 135, 165
【③患者の権利】	
#34 1.患者の価値観,人間性に配慮することの重要性を認識する.（態度）	16, 22, 81, 88, 94, 145, 151, 158, 194, 201, 214, 226, 230, 236
#35 2.患者の基本的権利の内容（リスボン宣言等）について説明できる.	151, 158
#36 3.患者の自己決定権とインフォームドコンセントの意義について説明できる.	22, 81, 99, 113, 122, 151, 158, 165
#37 4.知り得た情報の守秘義務と患者等への情報提供の重要性を理解し,適切な取扱いができる.（知識・技能・態度）	94, 151, 158, 194
【④研究倫理】	
#38 1.臨床研究における倫理規範（ヘルシンキ宣言等）について説明できる.	158, 165
#39 2.「ヒトを対象とする研究において遵守すべき倫理指針」について概説できる.	158, 165
#40 3.正義性,社会性,誠実性に配慮し,法規範を遵守して研究に取り組む.（態度）	135, 165
（3）信頼関係の構築	

一般目標：患者・生活者，他の職種との対話を通じて相手の心理，立場，環境を理解し，信頼関係を構築するために役立つ能力を身につける．

到達目標（SBO）	関連ページ

【①コミュニケーション】

#41	1.意思,情報の伝達に必要な要素について説明できる.	145, 171, 178
#42	2.言語的及び非言語的コミュニケーションについて説明できる.	145, 158, 171, 185, 191
#43	3.相手の立場,文化,習慣等によって,コミュニケーションの在り方が異なることを例を挙げて説明できる.	145, 158, 178, 185, 191, 207, 236
#44	4.対人関係に影響を及ぼす心理的要因について概説できる.	145, 158, 185, 194
#45	5.相手の心理状態とその変化に配慮し,対応する.(態度)	16, 42, 65, 88, 94, 122, 128, 145, 158, 185, 191, 194, 201, 207, 230
#46	6.自分の心理状態を意識して,他者と接することができる.(態度)	145, 158, 191, 194, 201, 207
#47	7.適切な聴き方,質問を通じて相手の考えや感情を理解するように努める.(技能・態度)	16, 42, 107, 145, 158, 171, 178, 191, 194, 207, 230, 236, 241
#48	8.適切な手段により自分の考えや感情を相手に伝えることができる.(技能・態度)	16, 42, 94, 107, 128, 145, 158, 171, 178, 185, 191, 194, 201, 207, 236
#49	9.他者の意見を尊重し,協力してよりよい解決法を見出すことができる.(知識・技能・態度)	16, 42, 50, 88, 113, 158, 185, 194, 207, 236, 241, 248

【②患者・生活者と薬剤師】

#50	1.患者や家族,周囲の人々の心身に及ぼす病気やケアの影響について説明できる.	88, 201, 214, 221, 226, 230
#51	2.患者・家族・生活者の心身の状態や多様な価値観に配慮して行動する.(態度)	16, 22, 81, 94, 122, 201, 221, 226, 230

（4）多職種連携協働とチーム医療

一般目標：医療・福祉・行政・教育機関及び関連職種の連携の必要性を理解し，チームの一員としての在り方を身につける.

#52	1.保健,医療,福祉,介護における多職種連携協働及びチーム医療の意義について説明できる.	28, 50, 151, 207, 236
#53	2.多職種連携協働に関わる薬剤師,各職種及び行政の役割について説明できる.	28, 50, 236
#54	3.チーム医療に関わる薬剤師,各職種,患者・家族の役割について説明できる.	28, 50, 81, 226, 236

平成25年度改訂版・薬学教育モデル・コアカリキュラムとの対応表　13

	到達目標（SBO）	関連ページ
#55	4.自己の能力の限界を認識し,状況に応じて他者に協力・支援を求める.（態度）	16, 28, 191, 207, 236, 241, 248
#56	5.チームワークと情報共有の重要性を理解し,チームの一員としての役割を積極的に果たすように努める.（知識・態度）	81, 207, 236, 241, 248

（5）自己研鑽と次世代を担う人材の育成

一般目標：生涯にわたって自ら学ぶことの必要性・重要性を理解し，修得した知識・技能・態度を確実に次世代へ継承する意欲と行動力を身につける.

【①学習の在り方】

#57	1.医療・福祉・医薬品に関わる問題,社会的動向,科学の進歩に常に目を向け,自ら課題を見出し,解決に向けて努力する.（態度）	16, 28, 50, 88, 113, 122, 248
#58	2.講義,国内外の教科書・論文,検索情報等の内容について,重要事項や問題点を抽出できる.（技能）	113, 135, 253
#59	3.必要な情報を的確に収集し,信憑性について判断できる.（知識・技能）	88, 113, 135, 253
#60	4.得られた情報を論理的に統合・整理し,自らの考えとともに分かりやすく表現できる.（技能）	16, 42, 88, 135, 248, 253
#61	5.インターネット上の情報が持つ意味・特徴を知り,情報倫理,情報セキュリティに配慮して活用できる.（知識・態度）	135

【②薬学教育の概要】

#62	1.「薬剤師として求められる基本的な資質」について,具体例を挙げて説明できる.	28
#63	2.薬学が総合科学であることを認識し,薬剤師の役割と学習内容を関連づける.（知識・態度）	42

【③生涯学習】

#64	1.生涯にわたって自ら学習する重要性を認識し,その意義について説明できる.	28, 259
#65	2.生涯にわたって継続的に学習するために必要な情報を収集できる.（技能）	28, 241, 259

【④次世代を担う人材の育成】

#66	1.薬剤師の使命に後輩等の育成が含まれることを認識し,ロールモデルとなるように努める.（態度）	259
#67	2.後輩等への適切な指導を実践する.（技能・態度）	259

薬学生・薬剤師
のための
ヒューマニズム
改訂版

第1部 薬剤師の使命【①医療人として】

#1 患者の苦情からコミュニケーションを考える

高中紘一郎

中心となるSBO #1 常に患者・生活者の視点に立ち，医療の担い手としてふさわしい態度で行動する（態度）

関連SBO #4，#8，#34，#45，# 47〜#49，#51，#55，#57，#60

本項で学ぶこと
・薬剤師に対する社会のニーズを知る
・苦情から社会のニーズを読み取り，実際の業務に活かす方法を議論する
・コミュニケーションスキルをはじめとした苦情への対応方法を議論する

Try!

＜薬局や薬剤師に向けられた苦情の解決方法を考える＞
　薬局やそこで働く薬剤師に向けられた苦情を調べて，患者やその家族を含む一般の生活者が薬局・薬剤師に対してどのようなものを求めているのかを知ったうえで，良い薬剤師としての働きを行うにはどのようなことが必要か，患者とどのようなコミュニケーションをとることが望まれているかを考えて討論する.

➡ SGD

【参加型授業の流れ】

❶ 授業の狙いと，KJ法や二次元展開法のやり方について説明を受ける（15分）.
❷ 各個人で**資料**の苦情を読み，その苦情から読み取れる生活者の要求や，薬局・薬剤師側の問題点を抽出する（約10分）.
❸ グループに分かれ，各個人で抽出した問題点について付箋に書き出してグループ全体でKJ法を用いてまとめる. まとめた苦情（問題点）について重要度と緊急度を考え，二次元展開法を行う（約30分）.
❹ 問題点の対処方法や解決方法についてSGDを行う（約30分）.
　最も重要かつ緊急度が高いものから順に2〜3個程度の問題について，解決方法を討議する. 特に薬剤師の対応の仕方やコミュニケーションの取り方が原因となっている問題について，より良い対応を考えてみよう.
❺ 以下の内容についてグループ内でまとめ，発表に向け準備する（約20分）.
　(a) グループごとにまとめられた問題点
　(b) それらの問題点から推察される患者の心理やコミュニケーションの問題点
　(c) 重要かつ緊急と考えられた問題点を解決するための手法や対処法
❻ 発表する.

KJ法
川喜田二郎氏（K.J.氏）が提唱した，データを集め，カードに記述し，グループごとにまとめて，さまざまなアイディア出しを行った後に，雑多なデータやアイディアを統合して新たな発想や解決法などにまとめあげるための手法. それぞれの問題点について共通点を見出し，いくつかのポイントにまとめることができる.

16　薬学生・薬剤師のためのヒューマニズム　改訂版

1

資料　生活者からの苦情リスト

以下の苦情を読み，そこから読み取れる薬局・薬剤師側の問題点を箇条書きで抽出してみよう.

急な高熱でやっとの思いで病院に行き，ようやく薬をもらって帰れる…と思ったら薬局での順番待ちの挙句，「今日はどうされました？」とカウンター越しに立たされたまま長時間医師と全く同じことを薬剤師に聞かれました．診察は済んでいるのだから直ぐに薬を出して会計だけにしてほしい.	
娘の生理痛が酷くて医者に行ったとき，後ろに男性客が居るにもかかわらず薬剤師は大声で「生理痛はそんなに酷いんですか？」,「子宮筋腫の検査はしましたか？」と聞いてきた. 丁度医師から子宮筋腫の疑いがあるといわれてショックを受けていたのに…年頃の娘の気持ちも考えてほしい.	
急いでいる素振りを見せても，だらだらとどうでもよい話を続ける薬剤師が居て腹立たしい. しかも毎回違う薬剤師が出てきてそのたびに説明させられるのにもうんざりしている. 毎回同じ薬なのに！	
精神的な病を患っているとき，やっとの思いで覚悟を決めて病院に行ったのに，その後の薬剤師の明るすぎる対応が逆に辛かった. 気さくな対応をすればいいってもんじゃないと思う.	
同じ薬なのに，ある薬局と別の薬局で料金が違った. 不審に思って尋ねたところ，説明してもらって納得はしたが，そもそも料金が不透明だと思う.	
流産経験があるので，薬局で「妊娠何週目ですか？」といわれたとき，すごくナーバスになりました.「妊娠＝いいふらしていいこと」ではないし，医療従事者としてそのくらいのことは考えたうえで対応してもらいたいです.	
次々にいろいろなところの具合が悪くなって自分でも情けない思いをしながら医者に通っているのに「今日は内科ですか？」と言われ…症状が改善しないから通っているのに「まだ症状は改善されませんか？」といわれ…悲しいを通り越して腹が立った.	
薬を受け取って早く帰りたいのに，まるで世間話のような会話ばかり. 病院でも症状を説明したにもかかわらず，再度「今日はどうしましたか？」,「その後いかがですか？」,「今日は内科なんですね（前回は外科でした）？」,「具合はいかがですか？」とくどくどといわれても，話す気にもならない.	
医療関係者にとって病気は日常かもしれないが，患者にとっては異常事態なのを忘れないでほしい. 処方せんから病気を察して言い方を考えてほしい.	
時間の都合や，体力的な問題から診察とは別の日に薬を受け取りたい場合が多いのに，病院前にある薬局は土日が休みなどの場合が多すぎ. 医薬分業が進んでも病院と一緒に休み，では意味がない.	

#1　患者の苦情からコミュニケーションを考える　　17

解　説

1 薬剤師に求められる社会のニーズとは？

1）薬剤師に求められる基本的な働き

　薬剤師に対する基本的なニーズには，患者が**医薬品を適正使用できるための支援**と，**副作用などの有害作用のリスク回避を支援**することがある．具体的には薬剤師業務のなかで医薬品の適切な調製が最も基本的なニーズであるといえる．

　薬剤師の技能には適切な医薬品情報に基づいた処方設計の支援ができることや，患者への情報提供や服薬説明による使用上の間違いの回避，コンプライアンスの改善，薬理作用や副作用のチェック，有害作用の回避を行うことなどがある．近年，テーラーメイド医療といった患者1人ひとりに合わせた適切な薬物治療や投与設計に貢献できるような時代になっている．これらの業務を基として，患者にとって最も効果的な薬物治療が行われるためには，**「患者との信頼関係」**がその基本にあり，まさに「苦情」がその信頼関係を危うくする局面であると同時に信頼関係を構築するための有用なツールであると捉えられる．

2）薬剤師の役割と評価

　薬剤師に求められる**基本的な業務さえ行っていれば患者に満足が提供されるのではない**．医薬分業が定着し，医療機関としての薬局や，医療従事者としての薬剤師の役割や存在感が大きくなればなるほど期待や失望も増幅される．薬剤師に対する社会的な評価としての「信頼感」は比較的大きいが，存在の「有用性」に関しては必ずしも大きいとはいえない．さらに辛辣な評価の1つとして，薬局・薬剤師に対して「わずらわしい」，「うざい」などの表現によって患者から苦情が寄せられている事例もみられる．患者の苦情のなかには医療制度そのものに対する苦情など，医療従事者個人や医療施設の努力によってすぐには解決が不可能な問題も含まれてはいるが，薬剤師に寄せられている苦情を例にとってみると，薬剤師のコミュニケーションの取り方に問題がある場合も多くみられる．

　「医療従事者にとって最良の教育者は患者である」と捉え，**苦情を積極的に収集し患者を含めた一般の方々の側から見た評価を受け止め，薬剤師が社会のニーズによりいっそう適切に応える**ことが望まれる．近年，医療従事者が患者の立場に立って，「支持者である」という立場に立って患者中心の治療にかかわっていくという**「コンコーダンス」**という考え方が日本の医療のなかにも取り入れられるようになっている．ここでの最も大切なことの1つは，**医療従事者と患者との信頼関係の構築**である．苦情を収集し，対応を検討することによって患者の不安や不満，さらに治療を受ける側の考えや思いを知り，それを受け止めて薬剤師側で改善策を検討することが1つのアプローチとなる．信頼関係に基づく質の高い医療を提供するために患者からの苦情を真摯に検討することが，より良い医療を提供する有用な手段であると考えられる．

コンコーダンス
従来のコンプライアンスという指導的目線の反省に立って，ヨーロッパから広く用いられ始めた用語であり，似たような意味合いで米国では「アドヒアランス」という用語が用いられる．薬剤師と患者が共通の基盤に立ち，患者の持つ病気や治療について一緒になって薬に関する意思決定を行い，患者の薬の使用を薬剤師が支援すること．

❷ 苦情から問題点やその解決方法を考える

1) 苦情の収集

　薬剤師に対する苦情が直接本人に語られ，対応しなくてはならない場合も多いが，**実態としては他者や組織へ苦情が持ち込まれる場合が多い**．例えば医師への苦情が看護師や薬剤師に語られるなど，他職種の医療者に語られている場合が医療の現場では多い．このような環境のなかで薬剤師自身にかかわる意見や苦情を収集するためにいろいろな手段が講じられている．例えば病院や薬局に設置する御意見箱で集める方法や，製薬会社のお客様相談室，薬剤師会などの機関に寄せられたなかで公表されているものを収集する方法，また現場や店頭など実際に相手に接する場面で意見やアンケートを取るなどの手段も考えられるがインターネットも有用である．

> ### ● TOPIC　インターネットでの苦情収集
>
> 　今日，インターネット上には多数の情報が集積されており，多様な意見を効率的に集めることが可能となってきている．例えばインターネット上の検索エンジン"Google"を用いて「薬剤師　苦情」で検索を行うと200万件以上のページがヒットする．日本薬剤師会は，2000年以降に同会に寄せられた薬剤師に対する苦情を集積し，それに対する対応のマニュアルとして「薬局・薬剤師のための接遇マニュアル」を公開している（会員のみ閲覧可）[1]．「国民・患者から寄せられた意見・苦情など（栃木県薬剤師会）」（平成19年度〜21年度）もダウンロードが可能である[2]．また，読売新聞のオンライン版YOMIURI ONLINE内の掲示板として知られる"発言小町"では「調剤薬局がうっとうしい…」（2007年）の投稿に435件のレス（回答）が付いており，さらに，「薬局で症状を他の方がいらっしゃる前で確認されること」（2014年）90件，「何のために聞くの」（2018年）28件の回答などから苦情が収集できる[3]．またいくつかのサイトで「薬剤師のための患者クレーム対応」をインターネット上から参照できる[4,5]．

　このように広く情報収集のアンテナを立て，苦情のなかから見出される薬剤師業務の中の問題点を改善し，医療の質を向上させ，よりニーズに即した医療が提供できるよう努めることが可能な時代となっている．

2) 苦情から問題点を抽出する

　苦情から問題点を抽出する際，気を付けるべき点を示す．

> ① 苦情の背景にある医療従事者側の問題点は1つではなく，複数考えられる場合がある．また，複数の苦情が同じような問題点によって起こっている場合もある．多角的な視点で苦情を捉えることが重要である．
> ② 苦情に対してその苦情の背景にある患者の気持ちをくみ取り，その気持ちに配慮する．

#1　患者の苦情からコミュニケーションを考える　　19

3）苦情に対する対処法，解決方法を考える

　苦情に対する対応として，最先に考えられるのが「謝罪」という方法である（図）．これは確かに，医療者側の非を素直に認める意味では重要な対処法であるが，単に**謝罪すれば解決すると思わないように注意する**ことも必要である．患者サイドに立って「あなたの支援者である」という立ち位置で接することにより「信頼関係」を構築する姿勢が大切である．患者が医療訴訟に訴えるか訴えないかの基本的な観点は，医療従事者の初動態度が相互に信頼的であるか不信感を引き出すような態度にあるかによって分かれるといわれている．

　薬剤師への代表的な苦情の1つに「なぜ薬剤師にそのような質問をされなければならないのかがわからない（だから答えたくない，答えられない）」というものがある．薬剤師は自身の仕事の内容を知っているため，必要である質問を行っている限りその内容にも何ら違和感を感じないであろうが，患者にとっては**薬剤師がなぜそのような質問をするのかがわからないという苦情が多い**ことを念頭に置いておかなければならない．それは患者が無知なのではなく，薬剤師の支援が患者にとって理解されやすい質問や情報の提供によって行われていないのではないかと考えてみることも求められている．

　さらに，苦情の内容が薬剤師の個人的な努力によっては改善が難しいような問題の場合には，それらを全体の問題であるからどうしようもない（解決不能である）と投げ出したり，組織や制度に対して不満を語っていても問題は解決しない．問題の解決を考える際には，それらの問題の重要度と緊急度によって優先順位を付け，解決までの「時間軸」を考えて，すぐには対処ができない制度的な問題や施設全体に関わる問題がある際には，「それを根本的に解決するためには時間が必要である」と認識し，「個人として"今"できることはほかに何かないか？」と緊急度の高い問題点への対処法を考えることや，重要な問題は時間をかけ，組織を動かして解決するよう取り組んでいくことも重要である．常に問題に対して「解決する方法はある」と捉え，「解決するための手段と工程表を考える」といった態度で解決方法を考えることが求められている．

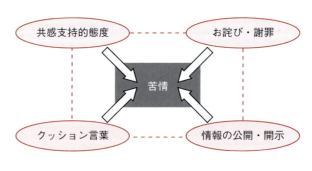

図 苦情に対応する基本的手法

まとめ

■ 患者の苦情のなかには，薬剤師側・医療機関側の問題点が表れていることを認識する

■ 苦情のなかから問題点を抽出し，その苦情の背景にある患者の気持ちを考慮すること，医療行為を通じて「あなたの支持者である」という態度で接することが重要である

■ 問題点の解決策を考える際には，すべての問題を同列に扱うのではなく，共通点を見出してまとめる．また重要度や緊急度および解決にかかる時間軸も考慮して解決するべき問題への優先順位を付けて手段と工程表を考える

<文　献>
1）『薬局・薬剤師のための接遇マニュアル』，日本薬剤師会，2004
　 https://nichiyaku.info/member/siryou/n20040315.html
2）『国民・患者から寄せられた意見・苦情など』，栃木県薬剤師会，2009
　 www.tochiyaku.com/meeting/kanjaiken.doc
3）読売新聞：YOMIURI ONLINE　発言小町　「調剤薬局がうっとうしい・・・」，2007
　 https://komachi.yomiuri.co.jp/t/2007/0516/130073.htm
　 「薬局で症状を他の方がいらっしゃる前で確認されること」，2014
　 https://komachi.yomiuri.co.jp/t/2014/0814/674668.htm
　 「何のために聞くの？」，2018
　 https://komachi.yomiuri.co.jp/t/2018/0726/856904.htm
4）薬剤師転職ドットコム：薬局に対するクレームや苦情…あなたなら，どう対応する？，2016
　 https://www.ph-10.com/careercolumn/working/nn_7/
5）m3m.com：患者さんからのクレーム受けた？
　 https://pharmacist.m3.com/column/enq-genba/60

● 演習問題

問1　以下の記述の正誤を答えよ．また，誤っている場合はその理由も答えよ．

① 患者の話を聞くときは，常に笑顔を絶やさないようにする．

② 患者によく聞こえるよう，大きな声でハキハキと話すようにする．

③ 患者から知り得た情報は，例え患者の友人に対してであっても許可なく話してはならない．

問2　薬剤師が患者から患者の情報を得る目的で接する際に，好ましくないと考えられるものはどれか．当てはまるものを選択肢のなかから1つ選べ．

① 何でも相談ができる雰囲気を作る．

② 誠実な対応を心がける．

③ 患者の状況や，要望に合わせて臨機応変に対応する．

④ プライバシーに配慮し，守秘義務を守る．

⑤ 中立的な情報収集に努め，感情的な情報を排除するように努める．

#1　患者の苦情からコミュニケーションを考える　　21

第1部 薬剤師の使命【①医療人として】

＃5,7 あなたは輸血拒否を肯定しますか？

富澤　崇

中心となるSBO **#5** 生と死を通して，生きる意味や役割について，自らの考えを述べる（知識・態度）／ **#7** 様々な死生観・価値観・信条等を受容することの重要性について，自らの言葉で説明する（知識・態度）

関連SBO #4，#27，#29，#34，#36，#51

本項で学ぶこと

・患者の意思決定に作用するインフォームドコンセントの重要性を認識する
・患者の意思を尊重するうえでの医療提供側の問題点を認識する
・多角的な視点で医療問題のトピックスを捉え，議論する

Try！

エホバの証人という宗教団体は，輸血を受けるべきではないとの信仰を持っている．信仰上輸血を拒否する患者の意思を尊重することと，医療者として医療提供の責任を果たすことの両者の立場を考え，さらに，民事および刑事訴訟における法律的背景を踏まえながら討論する．教育ディベートによって多角的なものの捉え方を身につけ，偏りのない理解を得る．

➡教育ディベート

　ディベートとは，あるテーマについて異なる立場に分かれて議論することをいう．ここでのディベートは教育ディベートといい，本人の意思によらず，賛成と反対の立場に分かれた意見対立によって，さまざまな教育効果を得ることを目的としている．

【参加型授業の流れ】

❶ 授業の狙い，教育ディベートの目的や方法，資料に関する説明を受ける（10分）．
❷ 今回のディベートテーマである，エホバの証人の信仰内容，輸血拒否問題などに関する資料（**資料1**）を読んで，ワークシート（**資料2**）に個人の意見をメモ書きする（5〜10分）．
❸ グループ内で司会役と書記役をそれぞれ1名決める．それ以外のメンバーを半分に分け，それぞれの役割をワークシートに記入する．
❹「信者である患者の輸血拒否という意思を尊重するべきか否か」について賛成と反対の立場をとり，それぞれの意見を述べ合う．その後，立場を入れ替えて再度討論する（20〜25分×2回）．
❺ 司会役は，賛成側と反対側からの発言の整理をする．書記役はそれぞれの意見をホワイトボードなどに書き留める．
❻ 各回のディベートが終わる度に，ホワイトボードに書かれたディベート内容を各自ワークシー

22　薬学生・薬剤師のためのヒューマニズム　改訂版

トに転記する（3分×2回）．

❼ 賛成側または反対側どちらの意見により納得できたか，全員でグループの統一見解，すなわち賛成側と反対側の勝敗を決める（5分）．

❽ グループの見解と個人の見解をレポートにまとめる（10分）．または，グループの見解を複数グループ間で発表し合う．

資料1
教材は，エホバの証人の輸血問題について論じられた新聞報道[1,2]から抜粋した資料を用いる．

エピソード　エホバの証人輸血拒否の新聞報道

　信仰上の理由で輸血を拒否したにもかかわらず，手術の際に医師が無断で輸血を行い，それによって精神的な苦痛を受けたとして，「エホバの証人」の女性信者（故人，遺族が訴訟）が，東京大学医科学研究所附属病院の担当医師6人と国を相手に，損害賠償を求めた訴訟を起こした．このエホバの証人輸血拒否事件は民事訴訟で最高裁判所まで争われた．1998年2月9日東京高等裁判所は，原告の請求を退けた一審判決を変更し，国と医師に損害賠償の一部支払いを命じた．「女性に対して手術の際に輸血を行う可能性があることを医師が十分に説明していなかったこと」，「女性が手術を受けるかどうかの自己決定権行使の機会を与えていなかったこと」が原告勝訴の理由であった．一審判決では「救命のために行われた輸血は，患者の同意がなくても社会的に正当な行為で違法性はない」という判断であったが，言い方を変えれば，「患者の命を救うという理由があれば，患者の自己決定権より医師の判断が優先されることになる」ともいえる．高裁判決では，患者の救命のために輸血が必要であっても，医師の説明義務を怠った違法性が問われたわけだ．患者の自己決定権の尊重とインフォームドコンセントの重要性が問われた歴史的に深い意味のある裁判であった．

　女性は1992年6月に悪性の肝血管腫と診断され，無輸血手術をする病院として東大医科研病院を知り，同年9月に手術を受けた．当時余命1年と宣告されながらも，手術の成功により5年間生存した．この手術を受けるにあたり女性は，自分の信仰を説明し，どんな状態になっても輸血は拒否すること，それによって命を失っても病院側の責任追及をしないことなどを医師に伝えているが，医師からは緊急時には救命のために輸血する方針であることを告げられ，女性はそれを強く拒んでいる．したがって，これら一連のやり取りから，双方の合意は成立していないと裁判では認定されている[1]．裁判長は，「人はいずれ死すべきものであり，死に至るまでの生きざまは自ら決定でき，いわゆる尊厳死を選択する自由も持つ」[2]と述べており，医師には患者が判断して同意するために必要な説明を行う義務があると指摘した．

～原告側（女性）の立場で～
- 信仰上，輸血は拒否するが肝臓がんは治療したい．しかし，自己の生命の価値より信仰が上回っている．またそのことを医師に伝えている．女性には信仰の自由と自己決定権の行使という権利がある．それを医師に踏みにじられた精神的苦痛がある．
- 厚生省は当該事件の前年，薬害エイズ事件を教訓に「輸血には患者本人の同意を得ること」を義務化．日本医師会は1990年に「患者の自己決定権を尊重し，医師と患者の信頼関係構築のためにもインフォームドコンセントが重要である」との見解を示した．

#5,7　あなたは輸血拒否を肯定しますか？　　23

～被告側（医師）の立場で～

● 医療は患者の生命を救うための技術であり，学問である．医療者は患者を見殺しにすることはできない．手術では輸血以外に患者の命を守る方法はなかった．
● 瀕死の状態で輸血を拒否することは自殺行為に等しく，医師の自殺ほう助は罪に問われる可能性がある．

資料2 役割分担とディベート内容をこのワークシートに書き込みましょう

ワーク①　資料を読んで自分の考えをメモ書きする

司会	書記	Aチーム	Bチーム

ワーク②　ディベート内容の結果をメモ書きする

	グループメンバーの意見	自分の意見
前半		
後半		

ワーク③　グループの統一見解と最終的な自分の意見を書く

解　説

■1 患者の意思決定へのかかわり

死の五段階
否認→怒り→取り引き→抑うつ→受容の5つの段階を経る，がん患者の心理変化．

精神科医キューブラー・ロスは，がんの告知を受けた患者が5つの段階を経て，自分の死を受容していく心理状態の変化を"**死の五段階**"として提唱している．すなわち，患者が自分の病気をどう捉え，どういう想いを抱いているかという**解釈モデル**がその時々によって変化するのである．またその変化は，医療者のインフォームドコンセントや普段のコミュニケーションによってもたらされることがある．「あの先生が，手術が一番というのなら受けてみようか」，「あの薬剤師さんのいった副作用の話を聞いて，薬を飲むのが怖くなった」といった具合に，医療の専門的知識を持たない患者の意思決定における判断材料は，医療者から提供される情報である．さらに，マスコミや知人，家族などの話，同じ疾患体験者の話などあらゆる情報の影響を受けながら患者の意思決定がなされていく．しかし，すべての情報は，ある特定の価値観を持った患者という一個人のフィルターを通るため，自分にとって都合のよい断片的な受け取られ方がなされる場合があることに注意したい．

解釈モデル
患者が自分の病について持っている固有のストーリー．家族や身近な人，あるいは自らの病気体験を通して形成されることが多い．

医療者は，**患者の意思決定に自分の言動が影響を与えていること，必ずしも意図が正しく伝わっているとは限らないこと，さまざまな情報を受け取り再構築された患者の解釈モデルが時に変化すること**を念頭に入れておく必要がある．

■2 モラルジレンマ

自己決定権
憲法第13条幸福追求権に由来する．公共の福祉に反しないかぎり，自分の生き方や価値判断を自由に決定できる権利．

患者の**自己決定権**の尊重に依拠すれば，医療者は患者の希望に沿って職務を遂行するのみである．しかし，実際にはそう簡単に割り切れる話ではない．エホバの証人のケースのように，患者の意思を尊重することによって生命が危険にさらされるならば，医療者としての誇りと使命感，何よりも医療の存在意義を考えると，目の前の患者がただ死に向かうのを，手をこまねいて見ているわけにはいかなくなる．このような医療におけるモラルジレンマは日常的に発生している．

> **エピソード**
>
> 　仕事が忙しく病院を受診できない患者が，夕方に薬局に駆け込んできて，「いつも飲んでいる薬（処方せん薬）がなくなってしまったので，数日分いただきたいのだが…」と訴えてきたとしよう．杓子定規に「処方せんがないと薬は渡せない」と，忙しくて受診できないことをわかっていながら患者に受診を促すのか，または夜間救急の病院を紹介するか，それともOTCを勧めるか，あるいは薬を渡すか．

法やルールに則った社会的に正しい行為と困っている患者を無視できないという医療の使命感に根差した行為に矛盾が発生し，どちらかを選択せざるをえない葛藤を感じることは誰もが経験していることだろう．さらに，いずれかの結論にたどり着くためにジレンマを抱えながらも相手とコミュニケーションを取らねばならない

から状況は複雑さを増す．相手が望まない結論を伝える場合も患者–医療者間の関係を良好に築くために，**コミュニケーションがいかに大切か**ということも忘れてはならない．

● TOPIC　門番のマルコ

『マルコはお城を守る門番である．「戦いに行くときにしか決して開けてはならない」という門をマルコは守っている．昔，この門を開けて敵に攻め込まれて以来，王様がそのように決めたのである．

　ある時，狩りに出かけた王様が高熱を出したので，急いで城に戻るために近道として利用しようとマルコが守る門に王様がやってきた．さて，マルコは門を開けるべきか，開けざるべきか？』

　アメリカの心理学者であるローレンス・コールバーグの道徳性発達段階の理論に基づく子供の道徳教育によく使われるモラルジレンマの題材である．

3 教育ディベート

　教育ディベートは，あるテーマについて異なる立場の2組が討論を行い，主張の論理性や説得力を競い合う競技の形で行われることが多い．教育ディベートを通して，テーマに対する深い知識の獲得やグループ間での共有などの効果が得られるが，さらに副次的な教育効果として**表**のようなものがあげられる．

　ディベートに限らずグループディスカッションは，すべてのメンバーが積極的な参加者となり，当事者意識を持って取り組むことが必要条件となる．グループメンバーが果たすべき責任は，**自分の意見を表現し，相手の言葉に反応すること**である．誰かの積極的な態度によって，グループの学習は促進され，メンバーはよりよい学びを享受できる．すなわち自分の態度が相手に影響を与え，相手もまた自分に影響を与えることをお互いが念頭におくことが必要である．

表　教育ディベートによる効果

1．論理的な思考力が身につく	5．相手の立場になって考えることができる
2．多角的な物の見方が身につく	6．会話の瞬発力，反応力が高まる
3．交渉力，説得力，発表力が身につく	7．問題の本質を見抜く力が身につく
4．聞く能力が身につく	8．主体的な行動力が身につく

まとめ

- 患者の自己決定権の行使には，医療者からのインフォームドコンセントが重要である
- 生，死，自己の尊厳などにおける患者の価値観は多様である
- 常に医療におけるモラルジレンマが存在する
- ディベートによって，多角的な視点から事象を捉え，自分の意見と他者との意見を闘わせることでさまざまな教育的効果が得られる

<文　献>
1）朝日新聞 1998 年 2 月 10 日朝刊
2）読売新聞 1998 年 2 月 10 日朝刊

● 演習問題

問1 以下の記述の正誤を答えよ.

① 病気の受け止め方や治療に対する想いは，同じ疾患であればどの患者も同じである.

② 経験豊富な医療者の提供する情報は，どの患者にも等しく正確に伝わる.

③ モラルジレンマは，医療者としての経験や能力などとは無関係に感じるものである.

④ がんの告知を受けた患者は，必ず最初に恐怖を感じるものである.

問2 医療者の姿勢としてふさわしくないものはどれか.

① 医療者は，患者の価値観の多様性に捉われずに医療行為を行う必要がある.

② 医療者は，患者だけではなく家族の意思も尊重しながら医療行為を行う必要がある.

③ 医療者は，ほかの医療者の意見を取り入れながら医療行為を行う必要がある.

④ 医療者は，時に患者やその家族の協力を得ながら医療行為を行う必要がある.

⑤ 医療者は，自分の職能の限界を知ったうえで医療行為を行う必要がある.

問3 次の記述のうちふさわしくないものはどれか.

① マスコミなどからの情報は，患者の解釈モデルの形成に影響を与える.

② インフォームドコンセントによって，患者はよりよい意思決定をすることが可能となる.

③ インフォームドコンセントの取得は医療者に義務付けられている.

④ 患者のいかなる要求にも応じることが，患者の自己決定権を尊重することになる.

⑤ 患者への説明や患者からの同意などは可能な限り文書で取り交わすのがよい.

Note：

第1部 薬剤師の使命【②薬剤師が果たすべき役割】

#8 「もの」から「人(ひと)」へ

上村直樹

中心となるSBO ▶ #8 患者・生活者のために薬剤師が果たすべき役割を自覚する（態度）

関連SBO ▶ #1～#3, #9, #10, #13, #16, #25, #26, #52～#55, #57, #62, #64, #65

本項で学ぶこと

- ・地域包括ケアシステムについて学ぶ
- ・多職種連携に必要な資質について討議する
- ・かかりつけ薬剤師・薬局に必要な要件について学ぶ
- ・患者・生活者のニーズに対応できるかかりつけ薬剤師・薬局について討議する
- ・急速に進むIT化やロボット化によるこれからの薬剤師に必要な資質の変化について討議する

Try!!

- ・厚生労働省や薬剤師会などのホームページから，地域包括ケアシステムやかかりつけ薬剤師・薬局などの資料を入手しよう
- ・調剤機器メーカーのホームページから最新の調剤機器にはどのようなものがあるか調べてみよう

➡ SGD

【参加型授業の流れ】

❶ 「Try！」の内容を元に授業前に予習を行う
❷ 地域包括ケアシステムや多職種連携，かかりつけ薬剤師・薬局について説明を受ける．
❸ SGDにて「多職種連携に必要な資質について」，「患者・生活者のニーズに対応できるかかりつけ薬剤師・薬局について」を討議する．
❹ 急速に進むIT化やロボット化については，調剤ロボットや監査支援システムなど最新の調剤機器などを映像で見る．
❺ SGDにて「急速に進むIT化やロボット化によるこれからの薬剤師に必要な資質の変化について」を討議する．
❻ 討議した内容をグループごとにまとめて発表し，質疑応答や意見交換を行う．

資料

2019年4月2日厚生労働省発出『調剤業務のあり方について』

解　説

1 薬剤師をとり巻く環境の変化

　改訂モデル・コアカリキュラムでは，薬剤師として求められる基本的資質が10項目にまとめられている．特に①薬剤師としての心構え，②患者・生活者本位の視点，③コミュニケーション能力，④チーム医療への参画は薬剤師を取り巻く環境の変化に対応した必要な資質といえる．

　患者や生活者にとって薬剤師といえば，薬局や病院で働く薬剤師のイメージが強い．特に生活者にとっては薬局やドラッグストア（店舗販売業）の薬剤師であろう．分業元年といわれる1974年以前の分業率は一桁であったが，その年の医師の処方料の大幅な値上げから急速な伸びを示し，保険調剤の動向（日本薬剤師会）によると2018年度は74.0％になった．薬局は薬剤師の専権業務である調剤業務をやっと手に入れることができたが，その反面，OTC医薬品や化粧品，生活雑貨などの販売を手放してしまい，いわゆる調剤薬局にシフトした．そして現在ではドラッグストアや登録販売者も増え，また，2014年の改正薬事法の施行によりOTC医薬品のリスク分類や要指導医薬品が新設され，薬局薬剤師をとり巻く環境は大きく変化した．

　さらに厚生労働省は2025年を目途に，重度な要介護状態となっても住み慣れた地域で自分らしい暮らしを人生の最後まで続けることができるような住まい・介護・予防・生活支援が一体的に提供される**地域包括ケアシステム**の構築を進めている．薬剤師は，調剤や服薬支援という枠から飛び出して病気の予防や介護予防，高齢者向けの食事指導やそのためのアイテムなどの供給に役割の幅を広げていかなけ

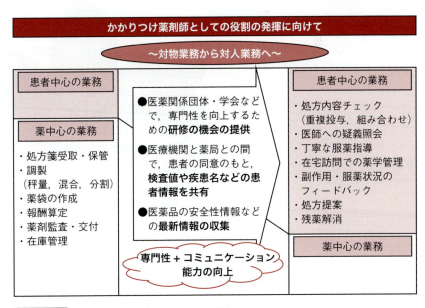

図1　かかりつけ薬剤師としての役割
文献1より引用

患者のための薬局ビジョン

ればならない．そのためには他職種との連携が重要となるため，薬剤師のコミュニケーション能力の向上が必要である．また厚生労働省は2015年10月「患者のための薬局ビジョン」を策定し，『「門前」から「かかりつけ」，そして「地域」へ』をテーマに患者本位の医薬分業の実現に向けて，服薬情報の一元的・継続的把握とそれに基づく薬学的管理・指導，24時間対応・在宅対応，医療機関などとの連携など，**かかりつけ薬剤師・薬局**の今後の姿を明らかにした．図1は「患者のための薬局ビジョン」の説明に使用されたものである．これからの薬剤師業務が対物業務から対人業務へシフトすることを示しており，薬中心の業務は急速に進むIT化やロボット化により激減し，患者中心の業務へ変化していくことを表している．そこでは「専門性＋コミュニケーション能力の向上」が求められ，これまで以上にヒューマニズム，倫理観，責任感，正義感などの医療人としての資質が問われる．

かかりつけ薬剤師・薬局

地域包括ケアシステム

2 地域包括ケアシステムとは

　高齢者は病気になって入院すると自宅に戻るのが難しく，病院や老人保健施設などで最期を迎える人が多かった．その主な理由として，自宅での看護や介護が難しいことがあった．2000年の介護保険法施行により，多様な事業者によるサービスが保険を利用して受けられるようになり，住み慣れた自宅に戻ることが可能となってきた．それを支えるために**住まい・医療・介護・予防・生活支援が一体的に提供されるシステム**が必要となり，保険者である市町村や都道府県が，地域の自主性や主体性に基づき，地域特性に応じてつくり上げるシステムとして地域包括ケアシステムの用語が2005年の介護保険法改正にて初めて示された．地域包括ケアシステ

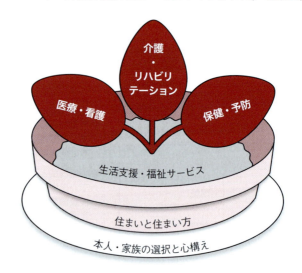

図2　地域包括ケアシステムの構造
文献2を参考に作成

ムの構造は**図2**のように，生活の基盤となる「住まい」を植木鉢，「生活支援」を土，専門的なサービスである「医療」・「介護」・「予防」をその植木鉢で育つ植物の葉と捉えることができる．つまり高齢者のプライバシーと尊厳が保たれた「住まい」が提供され，日常生活を送るための「生活支援」がなければ専門的なサービスは成り立たないことを示している．

3 地域包括ケアシステムでの薬剤師の役割

　図3のように，地域包括ケアシステムのなかで高齢者が病気になったときは，入院中の調剤や退院後の在宅医療において薬剤師の役割を果たすことが重要である．ただし，地域包括ケアシステムは介護や介護予防といった多職種によるサービスが一体的に受けられるシステムであるため，薬剤師も調剤や服薬支援といった枠から飛び出して病気の予防や介護予防，高齢者向けの食事指導やそのためのアイテムなどの供給にも役割の幅を広げる必要がある．**多職種連携**をスムーズに行うためには，コミュニケーション能力の向上が求められるため，知識習得のための座学や研修会だけでなく，参加型セミナーやスキルアップトレーニングなどの能動的な研修が必要である（**図4**）．例えば、多職種が参加する対話型のセミナーでは，ほかの職種の意見を聞くことで薬剤師自身が考え，ほかの職種を理解することで連携を図ることができる．また，知識や経験などの違いに合わせたトレーニングを少人数やマンツーマンで行うことでコミュニケーション能力が醸成される．

多職種連携

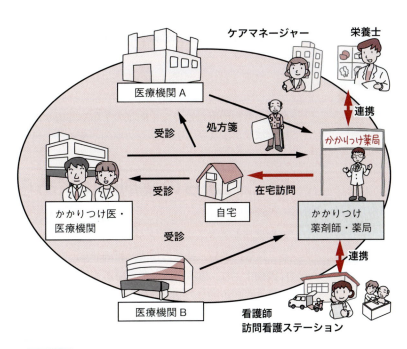

図3　地域包括ケア
文献1，3より引用

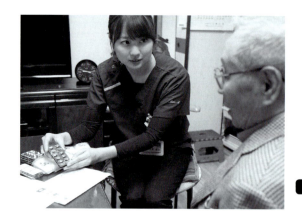

図4 在宅での服薬指導

健康サポート薬局

4 健康サポート薬局とは

2016年より健康サポート薬局である旨が表示できるようになった．健康サポート薬局には以下の2つのポイントがある．

①かかりつけ薬局の基本機能
・服薬情報の一元的かつ継続的な把握とそれに基づく薬学的管理・指導
・24時間対応
・在宅対応
・かかりつけ医をはじめとした医療機関との連携
②健康サポート機能
・地域における連携体制の構築

薬局が薬物治療だけでなく病気の予防や健康サポートに貢献することは，まさに地域包括ケアシステムのなかでの薬局や薬剤師の役割と一致する．

5 これからの薬剤師に求められるもの

「患者のための薬局ビジョン」（図1）で示された通り，これからの薬剤師業務は対物業務から対人業務へとシフトする．今までの薬中心の業務である処方箋の受取・保管，調製，薬袋の作成，報酬計算，鑑査，在庫管理といった業務のほとんどは機械化され，患者中心の業務である処方内容のチェック，疑義照会，丁寧な服薬指導，在宅訪問での薬学管理，副作用・服薬状況のフィードバック，処方提案，残薬解消などの人間にしかできない業務が増えてくる．これらの知識・技能・態度は継続的な生涯学習によってのみ醸成されることを薬剤師は自覚しなければならない．

➡ TOPIC

　厚生労働省は2019年4月2日に「調剤業務のあり方について」を発出した．薬剤師法第19条において，医師・歯科医師または獣医師が自己の処方箋により自ら調剤するときを除き，薬剤師以外の者が，販売または授与の目的で調剤してはならないと規定されていたが，調剤のうち以下の業務は調剤に最終的な責任を有する薬剤師に指示の基づき，薬剤師以外の者が実施することに差し支えないこととした．

1. 処方箋に記載された医薬品（PTPシートまたはこれに準ずるものにより包装されたままの医薬品）の必要量をとり揃える行為
2. 当該薬剤師以外の者が薬剤師の監査の前に行う一包化した薬剤の数量の確認行為

なお，調剤に該当しない行為としては以下のものがある．

1. 納品された医薬品を調剤室内の棚に納める行為
2. 調剤すみの薬剤を患者のお薬カレンダーや院内の配薬カートなどへ入れる行為，電子画像を用いてお薬カレンダーを確認する行為
3. 薬局において調剤に必要な医薬品の在庫がなく，卸売販売業者などからとり寄せた場合などに，先に服薬指導を薬剤師が行ったうえで，患者の居宅などに調剤した薬剤を郵送などする行為

しかし，軟膏剤，水剤，散剤等の医薬品を直接計量，混合する行為については薬剤師の行為とした．

まとめ

- ■ 地域包括ケアシステムや健康サポート薬局などの薬剤師をとり巻く環境を理解することが大事である
- ■ かかりつけ薬剤師には，これまで以上にヒューマニズム，倫理観，責任感，正義感などの医療人としての資質が問われる
- ■ これからの薬剤師の業務は対物業務から対人業務にシフトすることで人間にしかできない業務が増えてくるが，これらの知識・技能・態度は継続的な生涯学習によってのみ醸成される

〈文　献〉

1）『患者のための薬局ビジョン　概要』（厚生労働省），2015
https://www.mhlw.go.jp/file/06-Seisakujouhou-11120000-Iyakushokuhinkyoku/gaiyou_8.pdf

2）『地域包括ケアシステムについて』（厚生労働省），2015
https://www.kantei.go.jp/jp/singi/kokuminkaigi/dai15/siryou1.pdf

3）『健康・医療WG資料（医薬分業等に関する資料）』（厚生労働省），2015
https://www8.cao.go.jp/kisei-kaikaku/kaigi/meeting/2013/wg3/kenko/150521/item1.pdf

4）『上　薬剤師業務の基本［知識・態度］第3版』（上村直樹，平井みどり／編），羊土社，2017

5）『下　調剤業務の基本［技能］第3版』（上村直樹，平井みどり／編），羊土社，2017

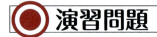

問1　厚生労働省は地域包括ケアシステムの実現に向けて，薬剤師の役割にも期待を示している．その役割として関係がないのはどれか．1つ選べ．
　① 病気の予防
　② 後進の指導
　③ 介護の予防
　④ 高齢者向けの食事指導
　⑤ 高齢者向け食事指導のためのアイテムの供給

問2　患者のための薬局ビジョンに示されているかかりつけ薬局の基本機能として正しいのはどれか．1つ選べ．
　① がん化学療法の相談機能
　② 24時間営業
　③ 認定実務実習指導薬剤師の在籍
　④ 在宅医療
　⑤ 後発医薬品調剤体制加算の要件を満たしている

問3　これからの薬剤師業務は対物業務から対人業務へシフトするが対人業務に当てはまらないのはどれか．1つ選べ．
　① 残薬解消
　② 疑義照会
　③ 処方箋の受取・保管
　④ 在宅訪問での薬学管理
　⑤ 処方内容のチェック

Note：

第1部 薬剤師の使命【②薬剤師が果たすべき役割】

#12 新薬のリスクおよびやさしい製剤について患者やその家族の気持ちから考える

樽野弘之

中心となるSBO #12 医薬品の創製（研究開発，生産等）における薬剤師の役割について説明できる

関連SBO #1, #8, #11, #16

本項で学ぶこと

・不安や不満を抱えている患者やその家族の気持ちになって，医薬品の創製および開発の意義を考える
・患者やその家族が参加してもいいと考える臨床試験や新薬による治療，考案したやさしい製剤について適正使用，有効性，安全性情報，品質，被験者保護および倫理の観点から点検する
・医薬品のリスクを認識し，薬剤師が果たすべき役割を自覚する

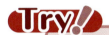

　新薬は，既存の治療と比較して大幅に生存率を改善させるものもあるが，以前と比較して承認が早くなったため，安全管理情報については発売後に明らかになることも多い．また，医師主導治験，患者申出療養および拡大治験の実施も増えており，患者のリスクも多くなる．そのため，患者やその家族の立場に立って推察し，新薬に対して患者やその家族がどのように向き合っていけばよいか提案し，患者を守る責任と義務を自覚する必要がある．
　また，適正使用は治療における前提であるが，現存の医薬品がすべての患者に対して容易に適正使用できるといえない状況がある．そのような場合，患者の立場に立って推察し，種々の問題を克服できる製剤をやさしい製剤として提案する．提案においてはSGDを行い，コミュニケーションをとることで問題を解決する重要性を認識する．

➡ SGD

【参加型授業の流れ】

❶ グループ討議（SGD）に対応したグループに分かれ，指定の席へ着席する．また，授業に先立ち，宿題として，家族や知人から病気体験，特に薬の服用で困ったことなどをインタビューしておくこと．
❷ 学習の目的，進め方およびグループ討論の留意点について説明を受ける（20分）．〔ポイントを示した用紙（**資料**）を参照〕
❸ 資料の①〜④に沿ってSGDを実施する（SGD約25〜40分，発表資料作成5分）．
　（②と②'の課題は，時間がない場合1つに選択する）

❹ SGDの代表による発表を行う（例：1グループ5分，6グループで30分）
❺ 総合講評を受ける（10分）
❻ 感想文（講義後宿題とする）を提出する

> **資料** SGDのポイント

① 患者の対象を絞る（討論時間約5分）

　新薬またはやさしい製剤を考える前に，家族や親類・知人が薬を服用するときに，どのような困ったことがあったかについて，情報を交換し，その解決方法を考えながら1つの対象となる患者の像（病気の症状と考えてもいいです）を決めてください．

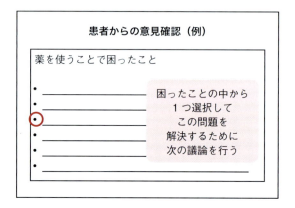

② 新薬に対して不安だった具体例を整理する（討論時間約15分）

　新薬に対して不安だった具体例を出して，どれか1つに決めてください．わからなければ想像したことでもかまいません．

例1．医師や薬剤師からの新薬の安全性に関しての情報提供が不十分であった例

例2．あなたまたは患者が過去新薬を服薬したときの有効性および安全性に関して不安だった例

　そのなかで，患者保護の観点から，どうしてその問題が起こったのかを整理してください．

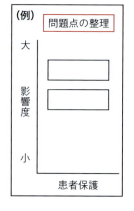

②' やさしい製剤の具体例を示す（討論時間約15分）

　製剤の具体例をできるだけたくさん出してどれか1つに決めてください．はじめは，不可能だと思う製剤でもかまいません．1．不可能かもしれないがとてもやさしい製剤（あったらいいなと思う製剤），2．これなら作れそうだと思う製剤，に分類してください．具体例を選ぶなかでなぜ，どうしてそれが患者にやさしいのかについて利点を中心にお互いに確認しあってください．例えば服用しやすさがやさしさなら，さらになぜ服用しやすいかを掘り下げてみてください．なお，製剤には包装も含まれます．さらに，付帯サービスも考えのなかに含めて発想をひろげることも可とします．

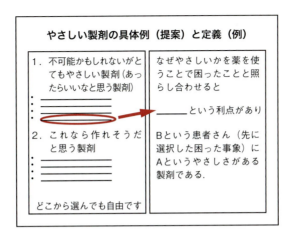

③ 選ばれた具体例の特徴と問題点を明確にする（討論時間約4分）

　具体例について意見交換をしてください．また，問題点（欠点）およびその改善策を検討してください．

注：それぞれの意見やアイデアをランダムでかまわないので書きこみ，選択した意見に丸をつけてポイントを絞ってください．ポイントは複数でもよい．

```
具体例

予想される問題点（欠点）およびその改善策

• _____
• _____
• _____
• _____
• _____
• _____
```

④ 発表要領

(1) 新薬に対して不安だった具体例については，整理した問題点と検討した改善策を発表してください．

(2) やさしい製剤の具体例については，以下を参考にしてください．
　「やさしさとはAである」
　「Bという患者（①で選ばれた疾患像）はCという苦しさやわずらわしさなどの問題を持っている．この対処のためにAというやさしい製剤が必要」
　「なお，この製剤には――という解決すべき課題が残されている（②´の資料を使ってください）」

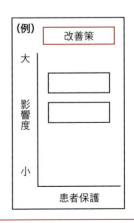

#12　新薬のリスクおよびやさしい製剤について患者やその家族の気持ちから考える　　37

解　説

■1 やさしい製剤と患者やその家族の気持ち

1）薬の開発から設定された適正使用について

　新薬の用法用量は，臨床研究において薬の効果と副作用の低減の観点から決定される．なお，臨床研究に用いられる製剤は，大多数の患者が服用できうる剤形が基本的に選択される．その後，一般的には臨床後期（Phase3）に使用された剤形を，当局に申請し承認後，決定した用法用量と，症状に応じて医師が決定した治療期間に基づいて患者が服用することになる．この**適正使用**が治療に重要であるが，患者のなかには，自覚症状の軽減により勝手に服用をやめてしまう場合以外にも，嚥下が困難であったり，薬剤をうまくつかむことができないなどのさまざまな問題で服用そのものに問題が生じている場合がある．ここでは，適正使用を守るという観点の前段階である適正使用を開始することを含めて，患者の立場を考える思考と，患者のためにメーカーへの架け橋となる薬剤師業務の重要性を間接的に認識する．

適正使用

2）患者やその家族の気持ちを考える

　現状の**高齢社会**における日本の医療制度では，療養病床が削減され，入院医療を受けていた一部の患者が自宅あるいは施設へとシフトする状況が発生している．すなわち，種々の病状をもった高齢患者をイメージして治療を考えること，および，**在宅医療**の問題点までをイメージする経験は重要である．また，高齢者に限らず，患者の種々の病状をイメージして，あるべき剤形の姿，投与方法に関して考える経験をしておくことが大切である．

高齢社会

在宅医療

3）やさしい製剤の例

　現在高齢患者が薬を服用することを考慮した製剤開発が行われている．一般的には，新薬として上市後，適正使用および品質確保を前提として新規製剤が開発される．その例としては，糖尿病，高血圧，脂質異常症などの数種の病気を有する合併症の患者のために**2種類から3種類の有効成分を1つの製剤に配合した合剤**（製剤の種類および数を減らし，薬の飲み忘れのリスクを減らす）や**少量の水で口のなかで崩壊して飲みやすくしている口腔内崩壊錠**（病気によって水の摂取が制限されていたり，錠剤を含めて固形物が嚥下できないなどの患者のため）が開発されている．注射剤においても，糖尿病の患者が自分でインスリンを注射しなければならないことを考慮して，あらかじめインスリンが注射筒に充填された**プレフィルドシリンジ**もやさしい製剤といえる．また，飲み薬を経皮吸収製剤にする研究もさかんである．

■2 新薬の開発における留意点

1）新薬と注意すべきコミュニケーションの例

　医師，薬剤師と患者の間には，新薬に対する情報の量や内容の不均衡が存在し，

コミュニケーションの障害になる場合がある．また，新薬は医師でさえ使用経験が少なく，どのような有害事象が起こるか明らかでない．

　患者の安全確保のためには，患者やその家族が正しく安全性情報を得ること，有害事象に関する対処方法を理解してもらうことが必要である．また，治験または治療開始後は，自覚症状の発現時期や程度を正しく伝えてもらうことは有効性の評価においても重要である．

　治験または治療開始後起こる有害事象については，いつ頃起こるか，どのようなことが起こるか，あらかじめ情報提供する必要がある，また，**予想をしていない有害事象が起こった場合の対処方法**を説明しておけば，患者やその家族は慌てることなく対処できる．

　なお，がんの治験では，必ず有害事象が起こるため，治験の途中でも，以下のような患者の気持ちを伝えてもらうことができる環境作りが重要である．

1. 思いもよらない自覚症状があるが，申告したら治験は中止だろうか．この薬剤の治療をやめると病気がなおらないのではと不安である．
2. 効果がないため本当にこのまま服薬していいのか不安である．
3. 治験で二重盲検比較試験を実施している場合本当にこのくすりが実薬か不安である．

2）効果と安全性の基準

　新薬開発においては，前臨床研究（動物実験）のなかで効果，安全性（GLP試験）を確認し，原薬・製剤の品質・安定性研究の後，臨床研究に移行する．臨床研究に供給される治験薬は治験薬GMPに準拠したものであり，臨床研究は**GCPに準拠し**て実施される．また，製品として上市される製品にはGMP準拠が義務付けられるとともに，メーカーは常に品質を確保し，効果と安全性に関する情報を収集しなければならない（GPMSP）．また，医師は効果と安全性に関する情報を創出するため臨床研究法等にしたがって，研究を実施しなければならない．以下に用語の説明を記す．

A）GLP

good laboratory practice は「優良試験所規範」や「優良試験所基準」などと訳される．これは，**新医薬品**などの開発のために行われる**非臨床試験**（動物試験など，特に安全性試験）のデータの信頼性を確保するための実施基準である．

B）GCP

good clinical practice は医薬品の臨床試験の実施の基準である．GCP省令は，被験者の人権の保護，安全の保持および福祉の向上を図り，治験の科学的な質および成績の信頼性を確保することを目的として，治験および製造販売後臨床試験に関する計画，実施，モニタリング，監査，記録，解析および報告などに関する遵守事項を定めたものである

C）GMP（医薬品GMP）

good manufacturing practice は医薬品および医薬部外品の製造管理および品質管理の基準である．これは，医薬品や医療用具などの安全性を含む品質保証の手段

として，工場などの製造設備（ハード）およびその品質管理・製造管理（ソフト）について事業者が尊重しなければならないことを明確にした基準のことである（患者が安心してその医薬品を使えるために，医薬品製造所が行うべきこと）．

D）治験薬 GMP

治験薬の品質を保証すること．均一な品質の治験薬を用いることで，治験の信頼性を確保し，不良な治験薬から被験者を保護する．また，治験薬と市販後製品とで同一の品質を保証することで，市販後製品の有効性と安全性を確保する．治験薬 GMP の規定は，医薬品 GMP に準じた要求事項であるが，治験薬の特性を踏まえ，記録の保管期間（治験薬 GMP では承認されるまで），管理者の資格（治験薬 GMP では薬剤師でなくても可）などが異なる．

E）GPSP

good post marketing surveillance practice は医薬品の製造販売後の調査および試験の実施基準である．これは，医薬品（製造販売後）の日常診療下での有効性，安全性の確認とともに，製造販売前（臨床試験）には得られなかった医薬品の適正使用についての情報の収集，提供を目的としている．なお，2017 年 4 月より医療データベース活用を可能とするため，「製造販売後データベース調査」が加えられた．

F）特定臨床研究（臨床研究法）

医薬品などを人に対して用いることにより，当該医薬品などの有効性または安全性を明らかにする研究のうち，治験，製造販売後調査および観察研究などを除外した研究である．また，この「臨床研究」のうち，企業から研究資金などの提供を受けて実施する臨床研究および未承認・適応外医薬品等を用いる臨床研究を「特定臨床研究」という．

3）オーファンドラッグの開発

新薬の開発において，疾患に対して治療の必要性が高いにもかかわらず，患者数が少ないことから研究開発の投資回収が難しいとの観点で十分な開発が進んでいない領域が存在する．すなわち，日本において，患者数 5 万人未満の重篤な疾病を対象とし，医療上，特にその必要性が高く（代替する適切な医薬品など，または，治療方法がない，あるいは，既存の医薬品と比較して著しく高い有効性または安全性が期待されること）および開発の可能性が高い（その医薬品を使用する理論的根拠があり，開発計画が妥当であると認められること）ものを**オーファンドラッグ**または**希少疾病用医薬品**という．

まとめ

- 薬は適正に使用されてはじめて治療効果が得られる
- 新薬を考えるにあたっては，患者やその家族が正しい安全提供を得ること，有害事象に関する対処方法を常に理解してもらうことが必要である
- 医療関係者（特に薬剤師）は，患者が薬の適正使用を行ううえでの問題点（認知症，

嚥下困難，視力低下などの障害，年齢，生活環境）に，留意すべきである
■ やさしい製剤を考えるにあたっては，弱い立場の患者が主体であることを徹底して認識することが重要である
■ 新薬は種々の厳格な規制に従って開発される．また，製品として承認された後も，常に患者のために，安全性管理（情報収集），品質管理が行われる

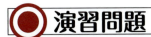

演習問題

問1　以下の記述は正しいか，誤っているか，誤っている場合，理由を記述せよ．
① 医薬品は有効性を重視して適正使用が設定されている．
② 日本はすでに高齢社会となり，医療費対策の1つとして在宅医療が推進されている．
③ 高齢者や何らかの障害にて薬の服用が困難な患者に対しては，薬局にて，患者が服用しやすい剤形に調剤（加工）しなくてはならない．

問2　以下の問いに対して回答を1つ選択せよ．
A) 医薬品（市販後）の日常診療下での有効性，安全性の確認とともに，市販前（臨床試験）には得られなかった医薬品の適正使用についての情報の収集，提供を目的としているものはどれか．
① GLP
② GMP
③ GCP
④ GPSP
⑤ GXP

B) 医薬品や医療用具などの安全性を含む品質保証の手段として，工場などの製造設備（ハード）およびその品質管理・製造管理（ソフト）について事業者が尊重しなければならないことを明確にした基準はどれか．
① GLP
② GMP
③ GCP
④ GPMSP
⑤ GXP

第1部 薬剤師の使命【②薬剤師が果たすべき役割】

＃13 顧客のニーズとセルフメディケーション

鹿村恵明

中心となるSBO ▶#13 健康管理，疾病予防，セルフメディケーション及び公衆衛生における薬剤師の役割について説明できる

関連SBO ▶#1〜#3，#8〜#10，#45，#47〜#49，#60，#63

本項で学ぶこと
- セルフメディケーションに用いる商品を列挙する
- セルフメディケーションにおける薬剤師の役割について討議する
- セルフメディケーションに用いる商品の情報を収集し，吟味する
- 商品の適正価格について考察する
- 顧客とのコミュニケーションをシミュレートする
- セルフメディケーションに用いる商品情報を顧客にわかりやすい表現で説明する

Try!

＜1．セルフメディケーションに用いる商品を列挙し，それをもとにセルフメディケーションへの薬剤師の役割について考え討論する＞

テーマ1：「セルフメディケーションに用いる商品」

テーマ2：「セルフメディケーションへの薬剤師のかかわり」

➡ SGD

＜2．一連の作業を通して，顧客のニーズに目を向ける＞

要指導・第1類医薬品のPOP広告を作成し，あわせて顧客応対のシナリオを作成する．その後，学生同士でロールプレイ（寸劇）を行う．

➡シミュレーション

【参加型授業の流れ−1．SGD】

A）SGD−その1（作業時間合計：約20分）

テーマ1：「セルフメディケーションに用いる商品」

❶ テーマ1について**マンダラート**（次ページ**TOPIC**）に各自が頭に浮かんだこと（イメージしたこと）を記入する（約5分）

❷ グループ討論（約15分）：司会進行者・書記・発表者を決めてからグループ討論をする．

B）SGD−その2（作業時間合計：約20分）

テーマ2：「セルフメディケーションへの薬剤師のかかわり」

42　薬学生・薬剤師のためのヒューマニズム　改訂版

❶ テーマ2についてマンダラートに各自が頭に浮かんだこと（イメージしたこと）を記入する（約5分）

❷ グループ討論（約15分）

C) グループ発表・討論（1グループ5～10分，総合討論10分）

➡ TOPIC　マンダラート（Mandal-Art）

　マンダラートとは，図に示したように「曼荼羅」のような3×3の四角のマスを作り，中心のマスに検討したいテーマを記載する．そのテーマについて頭に浮かんだことを1つずつ各マスの中に書いていく．8つ以上頭に浮かんだ場合は，用紙下部の余白に箇条書きにしてもよい．なお，列挙された項目についてさらに深く（あるいは詳細に）検討したい場合には，その項目を中心のマスにおいて，再検討する．このように中心部に置くテーマを変えることによって，さまざまな課題についての検討が可能となる．

　（文献1より一部改変）

セルフメディケーションに用いる商品

	セルフメディケーションに用いる商品（どんな商品があるか？）	

【参加型授業の流れ-2. Simulation】

要指導・第1類医薬品のPOP広告作成

❶ 司会進行者・書記・発表者（ロールプレイにおける薬剤師役と顧客役）を決める．

❷ パソコンを使って，グループごとに課題として与えられた商品（要指導・第1類医薬品）

に関しての情報を収集する．（20〜30分）

❸ 課題として与えられた商品のPOP広告を作成する．その際，販売価格についても検討する．（60〜90分）

❹ 発表課題として与えられた商品を顧客に説明・販売する際の会話例を考える．（約60分）

❺ グループごとに代表者がセルフメディケーションにおける顧客とのコミュニケーションをシミュレートする（寸劇を演じる）．同一の商品を2グループで作成した場合は，薬剤師役と顧客役を別のグループから選出してロールプレイを行う（役割を交替して2回行う）．（1グループ約5分）

❻ 全体討論を行う．（約15分）

資料1 OTC医薬品の販売方法・情報提供など

分類	要指導医薬品	一般医薬品			
		第1類医薬品	第2類医薬品		第3類医薬品
			指定第2類医薬品		
販売方法	対面販売	インターネット販売などの特定販売が可能[※1]			
対応者	薬剤師		薬剤師・登録販売者		
情報提供	義務（書面，タブレット端末などを用いた情報提供）[※2,3]	努力義務（必要に応じて情報提供）			義務なし
	相談応需義務				
陳列	要指導医薬品陳列区画又は第1類医薬品陳列区画（要指導医薬品又は第1類医薬品を陳列した設備から1.2m以内に消費者が進入できない措置を施した場所）の内部の陳列設備に陳列する（ただし，かぎをかけた陳列設備か消費者が直接手の触れない設備に陳列している場合は不要）	情報提供の場所から7m以内の範囲に陳列する（ただし，かぎをかけた陳列設備か陳列設備から1.2m以内に消費者が進入できない措置をとっている場合は不要）			指定なし

※1 「特定販売」とは，配送手段として郵便，宅配便，薬局・店舗販売業の直接配達（配送は管理薬剤師の管理業務に含まれる）．実際の店舗で貯蔵・陳列されている一般医薬品を販売する．特定販売のみ行う時間帯でも薬剤師が勤務していること
※2 要指導医薬品においては，「必要な薬学的知見に基づく指導を行うこと」
※3 第1類医薬品においては，購入者から情報提供不要の意思表明があった場合には，情報提供の省略が可能．ただし，第1類医薬品が適正に使用されていると認められる場合に限る
文献2を参考に作成

資料2 OTC医薬品情報提供文書への記載事項

薬剤師による情報提供の内容（要指導・第1類医薬品では義務[※]，添付文書を基本とした内容とする）

・医薬品の名称
・医薬品の有効成分の名称及びその分量
・医薬品の用法及び用量
・医薬品の効能又は効果
・医薬品に係る使用上の注意のうち，保健衛生上の危害の発生を防止するために必要な事項
・その他医薬品を販売等する薬剤師がその適正な使用のために必要と判断する事項
　（文献3より）

※　資料2の※3を参照

資料3 OTC医薬品販売時チェックシート（文献3を参考に作成）

販売時チェックシート

販売者氏名：［　　　　　　　］

年　　月　　日

時　　　分頃

①使用者は誰？
　□本人，□本人以外（→要指導医薬品は販売不可）［　　　　　　　　　　］
②使用者の情報
　・氏名　［　　　　　　　　］
　・住所　［　　　　　　　　　　　　　　　　　　　　　　　　　　　　　］
　・連絡先（電話番号）［　　　　　　　］
　・年齢　［　　　歳］
　・性別　□男，□女→妊娠・授乳はしていませんか？　□妊娠中［　　］週目，□授乳中
　・職業　［　　　　　　　　　］→運転や危険作業をしますか？　［　　　　　　　］
③症状は？
　・いつから　［　　　　　　　］
　・どのような［　　　　　　　　　　　　　　　　　　　　　　　　　　　　　］
　・以前にも同じような症状がありましたか？（そのときはどうしたのか）
　　　　　　　［　　　　　　　　　　　　　　　　　　　　　　　　　　　　　］
　・症状に対する医師等の診断の有無，診断内容
　　　□ない，□ある［　　　　　　　　　　　　　　　　　　　　　　　　　　］
④治療中の病気はありますか？→特に緑内障，前立腺肥大症（男性）ではないか確認
　　□ない，□ある［　　　　　　　　　　　　　　　　　　　　　　　　　　　］
⑤飲んでいる薬や健康食品はありますか？
　　□ない，□ある［　　　　　　　　　　　　　　　　　　　　　　　　　　　］
⑥体質的なことで注意することは？→副作用が出た経験，アレルギー（本人，血縁家族も
　含めて）の確認
　　□ない，□ある［　　　　　　　　　　　　　　　　　　　　　　　　　　　］
⑦商品の決定（→OTC医薬品で対応できない場合は受診勧奨）
　　・医薬品分類　□要指導，□第1類，□指定第②類，□第2類，□第3類
　　・商品名［　　　　　　　　　　　　　　］，包装単位［　　　　　］，数量［　　　　］
　　・当該医薬品の使用経験　□ない，□ある
⑧情報提供（文書等を活用）
　　□用法，用量
　　□保管方法
　　□副作用
　　□継続・中止の目安
　　□生活上の注意点
　　□医療機関への受診の目安（その際は，何科を受診するべきか）
　　□その他［　　　　　　　　　　　　　　　　　　　　　　　　　　　　　］
　　□購入後の相談のための連絡方法→（販売者情報の提供）
　　□情報提供内容の理解確認→購入者署名（任意）：

解　説

❶ セルフメディケーションとは何かを学ぶ

WHO
世界保健機関

セルフメディケーションについては，WHO（世界保健機関）をはじめ，いくつかの団体から定義づけられている．

● TOPIC　セルフメディケーションの定義

・「セルフメディケーションとは，日常生活でおこる体の不調やケガの中で，自分で判断できる程度の軽い症状を自ら OTC 医薬品を使って手当すること」（日本 OTC 医薬品協会）
・「セルフメディケーションとは，自己の健康管理のため，医薬品等を自分の意思で使用することである．薬剤師は生活者に対し，医薬品等について情報を提供し，アドバイスする役割を担う」（日本薬剤師会 一般用医薬品委員会）
・「セルフメディケーションとは，自分自身の健康に責任を持ち，軽度な身体の不調（minor ailments）は自分で手当てすること」（WHO, Geneva 2000）
・「セルフメディケーションとは，自分の意志で非処方せん薬を使用することである．薬剤師は，セルフメディケーションに利用可能な医薬品について支援，アドバイスおよび情報を人々に提供するのに，重要な役割を担っている」（FIP&WSMI, Berlin 1999）

FIP
国際薬剤師連盟

WSMI
世界セルフメディケーション協会

文献2および文献4を参考に作成

POP広告

❷ POP 広告作成を通して学ぶ

【教育目標】POP 広告を作成する作業を通し，顧客の視点に立って商品を説明することができる．

　POP 広告とは，「point of purchase：購買時点」における広告であり，店頭で販売促進のために用いられる広告媒体の一種である．POP 広告の良し悪しは薬局の売り上げに影響するといわれている．POP 広告の種類には，案内 POP や情報提供 POP，催事の情報を伝える POP などもあるが，今回作成する POP 広告は説明・価格・注視を加味したものである．作成するにあたって，「情報の収集と吟味」が大切であり，インターネットなどに氾濫する情報を鵜呑みせず，批判的に吟味する能力が求められる．次に「情報の加工」が必要であり，顧客の誤解を招くような表現になっていないか十分に確認する．何よりも POP 広告作成には「**顧客の立場になって考える**」ということが重要である．

　また，商品のメーカー希望小売価格と医薬品卸からの納入価から，販売価格をいくらにするのかグループで討論する（顧客が納得する価格とは，どのくらいなのか？）．ただし，薬局の経営が成り立つのかどうかについてもよく考えること．これによって**薬局経営の視点**での考え方を学ぶことができる．

46　薬学生・薬剤師のためのヒューマニズム　改訂版

1）POP広告作成のポイント

- 顧客にわかりやすい表現になっているか
- 商品の特徴・セールスポイントは何か
- 要指導医薬品・第1類医薬品は，消費者が直接手の触れられない陳列にしなければならない（Over The Counter）．そのため，商品とPOP広告が離れた位置になる．どのような情報をどのように伝えたらよいのか
- 表現は医薬品医療機器等法違反になっていないか
- 価格の表示方法は適切か（**景品表示法**：消費者庁 http://www.caa.go.jp/representation/index.html）
- 顧客の立場で考えることが大切．高齢者や白内障の方などにも配慮できているか（ユニバーサルカラーデザインなど）

2）POP広告作成例（図1）とロールプレイのイメージ図（図2）

ロールプレイ時には，必要に応じて，OTC医薬品の情報提供文書（**資料2**）や，OTC医薬品販売時チェックシート（**資料3**）を活用する．

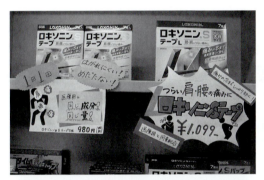
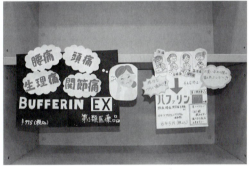
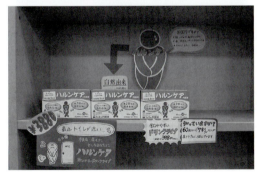

図1 POP広告作成例
（巻頭カラー●1参照）
東京理科大学薬学部4年生作成

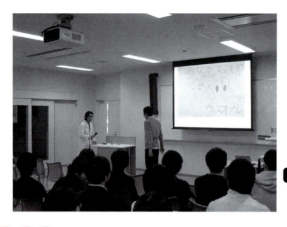

図2 ロールプレイ（寸劇）イメージ図
東京理科大学薬学部2009年度『OTCとセルフメディケーション』講義より

> ## まとめ
>
> 『顧客中心の考え方』
> ■ 顧客のニーズを引き出せたか？
> ■ その商品を推奨する根拠は？
> ■ 顧客が理解できるように説明できたか？ 顧客は同意してくれたか？
> ■ 適正価格はどのくらい？
> ■ 商品を販売せず，受診勧奨をすることも考えたのか？
> ■ 生活状況を聞きだし，生活上の注意点や養生法についてもアドバイスできたか？

<文　献>

1) 鹿村恵明：大学でのOTC医薬品教育．調剤と情報，17：663-668，2011
2) 『要指導医薬品・一般用医薬品販売の手引き　改訂第2版』，日本薬剤師会，2009
3) 『薬の選び方を学び実践する　OTC薬入門〔改訂第5版〕』，（上村直樹，鹿村恵明／監），薬ゼミ情報教育センター，2018
4) 『上手なセルフメディケーション』，日本OTC医薬品協会ホームページ
   http://www.jsmi.jp/index.html
5) 『薬局薬剤師のためのPOP book』，（エニイクリエイティブ／編），1998
6) 『新ビジュアル薬剤師実務シリーズ　薬局管理の基本〔知識・態度〕第3版』，（上村直樹，平井みどり／監），羊土社，2017

◉ 演習問題

問1 OTC医薬品に関する以下の記述について正しいものには「正」，誤っているものには「誤」に○をつけよ．

① 第1類医薬品は，消費者が直接手の触れられない陳列にしなければならない．（正・誤）

② OTC医薬品の「OTC」とは，「Over The Counter」のことを意味している．（正・誤）

③ 第1類医薬品は，インターネットでの販売が可能である．（正・誤）

④ 第3類医薬品についての情報提供は，義務ではない．（正・誤）

⑤ セルフメディケーションでは，医薬品等を自分の意思で使用することは危険であるので，商品の選択の判断は，必ず薬剤師か登録販売者にお任せする．（正・誤）

問2 以下のOTC医薬品の区分に対し，登録販売者が対応できないものはどれか．

① 要指導医薬品
② 第1類医薬品
③ 指定第2類医薬品
④ 第2類医薬品
⑤ 第3類医薬品

問3 以下のOTC医薬品の区分に対し，薬剤師が書面等を用いて情報提供する義務があるものはどれか．

① 要指導医薬品
② 第1類医薬品
③ 指定第2類医薬品
④ 第2類医薬品
⑤ 第3類医薬品

Note：

第1部 薬剤師の使命【②薬剤師が果たすべき役割】

#14

薬育・薬物乱用防止教育・自殺防止ができる

福島紀子

中心となるSBO ▶ **#14** 薬物乱用防止，自殺防止における薬剤師の役割について説明できる

関連SBO ▶ #3，#8〜#10，#13，#26，#49，#52〜#54，#57

本項で学ぶこと

・薬物乱用の実態を知る

・学校薬剤師の役割を理解し，薬物乱用防止教育へのかかわりを学ぶ

・薬剤師（薬学生）だからできる薬物乱用防止教育のシナリオを考える

・日本における自殺の現状とその対策の流れを知る

・ゲートキーパーとしての薬剤師の役割を検討する

Try!

＜1.薬剤師（薬学生）ができる薬物乱用防止教育を考える＞

　学校薬剤師の役割を理解したうえで，薬学生として小学生や中学生に対して薬物乱用防止教育をどのように行うかグループでシナリオを検討する．

＜2.自殺防止のゲートキーパーとしての薬剤師の役割を考える＞

　日本における自殺の現状を調べ，国の対策としての自殺総合対策大綱等を理解し，薬剤師として何ができるか話し合う．

➡ SGD

【参加型授業の流れ-1】
＜薬剤師（薬学生）ができる薬物乱用防止教育を考える＞

　あなたは薬剤師（薬学生）として，小・中学校で薬物乱用防止教育をすることになった．あなたができる薬物乱用防止教育のシナリオを考えてみよう（**資料1**）．

❶ 学校薬剤師の役割や，薬物乱用の現状や，現在行われている薬物乱用防止教育についての解説を行う（20分）．

❷ 個人作業を行う（20分）．

❸ グループワークを行う．1班4〜5名．全員が参加できるプログラムの作成を行う（30分）．

❹ 各グループで練習をして，発表する（70分）．

50 薬学生・薬剤師のためのヒューマニズム　改訂版

14

資料1

SGDシナリオA

あなたは，薬局に勤務して，学校薬剤師としても活動しています．ある日，環境衛生検査のために担当の中学校に行くと，中学校の養護教諭から，「毎年，夏休み前に薬物乱用防止教室を開催していますが，先日の委員会で，今年は薬剤師さんにお願いしたいということになりました．いつもは警察の方に来ていただいているのですが，今年は，できれば薬剤師の視点での薬物乱用防止教育をしていただけないでしょうか」といわれました．あなたはどうしますか．

以下のことがわかるようにプログラムを作成してください．それぞれ10分程度の内容にまとめましょう．

---

① 医薬品と薬物の違いはなにか．

② 薬物乱用に使用される薬物の特徴はなにか．

③ なぜ覚せい剤は1度使うとやめられなくなるのか．

④ 薬物を使うことを誘われたらどうするか．

【参加型授業の流れ -2】
＜自殺防止のゲートキーパーとしての薬剤師の役割を考える＞

❶ 日本における自殺の現状や，その対策の流れを解説する（20分）．

❷ 薬剤師の役割について以下のことを調べ，話し合う（30分）．

　・自殺企図の副作用がある薬の確認

　・向精神薬の過量服薬について

　・一般用医薬品について

❸ シナリオB（**資料2**）を行う（30分）．

❹ 薬剤師の役割についてレポートを提出する．

資料2

SGDシナリオB

内科を受診して処方箋をもってくる患者さんですが，長期にわたって向精神薬を処方されています．薬剤師は，患者さんに対してどんなことを聞くとよいでしょうか．

解　説

1 薬剤師ができる薬物乱用防止教育を考える

薬物乱用

薬物事犯の現状

1）薬物乱用の実態を知る

薬物事犯の現状については，警察庁刑事局組織犯罪対策部，薬物銃器対策課より「薬物・銃器情勢」が毎年3月に公表されている．ちなみに「平成27年度の薬物事

#14　薬育・薬物乱用防止教育・自殺防止ができる　51

犯の検挙人員は13,524人（前年比＋403人，＋3.1％）と，ほぼ前年並みで，このうち，覚醒剤事犯の検挙人員は11,022人（前年比＋64人，＋0.6％）と，ほぼ前年並みの一方で，大麻事犯の検挙人員は2,101人（前年比＋340人，＋19.3％）と，平成22年以来5年振りに2,000人以上となった」とある．大麻事犯の検挙人員が増加した背景としては，若年層による大麻の乱用傾向が増大していることがあげられている．

また，国立精神・神経医療研究センター精神保健研究所が実施している「全国の精神科医療施設における薬物関連精神疾患の実態調査」（図1）からは，医療現場における薬物関連精神疾患の実態を把握することができる．この調査は，1987年からほぼ隔年に実施されてきたものであり，精神障害患者が使用していた原因薬物の年次変化も確認できる．図1から覚せい剤の使用割合がいつも高いこと，シンナーなどを含む有機溶剤は減少傾向にあることがわかる．一方で，睡眠薬・抗不安薬といった医療用医薬品が増加傾向にあり，大麻より上位にあがっている．また，鎮痛薬・鎮咳薬など一般用医薬品として販売されている医薬品は，使用割合は少ないものの，毎年使われていることも示されている．さらに，最近公表された2018年度の調査結果では，市販薬と大麻の関連精神疾患症例の割合が増加傾向にあることが示されている．厚生労働省は，2019年8月に医薬品・医療機器等安全性情報No.365で，「濫用等のおそれのある市販薬の適正使用について」を発出し，10代の薬物関連障害患者においては，市販薬が4割と最も多くを占めていることを示し，

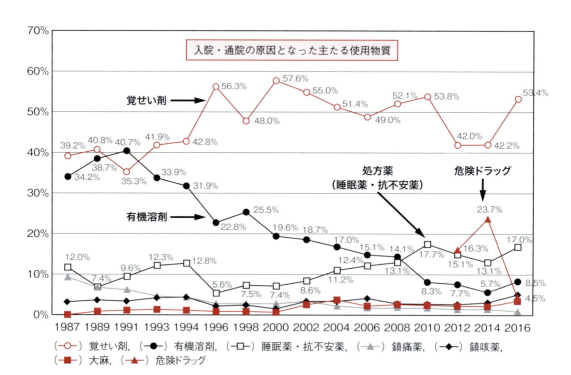

図1 精神科医療施設における薬物依存患者
文献1より引用

薬局・医薬品販売の関係者に警鐘を鳴らしている．これらの医薬品は，自殺とも関連する場合があり，注意が必要である．これらを**使用した動機**は，「**誘われて**」や「**興味本位**」というよりは，「**不眠，不安の軽減**」といったことがあげられており，**乱用の目的が変化している**ように思われる．薬剤師はこのことをしっかりと受け止め，薬剤師だからこそできる薬物乱用防止教育を行うことが大切である．

健康サポート薬局

2016年の医薬品，医療機器等法の施行規則の一部改正で新設された健康サポート薬局の備えるべき基準のなかにも，関連団体等との連携および協力として，学校などを通じた児童生徒に対する医薬品の適正使用の講演等があげられ，研修項目として薬物乱用防止教育などが組み込まれている．

学校薬剤師

2）薬物乱用を巡る学校薬剤師の役割を理解する

学校薬剤師については，学校保健安全法のなかで，学校における環境衛生検査，学校保健計画および学校安全計画の立案に参与すること，健康相談・保健指導に従事すること，必要に応じ，学校における保健管理に関する専門的事項に関する技術および指導に従事することなどが明記されている．学校薬剤師が学校の保健計画や安全計画に積極的に関与することで，薬育（医薬品の正しい使い方）の重要性を広めていくことも可能になる．学校薬剤師は，薬剤師が教育の現場にかかわれる枠組みであり，大切に育てていかなくてはならない資格と考える．薬剤師の専門であり，強化されつつある医薬品に関する教育や薬物乱用防止教育には，積極的にかかわっていくべきである．

> ●TOPIC　薬物乱用とは
>
> 公益財団法人麻薬・覚せい剤乱用防止センターが定める「薬物乱用」とは，「医薬品を本来の医療目的から逸脱した用法や用量あるいは目的のもとに使用すること，医療目的にない薬物を不正に使用すること」であり，「もともと医療目的の薬物は，治療や検査のために使われるものです．それを遊びや快感を求めるために使用した場合は，たとえ1回使用しただけでも乱用にあたります」としている．東京都福祉保健局では，「薬物乱用とは，医薬品を医療目的からはずれて使ったり，医療目的のない薬物を不正に使ったりすることです」としている．

自殺防止

❷自殺防止のゲートキーパーとしての薬剤師の役割を考える

自殺対策

1）日本における自殺対策の流れを知る（図2）

1998年に自殺者数が3万人を超える状況になり，自殺が問題視されるようになった．自殺予防活動や遺族支援に取り組む民間団体などから，自殺対策を実施すべきといった声が上がり，2005年7月に参議院厚生労働委員会において「自殺に関する総合対策の緊急かつ効果的な推進を求める決議」がなされた．これを受けて政府は，12月に「自殺予防に向けての政府の総合的な対策について」をまとめ，関係省

#14　薬育・薬物乱用防止教育・自殺防止ができる　53

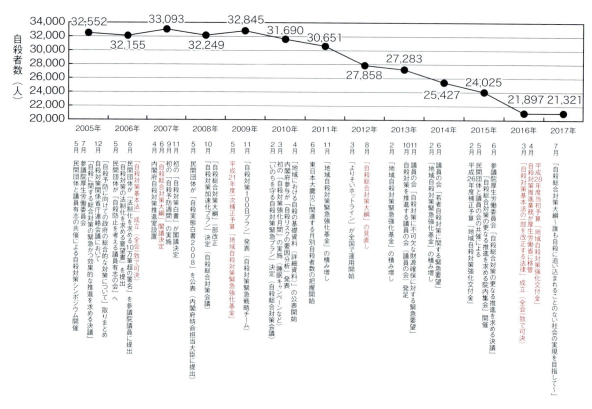

図2 我が国の自殺対策をめぐる主な動き
文献2を参考に作成

自殺対策基本法

　庁が一体となった取り組みに着手することとなり，2006年10月に自殺対策基本法が施行された．その後も，自殺対策をさらに強化し，加速させるために，自殺対策基本法の見直しが何度か行われ，2016年3月には「自殺対策基本法の一部を改正する法案」が可決し，同年4月に施行された．

自殺・うつ病等対策プロジェクトチーム

　自殺総合対策大綱は，自殺対策基本法に基づき，政府が推進すべき自殺対策の指針として定めるものであり，2007年6月にはじめての自殺総合対策大綱が策定された後，2008年10月に一部改正が行われた．2010年には「自殺・うつ病等対策プロジェクトチーム」が組織され，「過量服薬への取組」についての検討が行われ，医師の過量処方や患者の過量服薬の防止に向け，薬剤師による患者への声かけや，医師への疑義照会などを盛り込んだ対応策をまとめている．2012年8月にはじめて自殺総合対策大綱の全体的な見直しが行われ，**薬剤師をゲートキーパーの一員として養成して行く**ことが明記された．また，2016年の自殺対策基本法改正に伴い，法改正の趣旨やわが国の自殺の実態を踏まえた見直しが行われ，2017年7月，「自殺総合対策大綱〜誰も自殺に追い込まれることのない社会の実現をめざして〜」が閣議決定された．このなかで，自殺対策計画の円滑な策定に資するよう，自殺対策計画策定ガイドラインを作成することとされており，都道府県・市町村で計画策定

に関する標準的な手順と留意点などをとりまとめたガイドラインが公表されている.

2) 薬剤師に求められるゲートキーパーとしての役割

2010年9月9日に,自殺・うつ病等対策プロジェクトチームが,「過量服薬への取組〜薬物治療のみに頼らない診療体制の構築に向けて〜」を公表し,そのなかで,解決に向けての取組として最初に薬剤師の活用があげられている.そこには,『患者の多くは,処方薬を受けとる場合に薬剤師と面会することとなるため,薬剤師は,過量服薬のリスクの高い患者を早期に見つけ出し,適切な医療に結び付けるためのキーパーソンとして重要な役割と担うと考えられる.例えば,薬局を訪問する患者のなかで,向精神薬などを長期に処方されている患者については,薬剤師から,患者に対して「よく眠れているか」,精神科を受診していない患者に「精神科を受診しているか」などの声かけをすることや,必要に応じて処方医に疑義照会を行うなど,患者が適切な精神科医療を受けられるよう医療従事者間の連携を深めるといった役割が期待される』とあり,自殺防止のゲートキーパーの一員としての役割を示している.

また,2017年の自殺総合対策大綱から策定された都道府県事業の棚卸し事例集のなかで,患者のための薬局ビジョン推進事業として,「薬局は病院よりも敷居が低いといわれることから,薬関連の相談を通して,うつ病などの自殺リスクに気づき,適切な助言や必要な支援につなぐことができる可能性がある」,「過量服薬などの問題行動がみられる自殺のハイリスク者に対し,必要な助言を行うとともに,適切な支援へつなぐなどの対応がとれる可能性がある」などとしている.

このような役割を果たすためには,**普段から来局者の様子をよく観察し,いつもと違う様子などがないか気づけるようにしておくことが大切**であり,「元気がないようですが,どうかされましたか」などの**声掛け**をして,**食事や睡眠の様子について聞いてみることも大切**である.また,薬剤師であれば,医薬品の添付文書の警告欄や,副作用欄などに,**自殺企図,自殺念慮,自傷行為などの記載がないかの確認**も必須であり,医療用医薬品や一般用医薬品の**誤用による自殺行動の過量服用**についても**認識**しておくことが必要である.自殺予防についても薬育は重要である.

ゲートキーパー
「ゲートキーパー」とは,自殺の危険を示すサインに気づき,適切な対応(悩んでいる人に気づき,声をかけ,話を聞いて,必要な支援につなげ,見守る)を図ることができる人のことで,いわば「命の門番」とも位置付けられる人のこと(厚労省HPより)
https://www.mhlw.go.jp/stf/seisakunitsuite/bunya/0000128768.html

---

まとめ

■ 学校薬剤師は,担当の学校で行われる「学校保健計画」や「学校安全計画」の立案に積極的に関与することで,学校のなかで薬育(薬の正しい使い方)の重要性を広めることができる

■ 薬育を進めることで,医薬品の間違った使い方が薬物乱用になることや,医薬品と薬物の違いを理解することができる

■ 学校だけでなく地域のなかで,薬剤師は,積極的に,薬育・薬物乱用防止教育にかかわっていくべきである

■ 薬剤師は,調剤,医薬品販売などを通して,住民の健康状態に関する情報に接する

機会が多いことから，患者や地域住民の健康状態の変化に気づく可能性が高く，自殺防止のゲートキーパーとしての活躍が期待されている
■ 自殺目的で，医療用医薬品や一般用医薬品の過量服用が行われることがあり，自殺防止活動のなかでも薬育は重要である

<文　献>
1) 松本俊彦, 他：全国の精神科医療施設における薬物関連精神疾患の実態調査. 平成28年度厚生労働科学研究費補助金医薬品・医療機器等レギュラトリーサイエンス政策研究事業「危険ドラッグを含む薬物乱用・依存状況の実態把握と薬物依存症者の社会復帰に向けた支援に関する研究」, 2017
2) 『(平成28年版, 平成29年版, 平成30年版, 令和元年版) 自殺対策白書』, 厚生労働省, 2015～2018

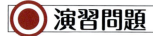

問1　学校薬剤師を配置しなくてもよい学校はどれか．
　① 特別支援学校
　② 幼稚園
　③ 小学校
　④ 大学
　⑤ 高等学校

問2　最近の薬物依存者の主たる使用物質についての正しい記述はどれか．2つ選べ．
　① 薬物依存者の使用薬物で最も多く使用されているのは危険ドラッグである．
　② 睡眠薬や抗不安薬などの医療用医薬品が増加傾向にある．
　③ シンナーなどを含む有機溶剤が上位を占めている．
　④ 大麻が上位を占めている．
　⑤ 覚せい剤が上位を占めている．

問3　日本における自殺の現状および自殺防止対策について正しい記述を選べ．
　① 日本における年間の自殺者は，2017年も3万人を超えている．
　② 自殺総合対策大綱は，2017年にはじめて策定された．
　③ 自殺対策基本法は2006年に成立した．
　④ 薬剤師をゲートキーパーの一員として養成していくことになったのは，2017年のことである．

第1部 薬剤師の使命【③患者安全と薬害の防止】

#16,21,22 今もサリドマイド薬害が現代医療に問うもの

増山ゆかり，東京理科大学薬学部ヒューマニズム教育担当チーム

中心となるSBO ▶ **#16** 医薬品のリスクを認識し，患者を守る責任と義務を自覚する（態度）／**#21** 代表的な薬害の例（サリドマイド，スモン，非加熱血液製剤，ソリブジン等）について，その原因と社会的背景及びその後の対応を説明できる／**#22** 代表的な薬害について，患者や家族の苦痛を理解し，これらを回避するための手段を討議する（知識・態度）

関連SBO ▶ #8, #11, #19, #20, #24, #26

本項で学ぶこと
- 薬害被害者やその家族の立場に立って事実と向き合う体験をする
- 自分のめざす仕事で薬害根絶にどう取り組むかを考える

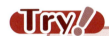

＜薬害被害者の家族の立場に立ってみよう＞

"今もサリドマイド薬害が現代医療に問うもの"を読み，自らが被害者や親の立場であったなら，薬を飲んだことで，取り返しのつかない健康被害を受けたことがどんな体験であったのか，その思いを想像し，感じてほしい．そのうえで，被害を受けることが理不尽だと感じる理由を探ってほしい．その後，自分たちが将来めざす薬剤師としての仕事に就いたとき，薬害の根絶をめざして，どういう心構えでどのような行動を取るべきかを議論する．

➡ SGD & Reporting & Sharing

【参加型授業の流れ】

❶ 事前学習として，増山さんの手記「今もサリドマイド薬害が現代医療に問うもの」（**資料**）を読む．

❷ サリドマイド薬害に関する簡単な説明と授業の進め方について説明を受ける．

❸ 被害者の母や本人の立場に立ってみる．

誕生したわが子を目にしたときの思い，自分の服用した薬との因果関係もわからずにいたときの思い，事実関係が明らかになる過程でどんな思いを抱いたかを想像してみよう．そのうえで，最も理不尽と感じることは何なのかを考える．

❹ SGDの実施

1) グループで自分がどう感じたかを話し合い，分かち合う．
2) 何が最も理不尽なことなのかを話し合う．
3) 健康被害を避けることができたとすれば，そのターニングポイントはどこか，そこで，誰がどのような働きをすれば健康被害は避けられたのか？ 何がそうした働きを妨げたのかについても考察する．
4) これまでの議論を踏まえて，どういう心構えで仕事と向き合うか，薬害を防ぐために薬剤

師としてできることをレポートとして提出する.

❺ 発表し,討論する.

> **資料**

今もサリドマイド薬害が現代医療に問うもの　増山ゆかり

　薬害サリドマイド事件から長い年月が流れましたが,幼い多くの命を犠牲にしたサリドマイドは典型的な薬害事件として今も適切な医療のあり方を問い続けています.薬を服用した人だけではなく胎児にまで副作用が及ぶ惨事となりました.腕などを失った子供たちの姿は痛ましく,当時の人々の脳裏に焼き付いて離れないのかもしれません.

1）夢の新薬の販売から悲惨な被害へ

　1957年10月,西ドイツで鎮静・催眠薬として開発された薬（商品名：コンテルガン）ですが,3カ月後には日本でも,サリドマイド剤が睡眠薬（商品名：イソミン）として医薬品として承認され販売されることになりました.国の規定で先進国の優良企業が開発した医薬品は,書類審査のみで承認申請ができるという規定になっていました.2時間にも満たない審議で,サリドマイド剤は日本国内で販売されることになりました.副作用は血管新生を阻害するというもので,被害を受けた子供たちの腕は極端に短く,目を覆いたくなる姿でした.皮肉なもので現行の薬事法が制定された1960年は,まさに"副作用の全くない夢の新薬"と謳われ脚光を浴びたサリドマイド剤が空前の被害をもたらしているときでした.

　薬が発売されるやいなや,各地で手や耳に障害がある子どもたちが次々に生まれました.短い腕のわれわれは,その小さな腕が天使の翼のようだといい,やがてわれわれはエンゼルベイビーと呼ばれるようになりました.その後,エンゼルベイビーたちは多くの困難に見舞われることになるのですが.

　奇形は外見的なものにとどまらず,血管,骨格や心臓など臓器にもおよび,流産や死産なども含めると胎児被害者の半数以上が死亡したといわれています.

　命が助かっても,心奇形など重篤な症状を抱える子供たちの治療法も見つからないまま,被害者家族は途方に暮れてゆきました.そんなときも当時の新聞の広告欄には,サリドマイド剤の入った薬は"妊婦や小児が安心して飲める安全無害な薬"という宣伝がされていました.しかし,

> **表1**　日本におけるサリドマイド被害者の障害の種類と内訳（財団法人いしずえ,2008）

サリドマイド製剤による障害は主に四肢の欠損症と耳の障害です.

四肢に障害のある人	人数
上肢が非常に不自由な人	30人（2人）
上肢が不自由な人	88人（6人）
前腕が不自由な人	72人（5人）
手指が不自由な人	56人（6人）
計	246人（19人）

（　）内は聴覚にも障害のある人

聴覚に障害のある人	人数
耳が全く聞こえない人	46人（5人）
耳の聞こえが悪い人	36人（14人）
計	82人（19人）

（　）内は手にも障害のある人

主に手に障害がある人	246人
主に聴覚に障害がある人	82人
重複している人	19人
計（246＋82－19＝）	309人

これは旧西ドイツで開発時の毒性を調べる動物実験の際に，致死量を計ろうと大量にサリドマイド剤を動物に摂取させたにもかかわらず動物は死ななかったことから，致死量が計れないほど毒性が少ないと評価されたことが発端でした．そこから副作用の全くない新薬と脚光を浴びることになりました．実際は小動物の消化器官ではサリドマイドが十分に吸収できず排泄されていたため，副作用を受けることがないだけでした．

　また，一般的に催奇形性とは姿形など外見的な奇形を指すものですが，サリドマイド児の場合は，薬物の作用機序が血管の新生を阻害するというものでしたので，奇形は外見的なものにとどまらず，骨格，心臓などの臓器など，体のありとあらゆる場所に及ぶことになります．このような重篤な副作用が，医薬品を服用した本人だけではなく，次世代にも副作用が引き継がれることを，当時の人々はようやく知ることとなりました．被害者家族は助けを求めましたが，国や製薬会社は非を認めませんでした．

2）被害者家族の思いが裁判へ

　そこで裁判を起こし，原因究明することで責任の所在を明確にし，謝罪と救済，被害拡大防止を図ろうとしました．当時の日本は，国賠訴訟を起こすことへの世間の風当たりは強く，国を相手に裁判を起こすとは売国奴と蔑まれる時代でした．治療費をつくりながら裁判費用を捻出するのも大変なことでした．

　そんななかである1人の親が投稿した「病をもつ子の親の思い」を綴った文章が新聞の読書欄に掲載されたことで急展開します．新聞社の計らいで，読書欄を通じて被害者の声を載せ続けるのです．やがて全国にいる被害者家族が連絡を取り合うようになり，被害者家族は子どもとともに7家族が製薬会社の大阪の本社を訪れました．発起人が白いバラを，賛同するものは赤いバラを胸につけ，大阪駅近くのデパート前に集まりました．子どもたちを助けてほしいと懇願する家族と，副作用を認めない製薬会社との押し問答が続き，これでは埒が明かないと思った親が，「この子たちの姿を見てやってくれ」といって会議室の冷たいテーブルの上で子どもの産着を脱がして並べ始めました．居合わせた記者たちが一斉にフラッシュをたき，フラッシュの音と親たちのすすり泣く声が部屋を包みました．この出来事こそが，被害者の救済や原因究明を求め，国と製薬会社を相手取り裁判を起こすきっかけになりました．被害者の悲しみが裁判へとせき立てたのでした．片端から弁護士事務所を訪ね裁判の依頼をするのですが，とても勝てる裁判ではないと引き受ける弁護士はなかなか見つかりませんでした．訴訟期限までひと月に迫るなかで，最後の望みをかけて，人権擁護活動をする弁護士の事務所の門を叩きます．

　30代の若い弁護士は迷い，すでに裁判が始まっていたドイツなどの情報収集にあたります．薬の副作用ということであれば，薬学の知識も必要になります．薬でこのようなことが起こるなどと半信半疑である，と後に答えていました．イギリスの科学者にどうしたらよいか判断を仰ぐと，「私は正義がどこにあるかみたいだけだ」と書いてあったそうです．弁護士は裁判を引き受けることを決心し，訴訟期限まで1週間と迫るなかで提訴し，最初に行ったのは準備書面の提出期限を半年延期する手続きでした．

　裁判が進むにつれて，次々にサリドマイド剤による副作用被害であることを示唆するデータが示され，また，製薬企業の営利優先の経営手法が，副作用の解析や調査を不十分なものにし，ヨーロッパで回収が始まっても国は回収命令を出す権限がないという理由で薬を放置し，被害を

拡大させていく様子が浮き彫りになっていきました.

表2 日本におけるサリドマイド被害者の出生年と男女別（財団法人いしずえ，2008）

生年	1959	1960	1961	1962	1963	1964	1969	計
男	6	16	34	88	24	2	1	171
女	6	9	24	74	23	2	0	138
計	12	25	58	162	47	4	1	309

＊サリドマイド製剤の販売は日本では1962年に停止されましたが，回収が徹底していなかったため，その後も被害者が生まれました

3) 『薬害』ということばの誕生

　医薬品を取り巻く環境は，医薬品が売れることを願う人々によって成り立っている世界です．副作用の情報の蓄積を待たずに，躊躇なく回収に踏み切らなければなりませんが，サリドマイド事件以降も薬害が繰り返される歴史がいまだ日本に正義がないことを証明しているのかもしれません．医薬品の副作用の怖さはもとより，医薬品を扱う製薬企業も営利を目的として活動する企業で，医薬品は商品を売るための経営戦略の中にある商品である，という危うさを人々は目の当たりにしました．「なぜこのようなことが起きたのか」と人々は震えました．これは本当に薬が起こした事件なのかと人々は怒り，薬の副作用による健康被害と呼ぶことに抵抗さえ感じるようになりました．これはもう副作用という概念を超え，人災の領域に踏み込んでいると考えるようになりました．やがて副作用とは違う言葉で表現すべきではないか，という声になっていきました．'60年代は水俣病や四日市ぜんそくなど，経済活動によって自然環境が壊される社会災害が顕在化した時期でもあり，サリドマイドによる薬禍も公害問題と同様に薬による社会災害と捉えるようになりました．公害という言葉になぞられ，「薬害」サリドマイド事件と表現されるようになりました．薬害という言葉が，日本語に生まれた瞬間でした．

　しかし，残念ながら薬害サリドマイド事件後も，スモン，HIV，ヤコブなど薬禍は繰り返されました．その度ごとに薬事行政は見直されましたが，今も薬害に終止符は打たれていません．予想外の重篤な副作用が出現したことが問題なのではなく，被害者にとって副作用を受ける経緯に，どうしても納得がいかない経過を辿ったもの，ということなのではないでしょうか．また薬害事件は，多くは刑事裁判ではなく民事裁判で争われてきました．被害を受けた者が，どのような被害を受けたのか，被害実態を立証しなければなりません．医療者に被害者の救済や真相解明のための協力を仰がなければならないため，医療者が被告になることはほとんどありませんでした．実際，証拠を集めることができなければ，原告は裁判そのものも維持できません．当時者の医療者に向ける口惜しさを感じ取っていただきたいと思います．情報を集め解析していけば，子どもたちの催奇形性とサリドマイドとの因果関係は「疑うに十分なものだった．これは副作用以上に十分な対応を取らなかったことで被害を拡大させた人災である」と被害者や支援者は確信しました．10年かけた裁判は1974年に和解し，薬事法が見直され被害者の救済が始まりました．

　戦後の貧しい時代に，庶民にとって病院にかかることすら贅沢だった時代に，目映い欧米文化の1つとして医薬品は日本に上陸し，白い一錠の薬で多くの死の淵にいる人を助けました．化学

物質からつくられる西洋薬は大量に生産することができ，暫くすると庶民にも十分に手が届くものになりました．風邪には生姜湯だった日常から抜けだし，病気になれば病院に通い薬を飲み，手術を受けることも稀ではなくなりました．

　日本人にとって，薬は今もなお羨望の眼差しのなかにあり，薬事行政の見直しくらいでは，どうすることもできないのかもしれません．

4）サリドマイド児として生まれて

　私は，1963年に道南地方の内浦湾沿いの小さな町に生まれました．北上する桜前線が北国に春の訪れを告げる頃，私は祖父，祖母，父，母，兄が暮らす家に，6番目の家族として加わることになりました．平屋建ての小さな家は，玄関前の国道を車が走るたびに揺れていましたが，家族が笑いながら生きるには十分でした．両親は年老いた祖父母の世話をしながら，小さな雑貨屋を切り盛りし，家族が食べる分の野菜を畑で作り暮らしていましたが，私が生まれたことで家族の生活は一変しました．

　私の両腕は極端に短く，まるで肩から直接手のひらが出ているようでした．短い小さな腕は何かの役に立ちそうには見えませんでした．不整脈がひどく，いつ死んでもおかしくない状態であると，出産に立ち会った医師はいいました．もしかしたら東京の大きな病院で専門医の治療を受ければ，誕生日を何度か迎えられるかもしれないともいいました．父と祖父は医師に助けてやってと懇願し，私は転院の手続きが取られました．

　病状が落ち着くのを待って，生後3週間ほどでふるさとや家族と別れ，ひとり東京の小児専門の病院に移りました．結局のところ，生まれてから高校を卒業するまでの18年間を，私は病院や養護学校の寄宿舎などの施設で過ごすこととなりました．入院後の私の容態は思わしくなく，「助からないかもしれない」といった短い連絡が家族のもとに幾度となく届きました．若かった私の両親にとって，病の子を抱えることは精神的にも経済的にも苦しかったと思います．

　サリドマイド児の出産に立ち会った医師たちは，赤ちゃんが生まれると父親だけに声を掛け，赤ちゃんの処分について尋ねたという証言があります．当時，奇形児を産むことは「先祖に悪いことをした人がいる，だから，その報いを受けているのだ」と考える人も少なくありませんでした．

　産湯につかるまでは人間ではないと，当時の産院事情を知る人に，そのように表現する人もいます．諸外国で50％の死亡率といわれるサリドマイド児ですが，日本では販売数や当時の出産状況から勘案すると，死亡率が70％にまで達していたという推察もあります．今となっては関係者もいなく真実を確かめるすべはないのですが，日本人のサリドマイド児は海外の被害者に比べ症状がやや軽く，闇から闇に葬られた命も少なくなかったとわれわれは考えています．そして被害者は激しい差別や偏見のなかで歩んできました．筆舌に尽くしがたい辛いことに耐えてきました．

　「生きていることが苦しかった」「自由に動けない自分に苛立ち，とても辛かった」，どれも実際の被害者の声です．もちろん，溢れる愛情のなかで育てられたと言う人もいます．しかし，被害者の誰の胸にも，副作用のない安全な薬を飲んだ自分が，なぜこのように辛い目に遭わなければならないのか，やりきれなさでいっぱいでした．

　どうか過去の薬害に向き合い，薬害がどれだけ理不尽で，非人道的で，悲惨なものであるかと

いうことを知っていただければと思います．薬害サリドマイド事件から半世紀が過ぎ，薬禍としてのサリドマイドは風化しつつあると危惧することがあります．被害者たちの毎日は，今も多くの困難に満ちていることに思いを寄せられる人は多くありません．いえ，もともと薬害に遭う理不尽さは想像を超えているのかもしれません．

　私は2010年の5月，悪性腫瘍がみつかり手術を受けることになりました．病名を聞いた瞬間，私は助かるのは難しいと覚悟しました．自分にひたすら諦めろといい聞かせました．

　幼少期に中隔欠損と診断され，東京の国立小児病院で10年近くを過ごした闘病生活の記憶が甦りました．生まれたときは誕生日を迎えることも難しいといわれ，専門医が検査したところ手術は難しいといわれ，自然閉鎖を期待しながら過ごした日々です．

　しかし，今回は助かるのは難しいかもしれない．医師の説明を聞きながら私はそんなことを考えていました．サリドマイドは血管の太さや走行も違うために，そもそも手術そのもののリスクがとても高いのです．手術前の説明で医師は「十分に気をつけますが，思わぬところに神経があった場合は傷つけることもあるかもしれません．そのときは麻痺が残ることがあっても勘弁してください」そう最後に付け加えました．現在，多少運動能力は落ちましたが，治療をしながら元の生活に戻れるように努力しています．抗がん剤は患部周辺の血管が通常の半分以下しかなく，点滴による抗がん剤の投与はできませんでした．錠剤の抗がん剤を服用中です．私は優しい伴侶にも恵まれ，多くの友人に支えられて生きています．病気を知った友人たちは必死に励ましてくれました．サリドマイドに生まれたことで，誰もが失いたくない人としての強さをもつことができました．後悔はありません．

　私が病気になったことで，私の家族以上にサリドマイドの仲間たちは怯えたと思います．2000年以降，サリドマイドの復活問題で欧州のサリドマイドとの交流が増え，彼らから「欧州ではサリドマイドの死亡率が上がっていることが問題になっている」と聞いていました．日本国内でも原因不明のまま亡くなる例もあって，何か知られていない問題があるのではないかという懸念を抱いていました．例えば血管に問題があることが，何か別の大きな問題に繋がっているのではないかという恐れです．

　われわれと国と製薬会社との三者協議では徹底した調査をしてほしいと要望を重ねてきました．私にできることは多くありません．現実を受け入れ，この命を全うするだけです．何が私の身に起こるのか，逃げ出さずに見届けたいと思っています．いずれサリドマイド薬害に見舞われた人々の困難を歴史が証明してくれるでしょう．

解　説

薬禍 ....

薬害 ....

1 薬禍と薬害

　薬禍とは，科学的にも予測できなかった薬の副作用によって受けた服用者の健康被害で，社会的にも制度的にも防ぎようのなかった薬による禍を指す．被害者は逃がれようのなかった運命として受容せざるを得ないことが多い．

　一方，薬害とは，予期せぬ薬の副作用が原因となって，理不尽な形で受ける健康被害を指す．薬の開発から使用に至るいずれかの過程でかかわったさまざまな専門

家により，または組織や制度のあり方によって，被害の発生が阻止できた可能性がある場合，理不尽な思いが生じる．理不尽であるがゆえに，被害者にとってみれば，受容し難く，何故避けられなかったのかという納得できない思いにつながり，結果として薬害訴訟という形をとる．

　薬学を学んだ者は，どのような立場にあっても，薬害根絶の責任を担っているという自負をもって職務に取り組むことがのぞまれる．以下に日本で発生した主な薬害事件を載せた（**表3**）[3]．

表3　日本で発生したおもな「薬害事件」

薬害事件	発生時期（年）	医薬品名	おもな症状
ペニシリンショック	1950〜'55	ペニシリン	108人ショック死
サリドマイド事件	1959〜'62	サリドマイド	フォコメリア（アザラシ肢症）
キセナラミン事件	1963	キセナラミン	人体実験で肝障害，発熱，めまい
アンプル入り風邪薬	1964〜'65	ピリン系解熱鎮痛薬	38人ショック死
スモン	1955〜'70	キノホルム	視神経・脊髄・末梢神経障害
コラルジン事件	1963〜'70	コラルジン	全身性脂質代謝異常，肝障害
クロロキン網膜症	1962〜'71	クロロキン	視覚，視野障害
筋拘縮（短縮）症	1969〜'75	筋肉注射	注射部位の拘縮
クロマイ事件	1975〜'76	クロロマイセチン	再生不良性貧血，神経障害
ホパテ脳症事件	1983〜'87	ホパテ酸カルシウム	代謝性脳症，2人死亡
ケフラールショック	1986〜'88	セファクロル	アナフィラキシーショック
ソリブジン事件	1993	ソリブジン，5-FU併用	死亡
薬害エイズ訴訟和解	1996	血液製剤	HIV感染

文献3 p.2より引用

🔴 TOPIC　被害を免れたアメリカ

　サリドマイド薬害は世界中に及ぶが，不思議にもアメリカ合衆国においては1例も報告されていない．アメリカでも，サリドマイドと四肢奇形の関連が指摘される以前に承認申請は出されていた．当時FDAの新薬承認の審査官であったF.O.ケルシー女史（医学博士号をもつ薬理学者）は，メレル社の資料には胎児に奇形を起こす証拠はなかったものの，催奇形性の文献情報から新薬承認をしなかったため，例外的なものを除いて，サリドマイド胎芽病の被害の発生を未然に防ぐことができた．後に，ケルシー女史には，ケネディ大統領から顕著な功績に対する金メダルが贈られた．

まとめ

■ 薬害とは，予期せぬ薬の副作用が原因となって，理不尽な形で受ける健康被害である

■ 薬害を招いた医薬品のなかには，軽微な症状の改善に用いられる市販薬も含まれている

■ 薬害の根絶に向けて，薬剤師の果たすべき役割は大きい

<文　献>
1）財団法人いしずえ　資料（2008，11，15）
2）財団法人いしずえ　資料（2008，11，15）
3）『医薬品情報学　第三報』（山崎幹生／監修），p.2，東京大学出版会，2005

● 演習問題

[問1]　以下の記述は正しいか，誤っているか，誤っている場合は理由を記述せよ．

① 薬害のほとんどが医療用医薬品から生じている．

② 医原性クロイツフェルト・ヤコブ病も薬害と考えられている．

③ 薬害とは，薬の副作用により被った健康被害を指す．

[問2]　以下の質問について，解答を1つ選択せよ．

A）医薬品副作用被害救済・研究振興調査機構法制定のきっかけとなった医薬品はどれか？

① サリドマイド

② ペニシリン

③ キノホルム

④ ソリブジン

⑤ クロロキン

B）医薬品，医薬部外品，化粧品及び医療機器の製造販売後安全管理の基準に関する省令はどれか？

① GPSP（good post-marketing study practice）

② PSUR（periodic safety update report）

③ GVP（good vigilance practice）

④ IRB（institutional review board）

⑤ GMP（good manufacturing practice）

第1部 薬剤師の使命【③患者安全と薬害の防止】

18

#18 調剤事故発生時の初期対応

小茂田昌代

中心となるSBO ▶**#18** 医療に関するリスクマネジメントにおける薬剤師の責任と義務を説明できる

関連SBO ▶ #16, #45

本項で学ぶこと

- ・事故発生時における初期の対応の重要性を学ぶ
- ・患者の健康被害を最小限に抑えることが最優先であることを学ぶ
- ・事故発生時において，医療の担い手としてふさわしい態度とは何かを学ぶ
- ・事故発生時における相手の心理状態とその変化に配慮した対応を学ぶ

Try!

シナリオに基づき5名～8名程度のSGDを行い発表する.
初期対応時の戸惑いと難しさを実感し，患者や家族の心情に配慮した健康被害を最小限に抑える対応とは何かを学ぶことを目的とする.

➡ SGD

【参加型授業の流れ】

できる限り実際の場面を再現したロールプレイでシナリオを紹介して臨場感を出す.

❶ シナリオ症例背景の説明を聞く.

❷ シナリオをロールプレイで見る.

患者の家族より保険薬局に電話がかかってくる場面を想定する.

❸ 最初の一言を付箋紙に各自記入する（1分）.

〔電話をとったあなた（新任薬剤師）はなんと返答すればよいだろうか？〕

❹ 電話のやりとり（5分程度）のシナリオを作成する（60分）.

（悪い例）を作成する班，（よい例）を作成する班に分ける.

❺ ロールプレイを行う（8分×6班：50分）.

作成した電話のやりとりを，薬剤師役と患者の家族役の学生がロールプレイで発表し総合討論を行う.

- ・弁護士が，法的に見た問題点をコメント
- ・実務家教員が薬剤師の立場でコメント

❻ 調剤事故発生時の初期対応についての説明を聞く（10分）.

- ・**資料**「調剤事故　電話での初期対応マニュアル」を受けとる

❼ 振り返りシートを配布し提出する.

資料 「調剤事故　電話での初期対応マニュアル」

以下を見ながら説明を聞く．

−電話での初期対応マニュアル−（薬剤師の過失の有無は不明の段階）

Ⅰ まず電話を受けたら「迅速に誠意を持って」

1. 相手が誰か，どこから電話しているかを確認する．

   （ポイント）再度連絡がとれるように．

   （言葉）木村拓男様の奥様で，ご自宅からおかけになっているということででよろしいですか？

2. 患者の状態を聞く．

   （ポイント）健康被害を最小限に

   （言葉）患者様は，意識ははっきりしていらっしゃいますか？

3. 共感的態度で傾聴する．

   （ポイント）反論しない．さえぎらない．

   （言葉）それはご心配ですね．

4. 訴えを復唱する．

   （ポイント）"ゆっくり" "はっきり" と．

   （言葉）ご主人が夕食後，薬を飲んだら冷や汗が出て気分が悪いといってらっしゃるのですね．

5. まず "共感的謝罪"．

   （ポイント）服薬後に具合が悪くなった事実に対して "誠意" をもって，共感的に謝罪．

   （言葉）ご迷惑をおかけして，申し訳ありません．

6. 無責任な発言をしない．

   （ポイント）ごまかさない・隠さない・非を相手に押し付けない．

7. メモをとる．

   （ポイント）冷静に聞き，正確に記録する．

＊必ず確認する事項

① 患者氏名
② 電話を掛けてきた方の名前および患者との関係
③ 連絡先（電話番号）
④ 患者の状態
⑤ 服用後，どのくらい時間が経過しているか

解　説

1 まずはじめに

　患者から薬の服用後に具合が悪くなったという連絡を受けた場合，薬剤師の過誤の有無にかかわらず最初に行うべきことは，患者の健康被害の有無を確認し，健康被害が疑われる場合には医療人として責任を持って適切な医療機関を紹介するなど，必要に応じた緊急措置を講じることである．

　事故対応の過程で最も影響力の大きい部分がこの初期対応である．事故の一報を受け，被害者となった患者とはじめて向き合う初期対応は，被害者，加害者の基礎的な感情を構築する重要な瞬間であることを忘れてはならない．

　調剤事故（その時点で過誤の有無が確定していなくても）の一報が入ったときに，その連絡を受けた薬剤師は，以下に示す必要な情報を患者側から聞きとったうえで，すみやかにその内容を薬局の管理者（開設者）に報告する．当該薬局ではその後，組織的な対応を行う準備をすることとなる．

　調剤事故の一報が入る経路はさまざまで，多くの場合は患者または家族などから直接連絡を受けるが，そのほかにも医療機関やほかの関係者からの場合もある．薬局で（薬剤師が）気づく場合も当然あると思われる．それぞれの場合で対処する手順は若干違うものの，共通していえることは「**迅速，かつ誠意を持って対処する**」ことである．

　なお，事故の一報が連絡された段階から，すべての過程について客観的事実を詳細に記録することが非常に重要である．場合によって紛争へ発展する可能性を持つ調剤事故については，時系列的かつ客観的な記録が，その後の事態の解決に大きな意味を持つことになるからである．

> **調剤事故**
> 医療事故の一類型．調剤に関連して，患者に健康被害が発生したもの．薬剤師の過失の有無を問わない．

2 健康被害の確認

　患者・家族からの連絡があった場合，最も優先すべきは患者の健康被害の有無の確認である．最初に連絡を受けた段階では少なくとも，①患者の健康被害の有無とそのレベルを確認し，その内容によって②救急処置，受診の必要性の判断と，その指示・対応を行うことが必要となる．さらに，③他患者への被害拡大の可能性を判断し，また，その他患者らの訴えの内容から，④医事紛争に発展する可能性があるかどうかなどを考えなくてはならない．

3 処方医への連絡

　患者・家族から事故の第一報が入り患者の健康被害が発生している場合は，その時点で確認した事項を処方医へ連絡し処方医の指示をあおぐことが必要である．

　その際には健康被害の情報などを処方医へ提供できるようにしておかなければならない．

❹ 事故発生後の誠意と道義的責任

薬剤師の過失の有無にかかわらず，患者に健康被害が及ぶような調剤事故が発生した場合は，**被害に遭われた患者やその家族の心情に配慮し，共感的謝罪を行い，誠意を持って対応することが重要である**．

薬剤師による調剤過誤が発生した場合，問題となる責任の種類は，「**法的責任**」と「**それ以外の責任**」に分けられる．「法的責任」とは，「民事責任」，「刑事責任」，および「行政上の責任」である．他方，「それ以外の責任」とは，倫理的責任，道義的責任，道徳的責任など，いろいろな形で呼ばれるものであるが，一般には，これらを厳密に区分することなく，「社会的責任」という表現を用いることが多い．具体的には，社会的信用の失墜（社会からの道徳的非難・弾劾），来局者の減少，さらにそれらによる倒産，公職・名誉職の辞任など，有形無形のさまざまな不利益のことである．ときには法的責任以上に社会的責任が深刻なダメージを与えることもある．そのため，近年企業などにおいてはコンプライアンス（法令遵守）を重要視しており，それは薬局においても同様である．法令，道義，道徳，倫理は，いずれも「社会における規範」と呼ばれるもので，守らなければならないものである．しかし，等しく規範であっても「法令」と「それ以外のもの」とは，法的拘束力ないし強制力を持つか否かという点で峻別する必要がある．これは調剤行為に由来するもの以外でも同様である．

さらに，薬剤師の過失が明らかで，患者の健康被害が重大である場合や初期対応に失敗し患者側との交渉が長期化しそうな場合など，**弁護士への相談が必要と思われるときには，地区薬剤師会に連絡・相談するなど適切な対応を図ることが必要である**．

● TOPIC　薬剤師の法的責任

過誤責任が成立するための要件：法律上で「医療過誤」が成立するには，医療者側に「過失」が存在し，かつその過失と結果との間に「因果関係」が認められ，患者側に何らかの「損害」が発生していることが必要である．

● TOPIC　心理状態における「過失」と「故意」の違い

「過失」とは，不注意によって他人の権利を侵害する（違法な結果を招く）という事実を認識していない状態である．一方「故意」とは，自分の行為が他人の権利を侵害する（違法な結果を招く）ということを知りながら，あえてその行為を行う意思を持っている状態である．

❺ 一般人の「過失」と薬剤師の「過失」の違い

一般人の「過失」には，通常の「過失（軽過失）」と「重過失」がある．過失によって他人を死傷させた場合は過失致死傷罪が問われ，重過失による場合は重過失致死傷罪が問題となるが，過失と重過失は，刑法の条文も違えば，刑罰の重さも異なる．それに対し，薬剤師の場合は，ベテラン，新人の区別なく，一律に業務者と

調剤過誤

調剤事故のなかで，薬剤師の過失により起こったもの．調剤の間違いだけでなく，薬剤師の説明不足や指導内容の間違いなどにより健康被害が発生した場合も，「薬剤師に過失がある」と考えられ，「調剤過誤」となる．

過失

「過失」とは「注意義務」に違反すること，またはその行為のことである．そして，「注意義務」の内容は，悪い結果を予見する義務（結果予見義務）と悪い結果を回避する義務（結果回避義務）とである．

68　　薬学生・薬剤師のためのヒューマニズム　改訂版

しての高い注意義務が要求され，それに違反すると「業務上過失致死傷罪」が成立する．「業務上過失致死傷罪」は，一般人の重過失致死傷罪と並ぶ重い犯罪である．

⑥ 医療訴訟と医事紛争の相違点

「医療訴訟」において，原告側が勝訴するには，原告（患者側）は被告（医療者側）の過失を主張し，過失と損害との因果関係を立証しなければならない．言い換えれば，法律上「医療過誤」が成立するには「過失」，「因果関係」，「損害」の三者が存在する必要がある．

しかし医事紛争ではそれとは事情が異なることに注意を払う必要がある．例えば実際には過失がなくても損害が生じることがある一方で（死亡率の高い危険な手術や，適正使用で生じた副作用など），逆に，過失はあっても損害が生じないこともある（医薬品をとり間違えて調剤し，交付したが，患者が飲む前に気づき，実際には服用しなかったなど）．このように，実際には「過失」と「損害」のどちらかが存在すれば「医事紛争」は起こりえる．時間的にも「医事紛争」は「医療訴訟」の前に存在するのが通常であり，紛争から訴訟に発展するものもあれば，紛争のままとどまるものもある．

エピソード　初期対応問題事例

小児科より処方せんを受け，薬剤師の計算ミスにより10倍量を交付してしまう．その後，計算ミスに気づき患者宅にうかがう．母親は「昨夜，薬を服用後吐いたが受診しなくてもよいか？」と相談するが，その時患者は元気な様子であったので「吐いたのなら大丈夫」と回答してしまう．その後，患者は急変し救命救急センターに2日間入院する．薬剤師の初期の対応が悪く医師・医療機関に対しても迅速な報告を怠ったため，患者家族は憤慨する．

まとめ

- 医療の担い手としての初期の対応のポイントは人命優先である
- まずは共感的謝罪，そして誠意をもって迅速に対応する
- ごまかさない・隠さない・非を相手に押し付けない

<文　献>
1）『薬局・薬剤師のための調剤行為に起因する問題・事態が発生した際の対応マニュアル』，日本薬剤師会，2014
2）『薬局・薬剤師のための医療安全にかかる法的知識の基礎（第2版）』（赤羽根秀宜/監），日本薬剤師会，2018
3）（ハーバード大学病院使用）『医療事故：真実説明・謝罪マニュアル「本当のことを話して，謝りましょう」』（東京大学　医療政策人材養成講座　有志「真実説明・謝罪普及プロジェクト」メンバー/翻訳），2006
　　https://www.stop-medical-accident.net/html/manual_doc.pdf

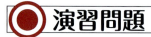

問1　患者の家族から，薬を飲んだら具合が悪くなったと保険薬局に連絡が来た場合，薬剤師の初期対応として最も適切なものはどれか1つ選択しなさい．
① 患者が飲み方を間違えていないかをまず確認する．
② 患者にすぐにそのお薬を持って薬局に来るように指導する．
③ 薬剤師の過失の有無がわかるまで，決して謝ってはいけない．
④ 患者の状態を確認し，必要であれば救急車を呼ぶ．
⑤ 患者に「心配ない」といって落ち着かせる．

問2　薬が間違っているのではと電話があった場合，すぐに確認する内容として適切でないものはどれか．
① 患者氏名
② 電話を掛けてきた方の名前および患者との関係
③ 連絡先（電話番号）
④ 他科受診の有無
⑤ 患者の状態

問3　患者が「薬を飲んでから具合が悪くなった」と薬局に電話をかけてきた．そのときの対応として最も適切と思われるものはどれか．
① 処方せんを確認すると医師の間違いと判明したため，処方医のところに行くように伝えた．
② 調剤は正しく行われたと考えられたため，薬の間違いはないと伝えた．
③ 同じ種類の胃薬のとり間違いで，健康被害はないと判断したため，近日中に交換すると伝えた．
④ 調剤は間違っていないと思われたので，近隣病院を受診するように伝えた．
⑤ 患者の状況がはっきりしないため，念のため処方医に受診するように伝え，処方医のところに向かった．

Note：

第1部 薬剤師の使命【③患者安全と薬害の防止】

#19

過去の医療過誤事例から学ぶ

小茂田昌代

中心となるSBO ▶**#19** 医薬品が関わる代表的な医療過誤やインシデントの事例を列挙し，その原因と防止策を説明できる

関連SBO #1，#16〜18

本項で学ぶこと

・過去の医療過誤事例を知る

・過去の医療過誤事例の原因を分析する

・過去の医療過誤事例を教訓にして，再発防止を図る

Try!

　ベナンバックス過量投与による患者死亡事例を読み，再発防止に向け，事例の原因を分析し，防止対策を立案する．

　参加型学習により，医師，看護師，薬剤師，患者や家族の視点に立ち，事例の問題点について，事例分析ツールPHARM-2Eを使用して，多角的な原因の分析と防止対策の立案を行う．

➡ SGD

【参加型授業の流れ】

❶ ダナ・ファーバー事故の説明を聞く（30分）．

❷ その後の日本で起きた医療過誤と医療安全対策の変遷の説明を聞く（15分）．

❸ ベナンバックス過量投与による患者死亡事例の概要の説明を聞く（10分）．

❹ 事例の原因を分析する（30分）．

❺ 事例分析手法PHARM-2Eについての説明を聞く（15分）．

❻ 各グループに分かれ，PHARMの視点から原因を分析するSGDを行う（30分）．

❼ 2Eの視点から防止対策を立案するSGDを行う（30分）．

❽ PHARM-2Eの結果について発表会を行う（各班発表5分，質疑応答3分）．

資料

・ベナンバックス過量投与による患者死亡事例

　出河雅彦：虎の門病院で薬の過量投与で患者死亡、薬剤師の責任．法と経済のジャーナル，2014

　https://judiciary.asahi.com/fukabori/2014021100001.html

・PHARM-2E分析手法

　『PHARM-2E分析法　記入用紙』（日本薬剤師会）

　　https://www.nichiyaku.or.jp/assets/uploads/pharmacy-info/shishin_31.xls

解 説

ダナ・ファーバー

1 米国ダナ・ファーバー事故

　1994年11月，米国ダナ・ファーバーがん研究所で乳がん患者2名に予定の4倍量のエンドキサン®（抗がん剤の1種）が投与された．エンドキサン® 4 g/m²/4日間（6,250 mg/総量，1,630 mg/日）の予定だったが，実際には2人の患者にエンドキサン® 4 g/m²/日が4日間連日（25,250 mg/総量，6,250 mg/日）にわたって投与され，そのうちの1人は3週間後に心不全のため死亡した．亡くなった患者はボストン・グローブ紙の医療担当のジャーナリストであったことから，大々的に報道され，米国は深刻な医療不信に陥った．しかし，外部評価委員会が立ち上がり，医療過誤の責任追求は医療者個人の過失責任追及から組織の責任追及へと大きく舵を切った．

2 ハインリッヒの法則とは

　アメリカの損害保険会社のハーバート・ウィリアム・ハインリッヒ（1886年～1962年）は同一人物が起こした同一種類の労働災害5,000件余を統計学的に調べて計算し，1929年に図1のようなハインリッヒの法則を導いた．

ハインリッヒの法則
「重傷」以上の災害が1件あったら，その背後には，29件の「軽傷」を伴う災害が起こり，300件もの危うく大惨事になる傷害のない災害が起きている．

　ハインリッヒの法則は，NASAをはじめ数多くの著作物などに引用され，ハインリッヒは「災害防止のグランドファーザー（祖父）」と呼ばれるようになった．日本の医療機関においてもハインリッヒの法則は引用[2]され，厚生労働省医療安全対

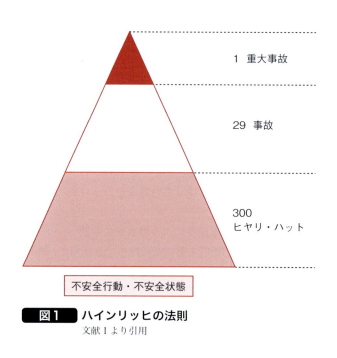

図1 ハインリッヒの法則
文献1より引用

72　薬学生・薬剤師のためのヒューマニズム　改訂版

策検討会議の報告書「医療安全推進総合対策〜医療事故を未然に防止するために〜」[3)] には，事故事例などの情報を活用した安全管理として，事故事例やヒヤリ・ハット事例などの報告体制を構築し，その結果得られた知見を組織全体で学び続けることが重要であると記載されている．

つまりは，**未然に過誤を防ぐことができた事例も自発的に報告し，業務改善に活かす組織の環境作りが重要となる．そして，その原因を多角的に分析して防止対策を立て，対策を確実に実践する体制**が必要である．

3 代表的な医療過誤

1999年以降，医療過誤が相次ぎ報道され，医療の信頼は大きく揺らぎ社会問題となり，2001年には，厚生労働省に医療安全推進室が設置され，医療安全政策が講じられることとなった．日本の医療安全政策を見直すきっかけとなった医療過誤を**表1**に示す．

一方，薬剤師の調剤過誤により，患者に重篤な健康被害が発生した事例もあり，再発防止に向けたさまざまな取り組みが行われている．**表2**に代表的な調剤過誤を示す．

表1 医療安全施策の取り組みのきっかけとなった医療過誤

年月	医療過誤
1999年（平成11年）1月	横浜市立大学附属病院において患者を取り違え，入院目的と異なる手術が施行される事故
1999年（平成11年）2月	都立広尾病院で血管内への消毒薬誤注入事故
2000年（平成12年）2月	京都大学医学部附属病院で人工呼吸器の加湿器へのメタノール誤注入事故
2000年（平成12年）4月	東海大学医学部附属病院での静脈内への内服薬誤注入事故

文献4より引用

表2 ハイリスク薬の調剤過誤事例

1. テオフィリン製剤

〈事例〉「テオドール® ドライシロップ（テオフィリン）（20％）600 mg 分2朝夕」の処方に対して，1日3g 分2朝夕で調剤．患者は1歳11カ月の小児．1回分だけ服用し，口渇，嘔吐，興奮状態を起こす

2. インスリン製剤

〈事例〉ペンフィル® 30R注（ヒトインスリン）の処方に対してペンフィル® R注（ヒトインスリン）を調剤．患者は低血糖，ふらつきで通院治療を受ける（「薬剤師賠償責任保険」事例より）

3. リウマトレックス

〈事例〉「リウマトレックス® カプセル（メトトレキサート）（2 mg）2Cap 分2」を1週間に1日だけ服用し，6日間休薬するところを5日連続して服用．口内炎，腹痛を訴え入院．危篤な状態

（次ページへ続く）

\#19　過去の医療過誤事例から学ぶ　73

4. ジギタリス製剤
〈事例〉「ジゴキシン1000倍散（1 mg/g）0.1 g 分2朝夕食前 28日分」と記載された処方せん．患者は7歳男児（ダウン症，心臓病）．0.1 gを計量するところ，1 gを計量する．薬局で10000倍散を予製していたため，それを1 g計量したつもりであったが，実際には1000倍散を軽量していたための調剤ミス．ジゴキシン中毒症状で，入院・加療
5. 血糖降下薬
〈事例〉「グリチロン®錠（グリチルリチン酸）6錠 1日3回毎食後 28日分」の処方に対し，「グリミクロン®錠（グリクラジド酸）」で調剤する．1包化の指示あり．薬剤交付から5日語の夜，患者は倒れて病院へ運ばれ，処置．翌日再受診，入院
6. カリウム製剤
〈事例〉医師が看護師に「塩化カリウム補正」の点滴指示をしたところ，看護師が，本来はすでに点滴している栄養剤に混ぜて投与しなければならない塩化カリウム溶液を注射器で直接注入．直後に容態が急変し心不全で死亡した

文献4より引用

4 薬剤師のための事例分析手法 PHARM-2E

多角的な要因分析手法として，アメリカ国家航空宇宙局（NASA）で開発された分析手法4M4EやSHELモデルがあり，薬剤師用に開発された手法がPHARM-2Eである．

4M4E
「4M4E」とは，事故の原因・対策を整理するための方法として，アメリカ国家航空宇宙局（NASA）などで採用されている手法である．4Mとは，man（人），machine（設備・機器），media（環境），management（管理）であり，4Eはeducation（教育・訓練），engineering（技術・工学），enforcement（強化・徹底），example（模範・事例）である．

SHELモデル
SHEL（シェル）分析は人間の行動はliveware（当事者）と4つの要因software（ソフトウェア），hardware（ハードウェア），environment（環境），liveware（他人）から決定されると想定し，そこで起こりえる問題を分析する手法である．

PHARM-2E

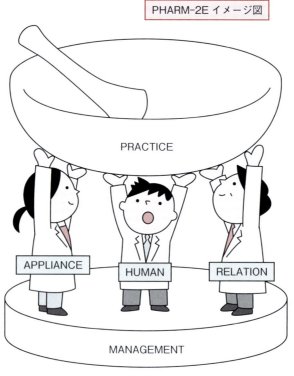

図2　PHARM-2E
文献1より改変して転載

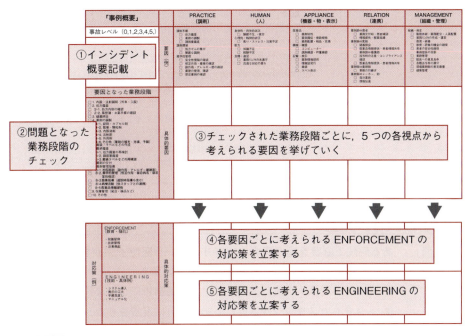

図3 PHARM-2E 分析記入手順
「PHARM-2E 分析法　記入用紙」（日本薬剤師会）より改変して転載

　図2にPHARM-2Eイメージ図を示す．P（調剤）は，H（人），A（機器・物・表示），R（連携）がうまく機能することで成り立ち，どれか1つでも欠ければ，薬はこぼれ落ちP（調剤）は失敗する．また，M（組織・管理）は，P（調剤）の基盤であり，最も重要であることをイメージしたものである．

　PHARM-2E[5,6]は，図3に示すように4M4Eの4つの視点4Mに「連携」を加え，薬剤師業務内容に沿ったPRACTICE（調剤），HUMAN（人），APPLIANCE（機器・物・表示），RELATION（連携），MANAGEMENT（組織・管理）の5視点から要因を導き出せるように改変した原因分析法である．要因を多角的に分析し，さらに各要因を回避するために，"人"に対する対策としてENFORCEMENT（教育や訓練の強化など）や"物"に対する対策としてENGINEERING（システム導入，表示の工夫，手順のマニュアル化など）の防止対策を立案し，業務改善に活かす．

まとめ

- 個人の責任追及から組織の責任追及へ（ダナ・ファーバー事故が米国の患者安全の考え方を変える）
- 自発的なヒヤリハット（インシデント）報告を推進する意義
- 多角的な事例分析による業務改善の重要性

<文 献>
1)『新任薬剤師のための調剤事故防止テキスト（第2版）』, 日本薬剤師会, 2012
2)『災害防止の科学的研究』（三村起一/監）, 日本安全衛生協会, 1951
3)『医療安全推進総合対策〜医療事故を未然に防止するために〜』, 厚生労働省, 2002
http://www.mhlw.go.jp/topics/2001/0110/tp1030-1y.html
4)『新人薬剤師・薬学生のための医療安全学入門−調剤過誤防止から副作用の早期回避まで−（薬ゼミファーマブック）』（小茂田昌代/編）, 薬ゼミ情報教育センター, 2009
5) 全田浩, 井上章治：病院等における薬剤師業務の質の向上に関する研究. 平成14年度厚生労働科学研究, 2002
6) 小茂田昌代：調剤死亡事故ゼロをめざして―「PHARM-2E」,「安全意識あがる君」とさらなる意識改革へ―. 調剤と情報, 11：523-527, 2005

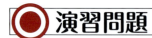

問1 　ある病院で劇薬を違う患者に投与するという医療過誤が発生した．厚生労働省の医療安全推進総合対策に則った適切な対応を1つ選びなさい．
① ミスをした個人の責任追及を行い, 退職勧告により業務改善を行った．
② ミスをしたスタッフを減給にして, 十分に反省させた．
③ ミスの原因を多角的に分析し, 業務の流れを見直した．
④ 看護師が投与する患者を間違えたので, 看護部のみ業務改善を行った．
⑤ 患者に健康被害は発生しなかったので, 事故報告はしなかった．

問2 　調剤事故, 調剤過誤の定義で適切なものはどれか. 2つ選びなさい．
① 調剤事故とは, 調剤に関するすべての事故に関連して, 患者に健康被害が発生した事例
② 調剤過誤とは, 調剤事故のなかで, 薬剤師の過失により起こった事例
③ 調剤事故とは, 患者に健康被害が発生したが薬剤師に過失がなかった事例
④ 調剤過誤とは, 患者に健康被害が発生しなかった事例
⑤ 調剤事故とは, 調剤過誤のうち, 薬剤師に過失があった事例

問3 　ハインリッヒの法則の説明で正しいものを1つ選びなさい．
① エラーはさまざまな防護壁の穴をすり抜けて発生する事象であるというモデル
② システムに故障あるいはエラーが発生しても安全が維持できるように働く工夫
③ 人間が誤った行為をしようとしてもできないようにする工夫
④ 1つの重大事故は多くの要因が絡みあって起きるという法則
⑤ 1つの重大事故の背景には29の軽微な事故があり, さらにその背景には300のインシデントが存在するという法則

第1部 薬剤師の使命【④薬学の歴史と未来】

#24 日本における病気と差別の歴史を学び，医薬品と薬剤師の果たす役割について考える

根岸健一

中心となるSBO ▶#24 薬物療法の歴史と，人類に与えてきた影響について説明できる

関連SBO #23, #26

本項で学ぶこと

- 人間は自分以外の者（親兄弟姉妹や親類）が未知の感染症になった際，どのような状態に追い込まれるのかをシミュレーションする
- 忌み嫌われた感染症患者達を，法律や行政，そして医療者達がどのように扱って来たのかを知り，現在の自分と将来の感染症患者と社会とのあるべき姿を考える
- 人間の光と闇を知ったうえで，薬物治療を担う薬剤師（医療者）としての役割を考える

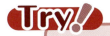

＜治療薬のない未知の病気に遭遇した際の薬剤師の役割について考えよう＞

見た目の病状から，忌み嫌われたハンセン病に焦点を当て，病気による差別が成立する過程を通して，置かれた立場の違いからSGDを行う．そして，病気による差別をなくすために，薬剤師（人間）として，どのように向き合うべきかを討議する．

➡ SGD

　教材として，法務省が作成した人権啓発ビデオギャラリーにある人権アーカイブシリーズ「ハンセン病問題～過去からの証言，未来への提言～」（人権教育・啓発担当者向け）（日本語字幕）（https://www.youtube.com/watch?v=eRKCmf-kcSw）を使用する．人権教育・啓発のために作成され，ハンセン病問題に関する歴史的経緯，当時の社会情勢，問題の本質などについて関係者の貴重な証言や解説などを中心にわかりやすく簡潔にまとめたものである．このビデオを通して「病気と差別」の問題と，薬物治療が単に病気を治せばよいという簡単な問題ではないことを理解し，医療者として薬剤師は何をすべきなのかを考える．

【参加型授業の流れ】

❶ 事前学習として，感染症と人類の戦いについて講義を受ける（または，事前に関連資料を提供して感染症についての知識を取得しておく）．

❷ 各自が当時の患者，家族（親類），警察・行政，政府・裁判官，医師・医療従事者だったと仮定してビデオを途中まで視聴し，各役割から隔離についてSGDを行う．

❸ 画期的な新薬が開発された後，病気と差別はどのように推移していくのか各自の立場で議論し，その後どうやって差別を解消していくのか考え，SGDを行う．その後代表的な意見を発表して全体で共有する．

❹ ビデオの続きを途中まで視聴し，自分たちの想像と実際の歴史が同じだったかを中心にSGDを行う．

❺ 視聴を再開し，らい病予防法廃止後ハンセン病患者が本当の意味で解放されたか，また，薬剤師（医療者）としてどのような貢献ができるかについて確認する．

❻ まとめを行いレポートを提出する．

　当時の患者，家族，警察・行政，政府・裁判官，医師・医療者の考えを理解し，どのように病気と差別が生み出され，また解消されたのかを知り，人として薬剤師（医療者）として，どんなときに何をすればよかったのか，病気による差別を回避する提案を行い，また，今後，自分がとるべき行動について考える．

資料

「ハンセン病問題〜過去からの証言，未来への提言〜」（人権教育・啓発担当者向け，日本語字幕）
(https://www.youtube.com/watch?v=eRKCmf-kcSw)

解　説

ハンセン病

1 ハンセン病とは？

　紀元前から「らい」と思われる病気の記述は残されており，日本では，日本書紀や今昔物語に「らい」の記述があるといわれる．ハンセン病が感染症であるという医学的な証明がなかった時代には，「先祖が仏の教えに背いたことによる病気」，「血筋による病気」などというみられ方をしていたため，商家の奥座敷や農家の離れ小屋で，ひっそりと世のなかから隠れて暮らしたという文献が残っている．また，後世（明治期まで）になっても家を出て放浪の旅に出たり，物乞いをして暮らしたりしなければならなかった．

　発病のピークは20〜30代で，ハンセン病の臨床的兆候は2つの型がある．その中間像もさまざまに存在するが，1つは，らい腫型または多菌型として知られ，結節が特徴で，治癒しなければ最終的に顔に影響が表れ，特に鼻粘膜および鼻軟骨が侵されると鼻軟骨の穿孔および崩壊をきたす．また，皮膚，神経，四肢，眼には永久的な損傷を与え，指や顔に見てわかる後遺症を残す．この顔や手足の変形といった後遺症が残ることも差別の要因になったと考えられ，重篤らい腫型は男性に多い．もう1つの型は，類結核型あるいは小菌型ともいわれ，進行がゆっくりで症状も穏やか，皮膚上に感覚の失われた斑紋を生じる．

　なお，らい病は発見者への敬意と差別的用語に伴う偏見を減らすために，1940年代後半にハンセン病と呼ばれるようになり，その診断は，知覚低下を伴う皮疹，末梢神経の麻痺や肥厚・運動障害，らい菌検出，病理組織所見の4項目を総合して行われる．

78　薬学生・薬剤師のためのヒューマニズム　改訂版

2 ハンセン病治療薬について[4]

【処方例】※①〜③を併用．④を月1回内服するときは③を内服しない．
① リファンピシン（リファジン®）カプセル150 mg
　　1回4カプセル（1日4カプセル）1月1回　朝食前
② ジアフェニルスルホン（レクチゾール®）錠25 mg
　　1回2錠（1日4錠）1日2回　朝・夕食後
③ クロファジミン（ランプレン®）カプセル50 mg
　　1回1カプセル（1日1カプセル）1日1回　朝食後
④ クロファジミン（ランプレン®）カプセル50 mg
　　1回6カプセル（1日6カプセル）1月1回　朝食後
上記を多菌型では1〜3年，少菌型では6カ月継続する．

3 らい予防法の変遷

らい予防法

・1907年「癩予防ニ関スル件」制定
・1931年「癩予防法（癩予防ニ関スル件の改正）」制定
・1953年「らい予防法」制定
・1996年「らい予防法の廃止に関する法律」制定
・2001年「ハンセン病療養所入所者等に対する補償金の支給等に関する法律」制定
・2008年「ハンセン病問題の解決の促進に関する法律」制定

4 優生とは

優生

　遺伝学を利用して身体的精神的に未来の世代における人類の性状を改善することを目的として，劣悪とされた遺伝的形質を淘汰し，優良とされた遺伝子をもつ子孫を保存，増やすことである．

　なお，1948年に公布された旧優生保護法では，「①本人または配偶者が遺伝性精神変質症，遺伝性病的性格，遺伝性身体疾患または遺伝性奇形を有しているもの」，「②本人または配偶者の四親等以内の血族関係にある者が，遺伝性精神病，遺伝性精神薄弱，遺伝性精神変質症，遺伝性病的性格，遺伝性身体疾患または遺伝性奇形を有し，かつ，子孫にこれが遺伝する虞れのあるもの」，「③本人または配偶者が，癩疾患に罹り，かつ子孫にこれが伝染する虞れのあるもの」など特定の疾患が，優生上の見地から不良な子孫の出生を防止するためとして，優生手術（人工妊娠中絶）の実施対象となっていた．

まとめ

■ 健常人とことなる姿や感染による臭いを発したり，言動に異常が出たり，命を落とすこともある病気（感染症）では，その患者に社会的差別が発生する可能性を予期

しておく
■ 新薬開発が，患者の病状や不安をどれほど改善するのかだけでなく，社会的影響も有していることを認識する
■ 薬剤師として治療薬の効果や影響などについて，正確な情報を患者や家族のみならず，社会的にも発信する責任を有していることを忘れてはならない

<文　献>
1）『人権アーカイブシリーズ　ハンセン病問題〜過去からの証言、未来への提言〜（人権教育・啓発担当者向け）証言集』，法務省，2015
2）『南山堂医学大辞典　第19版』，南山堂，2009
3）『Disease　人類を襲った30の病魔』（Mary Dobson/ 著，小林力 / 訳），医学書院，2010
4）『今日の治療指針　2019年版［ポケット判］（わたしはこう治療している）』（福井次矢，他 / 編），医学書院，2019

● 演習問題

問1　第二次世界大戦（1945 年）以降，感染性疾患による死因別死亡率は激減した．
そこに最も大きく貢献した要因は次のうちどれか，1 つ答えなさい．

① 栄養状態の改善
② 臨床検査技術の進歩
③ 抗生物質の開発
④ ワクチン療法の確立
⑤ ほかの死因の増加に伴う相対的死亡率の減少

問2　皮膚に異常病変が現れることで忌み嫌われた感染症はどれか，2 つ答えなさい．

① 天然痘
② 結核
③ コレラ
④ インフルエンザ
⑤ ハンセン病

Note：

第2部 薬剤師に求められる倫理観【① 生命倫理】

#28　A）医療現場における説明義務とは

神谷惠子

中心となるSBO　#28 生命倫理の諸原則（自律尊重，無危害，善行，正義等）について説明できる

関連SBO　#32，#34，#36，#51，#54，#56

本項で学ぶこと
- 説明義務は何のためにあるのか，その根拠を考える
- 説明義務を患者家族との関係で考察する
- 患者に対してどこまで説明する必要があるかを考える
- 薬剤師として特に求められる説明義務を考える

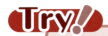

＜1．判決を読んで医療現場における説明義務を考える＞
　3つの最高裁の判決を読んで，患者に対する説明義務はなぜ求められるのか，患者以外への説明義務で済むのはどのような場合か，患者に求められる説明はどの程度か，について討議する．
　　　　　　　　　　　　　　　　　　　　　　　　　　　　　➡ SGD

＜2．薬剤師の説明義務について考える＞
　医師・患者・薬剤師の役に分かれ，医師に対する疑義照会，患者に対する説明の仕方を体感してもらう．
　　　　　　　　　　　　　　　　　　　　　　　　　　　　　➡ ロールプレイ

　医療における説明義務は，法的には個人の自己決定権に対するもので，医療倫理では自律尊重によるものである．ここでは本人の自己決定に際しての説明義務のあり方に例外的な場合があるかを具体的に検討する．

【参加型授業の流れ-1. SGD】

❶ 医療現場において必要な説明義務は，医師のみでなく薬剤師も求められるため，医師についてのそれを学ぶことで根拠・内容・程度などを学ぶ．
❷ 判例を読む（**資料1～3**）．その際に，①判例は説明義務の根拠をどこに求めているか，②説明は患者にすればよいのか，③患者にどの程度説明すればよいか，を意識して読む．
❸ ①～③について議論する．
❹ 設問を選んで，設問の状況下では①～③がどう当てはまるか検討する．
❺ 発表のための準備をする．
❻ 発表する．

【参加型授業の流れ –2. ロールプレイ】

❶ 役を決める.
❷ 事案を読む（**資料4**）.
❸ それぞれの役に従って，患者役はどのような質問をするか，薬剤師役はどのような説明をし，再度の疑義照会をするか，医師役はその疑義照会にどのように答えるつもりか別々に考える.
❹ 演じてみる.
❺ 演じた人の真意，聴衆の評価を発表する.

資料1 宗教上の信念による輸血拒否（最判平成12年2月29日）

> 担当医師らが，患者の肝臓の腫瘍を摘出するために，医療水準に従った相当な手術をしようとすることは，人の生命及び健康を管理すべき業務に従事する者として当然のことであるということができる．しかし，患者が輸血を受けることは自己の宗教上の信念に反するとして，輸血を伴う医療行為を拒否するとの明確な意思を有している場合，このような意思決定をする権利は，人格権の一内容として尊重されなければならない．そして，患者が宗教上の信念からのいかなる場合にも輸血を受けることは拒否するとの固い意思を有しており，輸血を伴わない手術を受けることができると期待して入院したことを担当医師らが知っていたなど本件の事実関係の下では，担当医師らは，手術の際に輸血以外には救命手段がない事態が生ずる可能性を否定し難いと判断した場合には，患者に対し，病院としてはそのような事態に至ったときには輸血するとの方針を採っていることを説明して，病院への入院を継続したうえ，担当医師らの下で本件手術を受けるか否かを患者自身の意思決定に委ねるべきであったと解するのが相当である．
>
> ところが，担当医師らは，本件手術に至るまでの約1カ月の間に，手術の際に輸血を必要とする事態が生ずる可能性があることを認識したにもかかわらず，患者に対して病院が採用していた右方針を説明せず，同人及び被上告人らに対して輸血する可能性があることを告げないまま本件手術を施行し，右方針にしたがって輸血をしたのである．そうすると，本件においては，担当医師らは，右説明を怠ったことにより，患者が輸血を伴う可能性があった本件手術を受けるか否かについて意思決定をする権利を奪ったものといわざるをえず，この点において同人の人格権を侵害したものとして，同人がこれによって被った精神的苦痛を慰謝すべき責任を負うものというべきである．

資料2 患者の家族らに対する末期がんの告知（最判平成14年9月24日）

> 医師は，診療契約上の義務として，患者に対し診断結果，治療方針の説明義務を負担する．そして，患者が末期的疾患に罹患し余命が限られている旨の診断をした医師が患者本人にはその旨を告知すべきではないと判断した場合には，患者本人やその家族にとってのその診断結果の重大性に照らすと，当該医師は，診療契約に付随する義務として，少なくとも，患者の家族らのうち連絡が容易な者に対しては接触し，同人又は同人を介して更に接触できた家族らに対する告知の適否を検討し，告知が適当であると判断できたときには，その診断結果などを説明すべき義務を負うものといわなければならない．なぜならば，このようにして告知を受けた家族らの側では，

82　薬学生・薬剤師のためのヒューマニズム　改訂版

医師側の治療方針を理解したうえで，物心両面において患者の治療を支え，また，患者の余命が
より安らかで充実したものとなるように家族らとしてのできる限りの手厚い配慮をすることがで
きることになり，適時の告知によって行われるであろうこのような家族らの協力と配慮は，患者
本人にとって法的保護に値する利益であるというべきであるからである．

　これを本件についてみるに，患者の診察をした医師は，前記の通り，一応は患者の家族との接
触を図るため，患者に対し，入院を一度勧め，家族を同伴しての来診を一度勧め，あるいはカル
テに患者の家族に対する説明が必要である旨を記載したものの，カルテにおける患者の家族関
係の記載を確認することや診察時に定期的に持参される保険証の内容を本件病院の受付担当者に
確認させることなどによって判明する患者の家族に容易に連絡をとることができたにもかかわら
ず，その旨の措置を講ずることなどもせず，また，本件病院のほかの医師らは，担当医師の残し
たカルテの記載にもかかわらず，患者の家族に対する告知の適否を検討するために患者の家族ら
に連絡を取るなどして接触しようとはしなかったものである．このようにして，本件病院の医師
らは，患者の家族と連絡を取らず，患者の家族らへの告知の適否を検討しなかったものであると
ころ，被上告人らについては告知を受けることにつき格別障害となる事情はなかったものである
から，本件病院の医師らは，連絡の容易な家族として，または連絡の容易な家族を介して，少な
くとも同被上告人らと接触し，同被上告人らに対する告知の適否を検討すれば，同被上告人らが
告知に適する者であることが判断でき，同被上告人らに対して患者の病状などについて告知する
ことができたものということができる．そうすると，本件病院の医師らの上記のような対応は，
余命が限られていると診断された末期がんに罹患している患者に対するものとして不十分なもの
であり，同意氏らには患者の家族らと連絡を取るなどして接触を図り，告知するに適した家族ら
に対して患者の病状などを告知すべき義務の違反があったといわざるをえない．

資料3 **乳がんの未確立の療法についての説明義務（最判平成13年11月27日）**

　ここで問題とされている説明義務における説明は，患者が自らの身に行われようとする療法
（術式）につき，その利害得失を理解した上で，当該療法（術式）を受けるか否かについて熟慮
し，決断することを助けるために行われるものである．

　医療水準として確立した療法（術式）が複数存在する場合には，患者がそのいずれを選択する
かにつき熟慮の上，判断することができるような仕方でそれぞれの療法（術式）の違い，利害得
失を分かりやすく説明することが求められるのは当然である．

　しかし，本件における胸筋温存乳房切除術と乳房温存療法のように，一方は既に医療水準とし
て確立された療法（術式）であるが，他方は医療水準として未確立の療法（術式）である場合，
医師が後者について常に選択可能なほかの療法（術式）として説明すべき義務を負うか，また，
どこまで説明すべきかは，実際上，極めて難しい問題である．

　一般的にいうならば，実施予定の療法（術式）は医療水準として確立したものであるが，ほか
の療法（術式）が医療水準として未確立のものである場合には，医師は後者について常に説明義
務を負うと解することはできない．とはいえ，このような未確立の療法（術式）ではあっても，
医師が説明義務を負うと解される場合があることも否定できない．少なくとも，当該療法（術式）
が少なからぬ医療機関において実施されており，相当数の実施例があり，これを実施した医師の

間で積極的な評価もされているものについては，患者が当該療法（術式）の適応である可能性があり，かつ，患者が当該療法（術式）の自己への適応の有無，実施可能性について強い関心を有していることを医師が知った場合などにおいては，たとえ医師自身が当該療法（術式）について消極的な評価をしており，自らはそれを実施する意思を有していないときであっても，なお，患者に対して，医師の知っている範囲で，当該療法（術式）の内容，適応可能性やそれを受けた場合の利害得失，当該療法（術式）を実施している医療機関の名称や所在などを説明すべき義務があるというべきである．そして，乳がん手術は，体幹表面にあって女性を象徴する乳房に対する手術であり，手術により乳房を失わせることは，患者に対し，身体的障害をきたすのみならず，外観上の変ぼうによる精神面・心理面への著しい影響をもたらすものであって，患者自身の生き方が人生の根幹に関係する生活の質にもかかわるものであるから，胸筋温存乳房切除術を行う場合には，選択可能なほかの療法（術式）として乳房温存療法について説明すべき要請は，このような性質を有しないほかの一般の手術を行う場合には比し，一層強まるものといわなければならない．

　本件についてこれをみると，被上告人は，開業医であるものの乳癌研究会に参加する乳がんの専門医であり，自らも限界事例について一例ながら乳房温存療法を実施した経験もあって，乳房温存療法について，同療法を実施している医療機関も少なくないこと，相当数の実施例があって，同療法を実施した医師の間では積極的な評価もされていること，上告人の乳がんについて乳房温存療法の適応可能性があること及び本件手術当時乳房温存療法を実施していた医療機関を知っていたことは，前記の通りである．そして，上告人は，本件手術前に，乳房温存療法の存在を知り，被上告人に対し本件手紙を交付していることは前記の通りであり，原審の認定によっても，本件手紙は，乳がんと診断され，生命の希求と乳房切除のはざまにあって，揺れ動く女性の心情の機微を書きつづったものというのであるから，本件手紙には，上告人が乳房を残すことに強い関心を有することが表明されていることが明らかであって，被上告人は，本件手紙を受け取ることによって，乳房温存療法が上告人の乳がんに適応しているのか，現実に実施可能であるのかについて上告人が強い関心を有していることを知ったものといわざるえない．そうだとすれば，被上告人は，この時点において，少なくとも，上告人の乳がんについて乳房温存療法の適応可能性のあること及び乳房温存療法を実施している医療機関の名称や所在を被上告人の知る範囲で明確に説明し，被上告人により胸筋温存乳房切除術を受けるか，あるいは乳房温存療法を実施している他の医療機関において同療法を受ける可能性を探るか，そのいずれの道を選ぶかについて熟慮し判断する機会を与えるべき義務があったというべきである．もとより，この場合，被上告人は，自らは胸筋温存乳房切除術が上告人に対する最適応の術式であると考えている以上は，その考え方を変えて自ら乳房温存療法を実施する義務がないことはもちろんのこと，上告人に対して，ほかの医療機関において同療法を受けることを勧める義務もないことは明らかである．

資料4 ロールプレイのシナリオ：処方せんの疑義照会

　某月某日，患者xとその母親Xが処方せん（医師Zが記載したもの）を薬剤師Yのもとに持ってきた．記載されている医薬品の分量，用法，用量が適正か確認したところ，通常の三倍量の薬量になっていた．そこで，薬剤師Yは医師Zに対し，処方せんの間違いを疑義照会したが，医師

> Zは「乳児で，ミルクに溶かして飲むから，風邪の時はミルクの飲みも悪いので，処方せんの通りに調剤してください」との回答をした．

解　説

1 医療現場における説明義務とは

自己決定権

1）患者の自己決定権を基にするものである

　人は一般にどのような人生を送るか自分で決定でき，そのことは憲法13条の「生命，自由及び幸福追求に対する国民の権利」として保障されている．この考えは私人間の契約である医療においても該当し，自分がどのような医療を受けるかなどの説明を受けて初めて，本当に当該治療を受けるか否か，ほかの手段があるかなどを選択することができる．そのため，医療者は患者の権利に対応する形で，説明義務を負うこととなる．このことは，薬剤師についても同様である．21年ぶりに改訂された日本薬剤師会制定の「薬剤師行動規範」の「6．患者の自己決定権の尊重」においては，**「薬剤師は，患者の尊厳と自主性に敬意を払うことによって，その知る権利および自己決定の権利を尊重して，これを支援する」**と明記された．

自律尊重原則

　一方，医療者は医療倫理に従うべきであるが，この自己決定権は医療倫理の四原則である，**自律尊重原則**に由来するものである．

2）患者本人への説明が原則

　自己決定権に由来するとなると，患者への説明は本人に行うことが原則となる．

　しかし，乳幼児や十分な判断能力のない患者に対しては，本人に説明したとしても自己決定権に資するとはいえない．また，患者に十分な判断能力があっても，説明することによって本人の病状が悪化することが十分に予想される場合もある．このときには，本人ではなく家族らに説明することが許され，また求められることがある（ただし，これは自己決定権に資する限度で認められるものであるから，家族らとは，説明をすれば本人の支援に努めてくれるような人たちのことを指すであろう）．

無危害原則

　この点については，医療倫理からは，自律尊重原則と**無危害原則**が対立する場面と位置付けることができる．すなわち，患者への説明が病状を悪化させるなど危害を及ぼすことが明らかな場合には，医療者は，自律尊重原則を留保し，無危害となるような家族らに説明するべきである．

3）患者に説明すべき情報の範囲

　自己決定権に由来するとなると，説明の範囲は**患者が自己決定をするに足りる情報**となる．

　これを医療者側からとらえると，**通常の患者が欲する情報**，すなわち医療水準に適合する情報を原則として提供すべきこととなる．これに加え，当該**患者が特に欲していると知り，または知りうべき情報**も，提供しなければならない．

4）医療における薬剤師の説明義務

　今日の医療では，薬剤の使用は欠かせないものとなっている．その一方で，薬の処方，使用を間違えることは，患者の生命，身体に対する重大な危害をもたらしかねない．そこで，薬剤師法25条の2においては，「薬剤師は，調剤した薬剤の適正な使用のため，販売または授与の目的で調剤したときは，患者または現にその看護に当たっている者に対し，必要な情報を提供し，および必要な薬学的知見に基づく指導を行わなければならない」と規定している．

　さらに，薬剤師が患者らに対してする説明については，前記「薬剤師行動規範」の「12．医薬品の品質，有効性および安全性等の確保」においては，「薬剤師は，医薬品の創製から，供給，適正な使用およびその使用状況の経過観察に至るまで常に医薬品の品質，有効性および安全性の確保に努め，また医薬品が適正に使用されるよう，患者等に正確かつ十分な情報提供および指導を行う」と明記された．

　薬剤師としては，前記1～3）を尊重し，特に，薬学的見地から薬剤の服用のしかた，起こりうる副作用の症状，異常があれば医療者に連絡をすることなどを説明する必要がある．加えて，上記「薬剤師行動規範」にあるように，使用状況の経過観察についても注意を払う必要があるため，薬学的知見に基づいて患者らに正確かつ適正な情報提供および指導を行わなければならない．

　薬剤師もチーム医療の一員を担っているが，医師の処方せんとの関係では，処方せんに疑義があるときには，疑義照会をしたうえで，適正であるかを確認して説明すべきこととなる（薬剤師法24条）．このように薬剤師は，医師に説明を一方的に委ねるだけでなく，調剤した薬剤の適正な使用のために，主体的な関与をしていくことが求められる．

まとめ

- 説明義務は，患者の自己決定権に資するように尽くさなければならない
- 一定の場合には，患者以外の家族に説明することも許される
- 薬剤師に特に課される義務としては，説明義務の前提として疑義照会を医師にすることがあげられる

＜文　献＞
1）『Q＆A薬局・薬剤師の責任―トラブルの予防・解決―』（小林郁夫／編），2006年

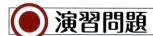

問1　以下の文章を読み，問題について，その正誤について理由を付して述べなさい（なお，各小問は独立とする）．

　某月某日，薬剤師Aのもとに，患者Bが，医師Cによる薬剤Xの処方せんを持ってきた．

① ある宗教では，X中の成分Yの摂取が禁忌とされている．Aは，Bがその宗教の信者であることを知っていたが，Bの治療にXが不可欠であることから，Yが含まれていることを説明

せずに，通常の用法などについての説明に終始した．このような，Aの態度は説明義務を尽くしている．

② Bの病気は，いわゆる不治の病でしかも末期であった．Cがそのため Bには病気について伝えず，家族にしか教えていないことの連絡を Aは受けていた．このとき，Bが Xについてどのような病気に効くか質問してきたため，Aは Xの Bの病気については避けながら説明した．このような，Aの態度は説明義務を尽くしている．

③ 処方せん中の Xについての指示が，通常の用法とは異なるものであった．そこで，Aは Cに疑義照会をしたが，満足のいく回答は得られなかった．だが，周りにほかの薬剤師がおらず，Bが急用があるとのことなので，通常の用法などの説明に加え，Cのしていた説明を繰り返して，Xを渡した．このような Aの態度は，説明義務を尽くしている．

[問2] 以下の質問に対して，回答せよ．

A) 説明義務を医療倫理の観点から説明したものはどれか．

① 自律尊重原則

② 善行原則

③ 無危害原則

④ 自由意思原則

⑤ 正義公平原則

B) 患者以外に説明をすることが許される状況下で，以下の人たちに説明をした．このなかで，説明義務が尽くされたと言えない可能性が高いのはどれか（なお，①から⑤は独立の事例とする）．

① 患者と親子関係にはないが，看護に努めてくれている A

② 患者の妻の妹で，患者とも交流があった B

③ 患者の唯一の親族であるが，外国に住み，帰国する気のない C

④ 患者の実母 D

⑤ 患者の先妻との間にできた子 E

第2部 **薬剤師に求められる倫理観【①生命倫理】**

#28　B) がんにまつわる倫理的問題を考える

山崎浩司

中心となるSBO #28 生命倫理の諸原則（自律尊重，無危害，善行，正義等）について説明できる

関連SBO #29，#34，#45，#49，#50，#57，#59，#60

本項で学ぶこと
・がん死亡は減らすべきであるという主張を複眼的に捉えなおす
・がん検診の益だけでなく不利益も説明する
・末期がんを告知する際の留意事項を考える

Try!

＜がん死亡の問題視を問いなおす＞
　日本における最新のがんの疫学情報を確認したうえで，がん死亡を減らすべきとの主張をあえて批判的に考察し，がん死亡の問題視を問いなおす．
＜がん検診の不利益を考えてみる＞
　日本におけるがん検診の受診状況や予防の考え方を説明したうえで，がん検診を推進すべきとの主張に対し，検診の不利益をあえて考えてみることで，がん検診のあり方を問いなおす．
＜末期がん告知で考慮すべき点を検討する＞
　日本における末期がん告知の現状を提示したうえで，どのような告知をしたら，患者や家族が絶望感や見捨てられた感じを抱かないのかを検討する．

➡ SGD

【参加型授業の流れ−1. SGD1】
＜がん死亡の問題視を問いなおす＞
❶ 日本におけるがんの疫学情報に関する説明を受ける（5分）．
❷ がん死亡の拡大は誰にとって問題なのか，がん死亡を減らそうという動機の背後にある社会規範（倫理観）はどのようなものかについて，話し合うよう指示を受ける（1分）．
❸ SGDを行う（10分〜12分）．
　　司会進行役を決める→自分の考えをグループでシェアする→お互いの考えに対してフィードバックをし合いながら議論を発展させる→発表に向け準備する．
❹ 発表する．

88　薬学生・薬剤師のためのヒューマニズム　改訂版

【参加型授業の流れ -2. SGD2】
＜がん検診の不利益を考えてみる＞

❶ 日本における主要ながん検診の内容と受診状況と，がん予防に関する説明を受ける（5分）．

❷ がん検診が人々に不利益をもたらす可能性があるかどうか，あるなら具体的にどのようなケースがありうるのかを検討するよう，指示を受ける（1分）．

❸ SGDを行う（10分〜12分）．
司会進行役を決める→自分の考えをグループでシェアする→お互いの考えに対してフィードバックをし合いながら議論を発展させる→発表に向け準備する．

❹ 発表する．

【参加型授業の流れ -3. SGD3】
＜末期がん告知で考慮すべき点を検討する＞

❶ 末期がん告知の実践が以前と比べてどのように変化してきたのか，現在の告知の状況と内容に関して説明を受ける（5分）．

❷ 末期がん患者やその家族が，絶望せず，医療者から見捨てられた感じを抱かないよう末期告知をするには，誰にどのように何を伝えるのが適切なのか，考えるよう指示を受ける（1分）．

❸ SGDを行う（10分〜12分）．
司会進行役を決める→自分の考えをグループでシェアする→お互いの考えに対してフィードバックをし合いながら議論を発展させる→発表に向け準備する．

❹ 発表する．

解　説

❶ がん死亡とがん検診を捉えなおす

1）がん死亡率[1]

日本では2人に1人はがんになり，3人に1人はがんで亡くなるといわれている．1981年以来，日本人の死亡原因の第1位はがんであり，その後もがん死亡数は増加の一途をたどっている．こうした状況に鑑み，政府は1984年度から「対がん10か年総合戦略」を2013年度まで3次にわたって策定してきた．

こうした対がんの取り組みのなか，2006年にはがん対策基本法が成立し，翌年に施行された．これを受けて，5年単位の「がん対策推進基本計画」が策定され，2019年現在第3期を迎えている．この基本計画は国レベルでがん対策の基本方針を示すだけでなく，各都道府県のがん対策推進計画の基本となっている．ちなみに，2017年の75歳未満の**年齢調整がん死亡率**（人口10万対）を都道府県別で見ると，最も死亡率が高いのは青森県（88.9人），最も低いのが滋賀県（64.1人）であり，全国平均は73.6人となっている．

がん死亡率を考えるとき，留意すべきはこの年齢調整死亡率や**粗死亡率**である．まず，年齢調整死亡率は，75歳未満を対象に調整するのか全年齢を対象に調整するのかで差がある．例えば2017年には，前者が73.6人，後者は80.4人だった．し

年齢調整死亡率
年齢構成が異なる集団間の死亡率を比較するために，年齢の差を取り除いて標準化した死亡率．

粗死亡率
ある一定期間（例えば1年間）の死亡数をその期間の人口で割った値．

#28　B）がんにまつわる倫理的問題を考える　89

かし，同年のがんの粗死亡率（全年齢対象）をみると，294.6人とさらに高い値になる．

粗死亡率の推移だけをみると，がんは第二次大戦後から今日まで右肩上がりに増え続けているが，年齢調整死亡率の推移もみると，全年齢では1990年代から，75歳未満では1960年代から実は減少傾向にある．つまり，**がんは基本的に高齢者に顕著な疾患であり，高齢人口が増加している現状では，必然的にがん死亡者数は増える傾向にある**．粗死亡率の推移だけをみて，がん死亡率が上昇していると早急に結論づけるのは留意せねばならない．

2）がん死亡を問題視するさまざまな視点

がん死亡の増加が問題視されるが，誰がどのような理由で問題視しているのだろうか．まず，「誰が」だが，がん患者，その近親者，医療者，行政，医療産業，マスメディアなどが考えられる．

患者は当然がんで死にたくないため，がん死亡を問題視する．近親者は，患者に死んでほしくないため問題視する．近親者の場合，死んでほしくないとの思いは，必ずしも愛情だけから来るとは限らず，経済的損失の懸念も含まれていたり，あるいはそちらが主だったりすることもある．いずれにしても，ここでみられるがん死亡を問題視する視点は，**死や喪失をできるだけ回避したいという一人称（患者）や二人称（近親者）の視点**である．

医療者は基本的にがんを治したいし減らしたいから問題視するのであり，行政はがん死亡の増加により労働力の維持が危ぶまれたり，医療費の増大による財政逼迫を避けたいがために問題視する．医療者にとって疾患による死は秩序（健康・生）を逸脱するものであり，コントロールすべき対象である．行政にとって疾患による死は，損失というかたちで秩序（労働力の維持，適度な収支）を脅かすものである．つまり，ここでみられるがん死亡の問題視の視点は，**秩序を維持・回復したいという近代医療や近代行政の視点**である．

医療産業にとってがん死亡が問題になるのは，それを防ぐ試みが自らの利益につながるからである．薬剤であれ医療機器であれ，がん予防やがん治療のニーズが増えるほど業界としては潤う．また，マスメディアにとっても，がん死亡はニュース価値が高く，利益につながるという文脈で積極的に問題視される．ここでみられるがん死亡の問題視の視点は，**市場経済社会で利益を追求したいという近代産業の視点**である．

がん死亡の問題視は，一人称・二人称の視点が中心のように思われるが，近代医療・行政・産業の視点が強力に作用し，実際にはこちらががん死亡の問題視の眼差しの中心にある可能性を，考えてみる必要があるだろう．

3）がん検診の現状と予防の考え方

日本では，多くの市町村で成人を対象に，胃がん，大腸がん，肺がん，乳がん，子宮がんの検診が実施されている（胃X線検査，便潜血検査，胸部X線検査・喀痰細胞診，マンモグラフィー，子宮頸部細胞診など）．がん死亡率を下げるには，受

診率が50％を超えねばならないといわれるが，2016年のがん（胃がん，大腸がん，肺がん，乳がん，子宮頸がん）検診受診率（過去1年間，全国平均）はすべて29.7〜43.3％台だった[2].

　予防の観点では検診は「2次予防」であり，疾患の早期発見による早期治療を実現し，重症化を防ぐのを目的としている．それに対して「1次予防」は生活習慣の改善などのセルフケアにより，そもそも疾患にかかるのを防ごうとするものであり，「3次予防」はリハビリテーションなどによる疾患からの回復や社会復帰を促進し，再発を防ぐのを目的としている.

4）がん検診の利益と不利益

　がん検診は，早期がんの発見と治療を促すとの期待から，医療者や行政から主に推奨されている．実際，がん検診により初期のがんが見つかり，早期に治療したために助かったとのがんサバイバーの語りは多数聞かれる．しかし，がん検診はわれわれに益のみをもたらし，不利益をもたらすことはないのだろうか.

　考えてみると，検診は受診者にさまざまなコストを強いる可能性がある．受診料は経済的コストに，検診の日時に自分の社会的成功を左右する大事が重なれば機会喪失というコストに，検診会場が遠いならば不便を被るというコストに，職場で一丸とならねばならないときに受診するならば，皆と協働できなかったことが後々の人間関係におけるコストになりうる.

　加えて，がん検診は受診者に身体的・精神的苦痛を強いる可能性がある．例えば，胃がん検診ではバリウムを飲むが，経験者はその飲みづらさや飲んだために胃腸が不調になったことを苦痛として訴えることがしばしばある．また，受診者は検査が適切にできるよう（特に高齢者にとって）苦しい体勢をとらねばならないこともある．さらに，最終的にがんではないと判明しても，精密検査が必要といわれれば，最終的な結果が出るまで不安にかられる.

　もう1つ考えられるがん検診の不利益は，検診に効果がないか低い可能性である．これは専門家の間でも意見がわかれる議論だが，アメリカを例にとると，日本で効果のある肺がん検診とされている肺X線検査や喀痰細胞診は，実施されていない．もし効果がないのなら，上述のコストや苦痛といった不利益の方が受診者にとって大きいことになる．しかし，もし効果があるのに実施していないのならば，がん死亡を減らせるかもしれない可能性を逃していることになる．「科学的」評価とは，単純に客観中立であるとはいえない要素がある.

② 末期がん告知のポイント

　末期がん告知では，**誰にどのように告知するのか**と**何を伝えるのか**を考えねばならない．「誰に」は，①患者のみ，②近親者のみ，③患者と近親者の両者，④誰にも告知しない，の4つが考えられる．次に「どのように」は，（1）まず患者に告知する，（2）まず近親者に告知する，（3）患者と近親者同時に（同席で）告知する，などのパターンがあろう．「何を」については，（A）病名のみ，（B）余命のみ，（C）

28　B）がんにまつわる倫理的問題を考える　91

病名と余命の両方，（D）病名も余命も伝えない，（E）ケア方針，（F）費用などが考えられる．

2007年に報告されたある調査[3]では，末期がんに関する患者本人に対する告知をみると，病名告知は約66％，余命告知は約30％だった．また，延命治療中止の意思確認は，回答者である医師の約47％が「先に家族の意向を確認する」と答えており，「患者の意思決定だけで十分で，家族の意向は確認する必要はない」と答えたのは，1％以下だったという．

末期告知はマニュアル化できるものではない．一律にまず患者本人に，病名だけでなく余命も告知し，延命治療中止の確認も本人にするのがベストであると断言できる根拠はない．現実が多様であることを考えれば，誰にどのように何を告知すべきかは，**患者本人と近親者をよく見極め，前者を優先させながらも両者にとって益があるように，ケース・バイ・ケースで判断してゆく必要があろう**．そして何よりも，**どんなことがあっても見捨てずにケアすると患者や近親者に約束すること**が，彼らに絶望感を抱かせないことにつながりうる．

まとめ

- がん死亡を減らそうという主張は多様な人々の多様な思惑で構成されている
- がん検診は益ばかりでなく不利益を受診者にもたらす可能性がある
- 末期がん告知は患者と近親者をよく見極め，ケース・バイ・ケースで誰にどのように何を告知すべきか判断する．また，彼らを見捨てずケアすることを約束する

＜文　献＞

1）国立がん研究センターがん対策情報センター：がん情報サービス「がんの統計 '18」，2018
2）国立がん研究センターがん対策情報センター：がん情報サービス「国民生活基礎調査によるがん検診受診率データ」，2016
　　ganjoho. jp
3）厚生労働省：わが国の尊厳死に関する研究（研究代表者：松島英介）平成18年度総括・分担報告書，2007

● 演習問題

問1　以下の記述は正しいか，誤っているか．誤っている場合，理由を記述せよ．

① がん死亡率は，すべての年代で増加している．

② がん検診は2次予防として推進されている．

③ がん検診の受診率は30％を超えれば死亡率の抑制につながる．

問2　以下の質問に対して，回答を1つ選択せよ．

A）がん検診の考え方として適切なのはどれか．

① がん検診は受診者に経済的負担を強いる可能性はない.
② がん検診は国や研究者によって有効性の評価が異なる.
③ がん検診は不利益ばかりで益がまったくない.
④ がん検診は受診者の日常生活に不利益をもたらす可能性はない.
⑤ がん検診は受診者に心理的負担を強いる可能性はない.

B) 末期がん告知の考え方として不適切なのはどれか.
① 患者本人にまず告知するのが最適でないこともある.
② 告知者は患者を見捨てずにケアすることを伝える.
③ 患者本人に告知しない選択肢もありうる.
④ 基本的に病名告知と余命告知をセットで行う.
⑤ 告知を患者と家族に同時に行う可能性もある.

Note：

第2部 薬剤師に求められる倫理観【①生命倫理】

＃28

C）HIV/AIDS にまつわる倫理的問題を考える

山崎浩司

中心となるSBO ▶ #28 生命倫理の諸原則（自律尊重，無危害，善行，正義等）について説明できる

関連SBO ▶ #34，#37，#45，#48，#51

本項で学ぶこと

・HIV 感染症の予防方法それぞれに倫理的ジレンマがあることを認識する

・HIV 陽性告知の適切なあり方を考える

Try!

＜感染予防にまつわる倫理的問題について考える＞

　HIV 感染症に関する用語，最新の疫学情報，感染経路などの基礎知識を確認したうえで，各感染経路別の予防方法それぞれにまつわる倫理的問題を考える.

＜HIV 陽性告知の適切なあり方を検討する＞

　自分が仮に HIV 陽性を告知される立場であったら，どのように告知されたいか. また，自分が仮に HIV 陽性を告知せねばならない医師であったら，どのように告知するのか. 両者の観点から想像し，適切な HIV 陽性告知のあり方を検討する.

➡ SGD

【参加型授業の流れ –1. SGD1】
＜感染予防にまつわる倫理的問題について考える＞

❶ HIV 感染症の基礎知識と 3 つの感染経路について説明を受ける（15 分）.

❷ 3 つの感染経路それぞれについて，どのような予防方法があるのかを考えるよう指示を受ける. 予防方法は各経路につき 1 つではなく，なるべく多く考えるようにする（1 分）.

❸ 考えた予防方法それぞれについて，倫理的な問題が生じるとすれば，どのようなものが考えられるのかを検討するよう指示を受ける（1 分）.

❹ SGD を行う（12 分〜 15 分）.

　① 司会進行役を決める.

　② 考えた予防方法をグループでシェアする.

　③ 司会進行役があげられたすべての予防方法を整理する.

　④ 考えた倫理的問題をシェアする.

　⑤ お互いの考えに対してフィードバックをしあいながら議論を発展させる.

　⑥ 発表に向け準備する.

❺ 発表する.

94　薬学生・薬剤師のためのヒューマニズム　改訂版

【参加型授業の流れ -2. SGD2】
＜HIV 陽性告知の適切なあり方を検討する＞

❶ どのように HIV 陽性を告知するのが適切なのかを検討するよう，指示を受ける．ポイントは2つ：
①自分が仮に HIV 陽性を告知される立場であったら，どのように告知されたいかと，自分が仮に HIV 陽性を告知せねばならない医師であったら，どのように告知するのかを想像してみる．②さらに，誰に（本人に？家族に？），どこで（どんな環境で？），いつ（どのタイミングで？），何を（どのような情報を？）といったことについても考えてみる（3分）．

❷ SGD を行う（12分〜15分）．
　① 司会進行役を決める．
　② 各自で考えたことをシェアする．
　③ お互いの考えに対してフィードバックをし合いながら議論を発展させる．
　④ 発表に向け準備する．

❸ 発表する．

解　説

■1 HIV 感染症予防における倫理的ジレンマとは？

1）HIV/AIDS の基礎知識

AIDS
acquired immune deficiency syndrome

HIV
human immuno-deficiency virus

　「エイズ（AIDS）」は正式名称を「後天性免疫不全症候群」といい，ヒト免疫不全ウイルス（HIV）への感染により引き起こされる感染症である（マスメディアでは「エイズウイルス」と表記されることもあるが，医学的には正確ではない）．

　HIV の主な感染経路は，①性感染，②血液感染，③母子感染の3つである．なかでも性交渉による感染が大部分を占めることから，HIV 感染症は基本的に性感染症とみなされる．ただし，日本では，1980年代に多数の血友病患者が HIV の混入した血液凝固因子製剤を投与されて HIV に感染し，エイズを発症して亡くなった者も多くいた（薬害エイズ事件）ことから，血液感染のイメージも少なからず流通している．

　2017年末には，世界ではおよそ3,690万人の HIV 感染者がいると報告されている[1]．日本の年ごとの新規 HIV 感染者・エイズ患者報告件数は，2007年以降1,500件前後で横ばいであり，2017年には1,389件に減少した[2]．主な感染経路はやはり性感染であり，特に男性同士の同性間の性交渉による感染が最も多い．

　人体が HIV に感染すると免疫機能の破壊が始まり，治療しなければほとんどのケースで免疫機能が低下してゆく．その結果，通常ならば免疫力によって抑えられている病原性の低い細菌すら身体が抑えられなくなり，いわゆる「日和見感染症」などを引き起こす．この状態が「エイズ発症」であり，治療により免疫力の回復と日和見感染症のコントロールができないと，生命に危機がおよぶ．**エイズを発症した者を「エイズ患者」とよぶのであり，HIV に感染している者は「HIV 感染者（またはHIV 陽性者）」とよぶ**．したがって，「エイズ感染者」という表現は正確ではない．

今日，日本のような先進国社会では，複数の抗HIV薬を合わせて服用する多剤併用療法（highly active anti-retroviral therapy：HAART療法）の導入と，その薬剤費を社会保障でカバーするなどの制度の確立により，多くのHIV感染者が免疫機能を保ちながら日常生活を送っている．一方で，先進国のように資本と社会的インフラがない途上国では，HIV感染症はいまだ生命を脅かす疾患であり続けている．

2）性感染予防に関する問題

HIVの性感染予防には，①性交渉時にコンドームを常用する，②性交渉を持たない，の2つがある．両者いずれも完全な実践を期待することは現実的ではないが，できる限り適切なコンドーム常用を促すことや，若者に対してできるだけ性交渉の開始年齢を遅らせるよう働きかけるといった対策が推進されてきている．

②の対策には，すでに性的に活発な者に禁欲させるのは難しいという問題がある．実際，海外では若者に対するHIV感染予防として，禁欲よりも性交渉時にコンドームを常用するよう教育し，予防意識を高め，適切なコンドーム使用のスキルを伝授したうえで，コンドームを無料配布するなどの方策がみられる．

ところが，同じ方策を日本で実施しようとすると，触法行為になりかねない．青少年にコンドームを配布するということは，彼らが性交渉を持つことを是認していると解釈できる．全都道府県に青少年保護育成条例が存在するが，そこに含まれる「淫行条例」の解釈がかなり曖昧であり，真摯な交際関係であっても，青少年（18歳未満）と成人との間の性交渉，さらに青少年同士の性交渉が処罰や補導の対象になりうる[3]．

しかし，現実には約1〜2割の高校生が性経験を有している[4]ことから，彼らが性的に活発であることを地域の成人（親，教員，医療者など）が全く把握していないとは考えにくい．つまり，青少年の性交渉を成人社会は黙認しているにもかかわらず，条例に準じて性交渉をとりしまるとすれば，コンドーム使用さえ促せず，性的に活発な青少年のHIV感染予防はなおざりにされてしまう．

3）血液感染予防に関する問題

日本におけるHIVの血液感染については，薬害の問題に加えて**献血**に関する問題もある．厚生労働省の報告によれば，献血からHIV陽性が発見された件数は2008年のピーク時には107件だったが，その後減少に転じ，2018年は38件となっている[5]．

では，献血でHIV陽性が判明した場合，その事実を該当者に伝えるかといえば，伝えないことになっている．しかし，HIV陽性を伝えなければ，該当者の健康状態の悪化および性交渉による他者へのHIV感染リスクは放置される．一方，HIV陽性を告知すると，献血がHIV抗体検査代わりに活用されるケースが増えかねない．ここに医療上の**倫理的ジレンマ**が発生する．

血液感染に関するもう1つの倫理的ジレンマは，**静注薬物使用者のためのHIV感染予防方法**と関係がある．海外には，静注薬物使用者がしばしば注射器を使いまわすことでHIV感染が拡大する状況に鑑み，無料で清潔な注射器を彼らに提供し，使

用済みのものと交換する予防策を実施している国がある．しかし，この行為は薬物使用の容認を意味し，その濫用を法規制する社会では法との矛盾が発生する．

では，静注薬物使用者すべてを逮捕しリハビリをさせて薬物使用を辞めさせられるかといえば，それが現実的である社会は恐らくない．そこで，薬物の規制以上に彼ら市民の健康維持を優先すべく，苦肉の策として注射器の無料交換という公衆衛生的予防策がとられている．ここにはそもそも薬物使用を根本的に否とするのか，使用（use）が問題ではなく濫用（abuse）が問題と捉えるのかといった，倫理的な立場の違いが表れている．

4）母子感染予防に関する問題

母子感染は，妊婦がHIV陽性の場合に起きる可能性がある．日本では，1995年以降毎年30〜40例前後のHIV感染妊婦の妊娠転帰報告数があり，2017年には55例が報告されている．出産は帝王切開が多く，経腟分娩は2012〜2016年の間で5例にとどまる．経腟分娩の方が胎児へのHIV感染率は高いが，選択的帝王切開では約0.5％の感染率と低い[6]．

感染率がこのように低い背景には，出産時の感染を防ぐ手立てが確立されていることもあるが，多剤併用療法により妊婦のHIVウイルス量が非常に低く抑えられていることも重要な要因である．

しかし，感染可能性は完全には排除できないうえ，感染妊婦が抗HIV薬を服用している場合，種類によっては胎児に影響が出かねないといわれる．また，自身の健康状態が悪化した場合の養育の問題など，パートナーや親など関係者を交えて考えねばならない要素がある．

② HIV陽性の適切な告知

適切なHIV陽性告知のポイントは，社会的スティグマ（負の印）が強い疾患の告知の要点と重なる．スティグマが強いということは，往々にして他者に知られたくないことを意味するため，**告知はプライバシーが確保された環境で行われるべきで**ある．ただ，HIV感染症の告知で特に留意すべきは，身内にも（あるいは身内だからこそ）知られたくないかもしれない性にまつわる事柄が，この疾患には絡んでいることが少なくない点である．したがって，**まず家族に告知するといったしばしばがん告知でみられる行為は，陽性者本人を苦境に追い込みかねない**．また，**電話やメールによる告知は恐らく望ましくない**．なぜなら，必要な情報，支援，ケアを提供する前に連絡を断たれてしまう可能性があるからである．

ところで，HIV陽性者からは，医師が告知時にこちらの苦境を慮った雰囲気で共感的な態度を示してくれてよかったとの語りが聞かれる一方，逆に淡々と結果を伝えてくれたからよかったとの語りも聞かれる．つまり，特定の告知の仕方がよいとの黄金律は存在しない．要はケース・バイ・ケースであり，限られた時間内で被告知者の特性や背景を極力把握することと，**被告知者を見捨てないとの姿勢を示すことが重要である**．

まとめ

- HIV感染予防に万能の方策はなく，そこには必ず倫理的問題が内在している
- HIV陽性告知では，被告知者本人のプライバシーが保障されるべきである（本人に告知する前に家族に告知するのは適切ではない）．また，被告知者を見捨てないとの姿勢を示すことが重要である

<文　献>
1)『ファクトシート 2018年7月』(UNAIDS)，2018
　http://api-net.jfap.or.jp/status/pdf/FactSheet2018_july.pdf
2) 厚生労働省エイズ動向委員会：平成29 (2017) エイズ発生動向
3) 山崎浩司：解釈主義的社会生態学モデルによる若者のセクシャルヘルス・プロモーション——性的に活発な高校生のコンドーム使用促進のための要因探索および対策・援助検討型研究，京都大学博士論文，2006
4)『「若者の性」白書：第8回青少年の性行動全国調査報告』(日本性教育協会/編)，小学館，2019
5)『献血件数及びHIV抗体・核酸増幅検査陽性件数』，厚生労働省，2018
6)『HIV母子感染予防対策マニュアル第8版』，厚生労働省，2019

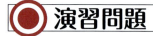

演習問題

問1　以下の記述は正しいか，誤っているか．誤っている場合，理由を記述せよ．
① 日本でHIV感染予防として青少年にコンドーム使用を推奨することは，問題なく有効である．
② 献血はHIV抗体検査の代わりになる．
③ 妊婦がHIV陽性であっても生まれる子どもが必ず陽性になるわけではない．

問2　以下の質問に対して，回答を1つ選択せよ．
A) HIV感染予防に関する考え方として不適切なのはどれか．
① HIV感染予防は100％実践されるわけではない．
② HIV陽性者も感染予防をしつつ出産する権利がある．
③ 薬物濫用をやめない限り静注薬物使用者はHIV感染予防の対象にしない．
④ HIV感染は性交渉を持つ者ならば可能性がゼロではないと原則考える．
⑤ 未成年でも性交渉を持つ者はいるのでHIV感染予防は必要である．

B) 医療者として適切と思われるHIV陽性告知はどれか．
① 待合室とカーテン1枚で仕切られた場所で告知する．
② 本人告知の前に家族に告知する．
③ 電話で告知する．
④ メールで告知する．
⑤ 陽性者を見捨てない姿勢で告知する．

#28 D）尊厳死の意味を考える

竹下　啓

中心となるSBO　#28 生命倫理の諸原則（自律尊重，無危害，善行，正義等）について説明できる

関連SBO　#29，#36

本項で学ぶこと
- 安楽死・尊厳死の意味を考える
- 積極的安楽死と消極的安楽死（生命維持治療の中止・差し控え）の違いを知る
- 生命維持治療の中止が許容されるのか討論する

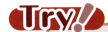

重度の昏睡状態に陥った患者から気管内挿管チューブを抜管するなどした医師につき殺人罪が成立するとされた判例を題材に，積極的安楽死や生命維持治療の中止について討論することで理解を深める．

➡ SGD

　最高裁判所の判例，事件番号平成19（あ）585，刑集第63巻11号1899頁（いわゆる川崎協同病院事件）を使用する．裁判所ホームページ（www.courts.go.jp）の裁判例情報から，判例の全文が無料でダウンロードできる．事例の概要を**資料**に掲載する．

　視聴覚教材を使用したい場合，架空の事例を扱いたい場合には，『医療倫理 いのちは誰のものか−ダックス・コワートの場合−第3巻』（丸善，2002年，17分，DVD）や，『生命倫理を考える 終わりのない7編の物語　第1編　老人の友』（丸善，1995年，13分，DVD）でも同様の議論が可能である．ダックス・コワートについては，「臨床倫理学 第5版」に解説が掲載されている．なお，過去の医療裁判の判例を参照にする場合，『刑事医療過誤 II』（飯田英男，判例タイムズ社，2006年）や『別冊ジュリスト No.219 2014/3 医事法判例百選　第2版』（有斐閣）が網羅的である．また，『ジュリスト増刊 2012/09 ケーススタディ生命倫理と法　第2版』（有斐閣）にはケーススタディの参考になる事例が多数収載されている．

【参加型授業の流れ】
❶ 4分割表について説明を受ける（10分）．
❷ 事例の概要を説明を受ける（15分）．事例の概要でなく，判例をそのまま用いる場合には，各自が講義前にあらかじめ読んでおくようにするとよい．
❸ SGDを行う．司会，書記，発表者を最初に決める．まず，4分割表を作成する（15分）．後半

（25分）で，患者にとって最善の措置は何だったのか，その理由は何かを，4分割表に基づいて議論する．その際，生命・医療倫理の4原則を用いて考察してもよい．教員がある程度まで作成した4分割表を配付すると，4分割表を作成する時間が節約でき，SGDの時間を多くとることができる．

❹ 各グループで議論した内容を発表し，全体討論を行う．

資料　【事例の概要】事件番号平成19（あ）585の判例を抜粋・改変して掲載

　A医師は，甲病院に勤務していたところ，昭和60年ころからA医師の外来での診察を受けていた喘息患者のBさんが，平成10年11月2日，気管支喘息重積発作により心肺停止となって同病院に運び込まれた．Bさんは，救命措置によって蘇生し，気管内チューブを挿管したままではあるが自発呼吸ができるようになっていたものの，重度の低酸素性脳損傷による昏睡状態を脱することができず，重度の気道感染症と敗血症も合併していた．Bさんに自発呼吸がみられたため，6日，人工呼吸器が離脱されたが，舌根沈下を防止し，痰を吸引するために気管内チューブは残された．11日のカルテには，「家族も患者がかわいそうで見てられないとのことで覚悟を決められつつある」，「あまり汚れないうちに終わりにしてあげたい」，「7時30分に抜管するもすぐに呼吸低下」，「残念ながら再挿管とする」との記載がある．

　11月16日，午後5時30分ころ，Bさんの家族が病室に集まり，午後6時ころ，A医師が看護師ともに同病室に入った．A医師は，家族が集まっていることを確認し，本件抜管を行った．本件抜管について，カルテには，「家族の抜管希望強し」，「大変辛いが夕方，家族が集まってから抜管することとする」，「6時3分，家族の了承を得て抜管」との記載があり，看護記録には，「午後5時30分，家族（妻）より希望あり，挿管チューブ抜管してほしいとのこと」，「挿管チューブ抜管する」との記載がある．

　抜管後しばらくすると，Bさんが上体を持ち上げ，海老のように背を仰け反らせて体を痙攣させ，顔を苦悶するように歪ませ，息を吸おうとすると胸がへこむという奇異呼吸をはじめ，ゴーゴーという気道の狭窄音と痰がガラガラとからむ音が部屋に響いた．A医師は，本人にとっても家族にとってもよくないと思い，マイナートランキライザーであるジアゼパム合計4アンプルを静脈注射した．これにより体の動きは抑制されたもののガラガラ，ゴーゴーという音を出す苦悶様呼吸は消えなかったため，複数回続けて催眠鎮静剤ミダゾラムを静脈注射したが，苦悶様呼吸は続いた．A医師は，午後7時ころ，Bさんに対して筋弛緩薬であるパンクロニウムを投与した．Bさんの呼吸は午後7時3分ころに停止し，午後7時11分ころに心臓が停止した．

解　説

❶4分割表を用いて，事例を分析する

　ジョンセンらは，倫理的問題を提起する事例について，①医学的適応，②患者の意向，③QOL，④周囲の状況，の4つの項目によって分析することを提案している．これらの項目をチェックシート（4分割表）にして記載することで，多職種が

表 4分割表

医学的適応 (medical indication)	患者の意向 (patient preference)
1. 患者の医学的問題は何か 2. 急性か，慢性か，重体か，救急か，可逆的か 3. 治療の目標は何か 4. 治療が成功する確率は 5. 治療が奏効しない場合の計画は何か 6. 要約すると，この患者が医学的および看護的ケアからどのくらい利益を得られるか．また，どのように害を避けることができるか	1. 患者には精神的判断能力と法的判断能力があるか．能力がないという証拠はあるか 2. 対応能力がある場合，患者は治療への意向についてどう言っているか 3. 患者は利益とリスクについて知らされ，それを理解し，同意しているか 4. 対応能力がない場合，適切な代理人は誰か．その代理人は意思決定に関して適切な基準を用いているか 5. 患者は以前に意向を示したことがあるか．事前指示はあるか 6. 患者は治療に非協力的か，または協力できない状態か．その場合，なぜか 7. 要約すると，患者の選択権は，倫理・法律上，最大限に尊重されているか
QOL (quality of life)	**周囲の状況 (contextual features)**
1. 治療した場合，あるいは，しなかった場合に，通常の生活に復帰できる見込みはどの程度か 2. 治療が成功した場合，患者にとって身体的，精神的，社会的に失うものは何か 3. 医療者による患者のQOL評価に偏見を抱かせる要因はあるか 4. 患者の現在の状態と予測される将来像は延命が望ましくないと判断されるかもしれない状態か 5. 治療をやめる計画やその理論的根拠はあるか 6. 緩和ケアの計画はあるか	1. 治療に関する決定に影響する家族の要因はあるか 2. 治療に関する決定に影響する医療者側の要因はあるか 3. 財政的・経済的要因はあるか 4. 宗教的・文化的要因はあるか 5. 守秘義務を制限する要因はあるか 6. 資源配分の問題はあるか 7. 治療に関する決定に法律はどのように影響するか 8. 臨床研究や教育は関係しているか 9. 医療者や施設側で利害対立はあるか

倫理的な議論を円滑に行うことが期待できる．

生命・医療倫理の4原則（自律尊重原則，善行原則，無危害原則，公正・正義原則）のうち，医学的適応は善行と無危害の原則に，患者の意向は自律尊重原則に，QOLは善行，無危害，自律尊重の原則に，周囲の状況は，公正・正義の原則に対応するとされている．4分割表の詳細は「臨床倫理学 第5版」を参照されたい．

2 安楽死・尊厳死について考える

1）安楽死

ホープらは，安楽死を，「医師らが患者の利益のために患者を殺すか，または，患者の死を許容すること」と定義している．さらに，行為の様態に基づいて，①<u>積極的安楽死</u>：医師らが，結果として患者が死ぬことになる行為を遂行すること，②<u>消極的安楽死</u>：医師らが生命維持治療を中止したり，差し控えたりして患者を死ぬにまかせること，に分類している．**最近は，消極的安楽死という用語は使わず，ただ単に生命維持治療の中止や差し控えというのが一般的になりつつある．**

積極的安楽死
消極的安楽死

2）尊厳死

尊厳死

日本尊厳死協会では，「尊厳死とは，傷病により『不治かつ末期』になったとき

28　D）尊厳死の意味を考える　　101

に，自分の意思で，死にゆく過程を引き延ばすだけに過ぎない延命措置をやめてもらい，人間としての尊厳を保ちながら死を迎えることです」と定義している．しかしながら，どのような死に尊厳があるのかを一律に決めることは難しい．不治かつ末期になったとしても，集中治療室で最期まで人智を尽くして治療を続けたあとに亡くなることが尊厳のある死だと考える人もいる．どのような死に尊厳があるのかについて一般的な合意がないため，尊厳死という言葉は曖昧である，という批判がある．尊厳死という言葉は**死のプロセスに対する価値判断が含まれる言葉であるため，医療従事者は用いない方がよいかもしれない**．

3）延命治療

延命治療
延命措置

　延命治療あるいは延命措置とは，一般に，患者の治癒を目的としない，たんに生命を維持することのみを目的とした医療行為，と理解されている．すなわち，同じ生命維持のための治療であっても，あるいは，同じ患者であっても，その病状によって，ある場合には救命治療とされ，ある場合には延命治療とされうる．ある医療行為が延命治療であると判断するには，患者が終末期であるかどうか，その治療が生命維持以上の価値がないかどうかなどの質的な評価が内在することに注意するべきである．そのため，医療従事者は，あえて使用するのでなければ，**延命治療ではなく生命維持治療と呼ぶ方がよい**と思われる．

4）生命維持治療の中止と差し控え

生命維持治療

　生命維持治療の中止と差し控えは，消極的安楽死とおおむね同義である．一度開始した生命維持のための治療を中止することと，その治療を差し控えること（開始しないこと・不開始）は，倫理的に違いがないという考えが一般的である．例えば，終末期の患者にあって，人工呼吸器による治療を開始した後に，人工呼吸器を希望しないという患者の意思が明らかになって治療を中止し患者が死亡することと，事前に患者の意思表示があったために，人工呼吸器による治療を開始せず患者が死亡することとの間に，道徳的に明らかな違いはないかもしれない．しかし，**その患者を担当する医療従事者にとっては，治療を中止することの方が，差し控えることよりも心理的な負担が大きいと思われる**ことにも留意が必要である．

❸ 安楽死は許容されるか

1）法的判断

　地方裁判所の判決であるが，積極的安楽死が許容されうる条件が示されたことがある．横浜地方裁判所は平成7年3月28日判決（判例時報1530号28頁）（いわゆる東海大学病院事件）において，①患者が耐えがたい肉体的苦痛に苦しんでいること，②患者は死が避けられず，その死期が迫っていること，③患者の肉体的苦痛を除去・緩和するために方法を尽くしほかに代替手段がないこと，④生命の短縮を承諾する患者の明示の意思表示があることの4つを積極的安楽死が許容される要件として示した．しかしながら，**治療抵抗性の苦痛がある場合には鎮静が行われ，意思**

表示を行うのが困難になることを考えれば，この4要件を満たすことは実地の臨床ではほぼありえないと思われる．また，厚生労働省が平成19年に「終末期医療の決定プロセスに関するガイドライン」として策定し，平成30年に改訂した「人生の最終段階における医療・ケアの決定プロセスに関するガイドライン」（以下，厚労省ガイドライン）においても，積極的安楽死は対象とされていない．

　また，横浜地方裁判所は，生命維持治療の中止（消極的安楽死）が許容される要件として，①患者が治癒不可能な病期に冒され，回復の見込みがなく死が避けられない末期状態にあること，②治療行為の中止を求める患者の意思表示が存在し，それは治療行為の中止を行う時点で存在することとし，③治療行為の中止の対象となる措置は，薬物投与，化学療法，人工透析，人工呼吸器，輸血，栄養・水分補給など，疾病を治療するための治療措置および対症療法である治療措置，さらには生命維持のための治療措置など，すべてが対象となってよい，とした．また，④中止を検討する段階で患者の明確な意思表示が存在しないときには，患者の推定的意思によることを是認してよいと述べ，家族から患者の意思表示を推定すればよいという判断を示した．消極的安楽死が一定の条件下で実際に許容されるという考えは，その後の厚労省ガイドライン（平成19年），日本学術会議「終末期医療のあり方について」（平成20年）や日本救急医学会「救急医療における終末期医療に関する提言（ガイドライン）」（平成19年）などにも踏襲されている．

終末期

2）終末期における治療中止の判断

　終末期における治療の中止が許容されるためには，まず，患者が終末期や人生の最終段階にあることが前提条件である．すなわち，通常の**治療義務がつきているか**どうかの判断が求められる．厚労省ガイドラインの解説編では，「どのような状態が人生の最終段階かは，患者の状態を踏まえて，医療・ケアチームの適切かつ妥当な判断によるべき事柄」としている．治療義務がつきているか，中止しようとしている医療行為が医学的に無益であるかを，特定の医師単独ではなく，医療・ケアのチームで判断することが必要である．

　ところで，ある医療行為が無益とはどういうことであろうか．ジョンセンらは，「**生理学的無益性**」と「**質的な無益性**」を区別して議論するべきであると述べている．生理学的に無益とは，ある医学的介入が成功しない（例えば，蘇生措置をしても心拍が再開しない）ことを意味する．質的に無益とは，医学的介入は成功するかもしれないが，そこまでする価値はない（例えば，蘇生措置が成功したとしても，患者本人にとって容認しがたい生の状態になる，など）という意味で，話者の価値判断が反映される．質的に無益であるか否かは，患者の意思やその患者の家族などによる推定意思を踏まえて判断するべきである．

　中止を検討する対象となる生命維持治療は，現にその措置で生命が維持されている（生理学的には無益ではない）のであるから，質的に無益であるかどうかが議論になる．したがって，**患者本人の自己決定**がよりいっそう尊重されなければならない．治療を中止することも含めた終末期医療の方針決定には，ほかの医療行為と同様に，適切なインフォームドコンセントが必須である．患者が自ら意思表示をでき

ない場合の判断については，厚労省ガイドラインは横浜地方裁判所の判断と同様に，「家族が患者の意思を推定できる場合には，その推定意思を尊重し，患者にとっての最善の治療方針をとることを基本とする」と記載されている．そのうえで，「人生の最終段階における医療・ケアについて，医療・ケア行為の開始・不開始，医療・ケア内容の変更，医療・ケア行為の中止などは，医療・ケアチームによって，医学的妥当性と適切性をもとに慎重に判断すべきである」として，**終末期であるという判断だけでなく**，**治療の中止**などの判断においても，**多職種からなる医療・ケアチームで判断する**ことが求められている．

　また，患者の意思は，時間経過とともに変化しうることには注意が必要である．実際に人生の最終段階になったときには，本人が意思表示をできなくなっていることも考えられることから，患者，家族，医療・ケアチームが，患者の価値観，代諾者を誰にするか，医療・ケアについての意向などについてくり返し話し合いを行い，文書に残すことが推奨されている．これらのプロセスは，**アドバンス・ケア・プランニング**といわれている．

　資料にあげた事例の裁判では，積極的安楽死（＝筋弛緩薬の投与）と生命維持治療の中止（＝気管チューブの抜去）の両者が公訴事実となり，医師は殺人罪で有罪判決を受けた（懲役1年6月，執行猶予3年）．その判決のなかで，①患者が死亡したのは発症からまだ2週間の時点で十分に精査をされておらず，患者の回復可能性や余命について的確な判断を下せる状況になかったこと（人生の最終段階の判断が適切に行われていない），②家族による抜管の要請については，患者の病状について適切な情報が与えらえていないなかで家族が決定したもので，患者の意思も推定されていないこと（患者本人の意思の不在）が指摘されている．

　厚労省ガイドラインでは，終末期医療における緩和ケアの充実が重要であるとも指摘されている．緩和ケアに必要な薬剤に関することなどを端緒に，薬剤師も，医師，看護師，ソーシャルワーカーなどとともに，医療・ケアチームの一員として終末期医療へ積極的に関与することができるのではないだろうか．

◢4 以下の事例についても考えてみよう

> **エピソード** 【事例1】
>
> 　94歳の女性　5年前から認知症で，特別養護老人ホームに入所している．誤嚥性肺炎による重症の呼吸不全で入院した．健常であったときの意思は明らかではない．認知症のためか，本人に呼吸困難はないが，酸素投与では動脈血酸素分圧が維持できなかった．家族の意思を確認した後，医師は，患者に人工呼吸器を装着した．

> **エピソード** 【事例2】
>
> 　75歳の男性．進行した肺癌で，これまでに3種類の化学療法を受けてきた．全身状態も悪化しており，医学的にはこれ以上の化学療法の適応はないと考えられ

た．しかし，患者が強く希望したため，4種類目の化学療法を，用量を25％に減量して実施した．

エピソード　【事例3】

3歳の女児．気管支喘息の重積発作で救急外来に搬送された．早急に気管挿管をしないと生命が危うい状態である．医師が両親に気管内挿管の必要性を説明したところ，両親は気管挿管を拒否したため，医師は気管挿管を施行しなかった．

エピソード　【事例4】

45歳の男性．進行した膵臓癌で，予後は1カ月以内と予測される．患者の意識は清明であり，膵臓癌が重篤な状態であることは理解しているが，予後については聞いていない．看護師が，家族だけではなく，患者本人にも予後を正確に伝え，意向を確認するべきだと主張したが，医師は，容体急変時に蘇生措置を行わないという方針を，家族と話し合って決定した．

エピソード　【事例5】

80歳の女性．在宅で介護を受けていた．朝，患者が呼吸をしていないことに家族が気づいて，救急搬送された．心肺は停止，瞳孔は散大し，顎関節は硬直している．家族が医師に心肺蘇生措置を希望したため，心臓マッサージが開始された．

まとめ

- 尊厳死という言葉は曖昧である
- 日本では，積極的安楽死は容認されていない
- 日本では，生命維持治療の中止・差し控え（消極的安楽死）は一定の要件のもとで許容されうる
- 人生の最終段階における医療・ケアは，患者本人の意向を中心に，医療・ケアチームで十分に検討する必要がある

＜文　献＞

1）『入門・医療倫理 I 〔改訂版〕』（赤林朗／編，稲葉一人，他／著），勁草書房，2017
2）『臨床倫理学 第5版』（ジョンセン AR，他／著，赤林朗，他／監訳），新興医学出版社，2006
3）『医療倫理』（ホープ T／著，児玉聡，赤林朗／訳），岩波書店，2007
4）『人生の最終段階における医療・ケアの決定プロセスに関するガイドライン・同解説編』，厚生労働省，2018
5）『最高裁判例平成19（あ）585　殺人被告事件』（最高裁判所第三小法廷　破棄自判　原審：東京高等裁判所　平成19年02月28日）

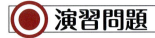

問1　以下の記述は正しいか，誤っているか．誤っている場合，理由を記述せよ．
① 終末期医療の内容は，医師と患者だけで決定するべきである．
② 積極的安楽死は，日本では許容されない．
③ 終末期において，人工呼吸器は中止を検討する対象となるが，輸血や輸液は対象とならない．

問2　以下の質問に対して，回答を1つ選択せよ．
A）終末期医療における薬剤師の役割として好ましくないのはどれか．
① 症状緩和のための薬物療法について医師や看護師と話し合う．
② 患者や家族の思いを傾聴し，その情報を必要に応じてほかの医療スタッフと共有する．
③ 薬剤の管理だけに徹して，医療やケアの方針には関与しない．
④ 積極的安楽死にかかわる薬剤の調剤を拒否する．
⑤ 病棟カンファレンスで，主治医の治療方針に反対意見を述べる．

B）次のうち，正しいのはどれか．
① 安楽死と尊厳死は，おおむね同義である．
② 消極的安楽死と生命維持治療の中止・差し控えは，おおむね同義である．
③ 生命維持治療の中止・差し控えは，主治医がほかの医療スタッフの意見に左右されずに医学的な観点から判断するべきである．
④ 薬剤師は，患者やその家族が意思決定をするときに，相談に応じてはいけない．
⑤ ある医療行為が医学的に無益であることの判断は，医師だけに行うことが許される．

Note：

第2部 薬剤師に求められる倫理観【①生命倫理】

#29

激論!「トリアージ」

塩田澄子

中心となるSBO ▶ **#29** 生と死に関わる倫理的問題について討議し，自らの考えを述べる（知識・態度）

関連SBO ▶ #5，#27，#47，#48

本項で学ぶこと

- ・生死にかかわる倫理問題から，人の生命の尊厳について討議する
- ・「テーマ」（ここではトリアージ）の概略と問題点を理解し，問題解決方法の導き方を学ぶ
- ・PBL（problem based learning）を通じて，課題解決型の学習方法を身につける
- ・グループ学習として，SGD（小グループ討議：small group discussion），ディベート，プレゼンテーションの手法を学ぶ

Try!

　到達目標の#29にかかわるテーマとして，「トリアージ」，「安楽死」，「臓器移植」，「胎児診断」について討議する．1グループの課題となるテーマは1つであるが，他グループの発表を聞くことで，4つのテーマすべてについて概略を説明できるようになる．本項では1例として「トリアージ」を取り上げ，PBLを行う．SGD（KJ法，2次元展開法），ディベート，プレゼンテーションの順に，テーマを掘り下げることで，生死にかかわる事柄に深い知識を得ると同時に，その持つ意味について，考察できるようになる．さらに，コミュニケーション能力や論理的思考，プレゼンテーション能力の養成を目的とする．

➡ PBL，SGD，ディベート，プレゼンテーション

【参加型授業の流れ】

❶ グループ分けを行う．1グループ6〜7名程度で16グループとし，4グループずつ4班に分ける．1班は異なる4つのテーマを持つ4グループで構成される．

❷ ガイダンスで演習の主旨と演習で使われるキーワードの説明を受ける（30分）．

❸ グループ学習を行う．シナリオ（**資料**）を使ってトリアージについて，自由に自分の意見を出し合う（60分）．

❹ KJ法（90分）で「トリアージ」の問題を抽出，整理し，班内で発表する．

❺ 二次元展開法（90分）で問題解決法を導き，班内で発表する．

❻ ディベート（90分＋90分）を行う．問題解決法の1つを選び，「解決方法を実施すべし」を論

題とする．ディベートのシナリオを作り，班内でディベートを行う．

❼ PowerPointを用いて，全体に向けてプレゼンテーションを行う（90分×4回　1テーマにつき4グループずつ発表）．

資料

シナリオ「トリアージオフィサーのつぶやき」

　令和○年7月4日，鉄道事故発生現場で基準に従って，トリアージを開始した．1人目の傷病者は顔面打撲で，シャツは血まみれだった．痛い痛いと大声をあげているが，大きな外傷はなく血は鼻血によるものであった．意識はあり，鼻血も止まっていたので，緑タッグをつけた．傷病者は初めて見るトリアージ・タッグを不審そうに眺めていた．2人目の傷病者の意識はない．呼吸は微弱で，徐々に止まりかけている．両方の瞳孔が開いており，血圧もふれない．右手に黒タッグをつけた．隣にいた家族らしい人から「黒なんて縁起でもない．この人は息をしているのに，早く病院に連れていって」と腕を引っ張られた．「残念ながら，この方の生存の見込みはありません．多くの負傷者がいるので，ここで治療をしている余裕がないのです」と理解を求めた．家族の「私の夫を見捨てるなんて，あなたの名前と顔は絶対に忘れませんからね」という怒りに満ちた声を背中に聞きながら，その場を離れた．3人目の傷病者は足を骨折して，唸り声をあげている．近づくと「私は医師だ．クラッシュ症候群の可能性もある．赤タッグだ」という．基準に従えば黄タッグであるが，医師本人の主張であり，赤タッグをつけた．自分の判断で良いのか迷いもしたが，数限りない傷病者を前にして，いつの間にか機械的にタッグを取り付けていた．さすがに黒タッグをつけるときには胸が痛んだ．非常事態だから仕方ないと，あきらめにも似た気持ちでトリアージを終えた．

🔴TOPIC　「トリアージ（triage）」とは

　災害医療において，傷病者を救命するために必要な人的・物的資源が不足するような場合，傷病者を重症度や緊急度から分別し，治療順位を決定することをいう．通常の医療は1人ひとりの命の大切さを考え，患者を救うために最善の治療を行う．しかし，短時間に多くの傷病者が出る災害時には，この原則は現実味がなくなり，少ない人員や機材で，より多くの患者に効果的な治療を施すことが重要になる．トリアージでは，治療の必要のないもの，救命が不可能と判断されたものは除外され，救命可能な人のなかで治療の順番をつける．すなわち，命の選別を行うことになる．トリアージを行う人をトリアージオフィサーといい，医師，看護師，救急救命士などがこれにあたる．トリアージの判定は，トリアージオフィサーが基準に沿って，原則1人で行う．災害時だけでなく，119番受信時に，病気やけがの症状を判断し救急搬送を決めるコールトリアージや，外来でのトリアージも実施されている．

🔴TOPIC　クラッシュ症候群

　災害などで長時間筋肉などが圧迫された場合，つぶれた筋肉細胞からカリウムやミオグロビンが流出し，急性腎不全を起こしたり，高カリウム血症を起こ

すことがある．これをクラッシュ症候群という．意識もあり，治療不要とされた軽症者が急変して，重症化，死に至る場合もある．

解 説

1 シナリオを使ってPBL

全員にシナリオとグループに1枚，トリアージ・タッグの見本（図1）が渡される．シナリオを読み終えたら，グループ内で自由に意見を出す．そのとき，①トリアージオフィサーの立場，②傷病者の立場，③見守る家族の立場，④第三者の立場になって意見を考える．

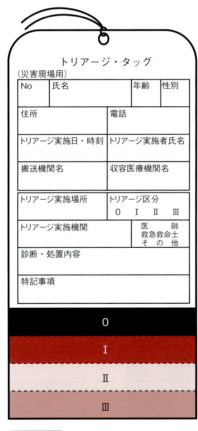

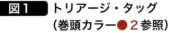

図1 トリアージ・タッグ
（巻頭カラー●2参照）

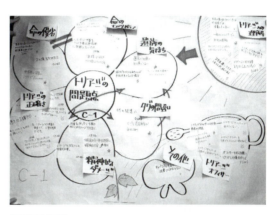

図2 KJ法で整理した「トリアージ」の問題点の例

トリアージ・タッグ

トリアージの優先順位は4つの区分に分類される．その結果を示す識別票である．トリアージ・タッグの先端には下から順番に緑（Ⅲ），黄（Ⅱ），赤（Ⅰ），黒（0）と区分に対応した色がつけられている．治療の優先順位は赤（最優先で治療する），黄（治療する），緑（治療不要），黒（救命不可能）となる．トリアージを実施したら結果が一番下に来るよう不要な色の部分を切り取る．

2 グループ学習（KJ法と，二次元展開法）

1）KJ法（90分）

問題点の抽出と整理を行う．1 において，それぞれの立場に立って考えたトリアージの問題点をカードに書き出し，問題点の整理を行う（図2）．整理した問題点同士の関連を模造紙に描き，班の中で発表する（図3）．

2）二次元展開法（90分）

重要度，緊急度の高いと思われる問題を決定，その問題の対応策を決める（図4）．問題点の二次元展開と，対応策を模造紙に描き，班の中で発表をする．

3 ディベート（90分×2回）

論題は 2 の二次元展開法で最優先された課題への対応策のなかから1つ選び，「この対応策を実施すべし」とする．1つのグループのなかで肯定側，否定側に分かれ，一定のルールに従ってディベートを行う．論題の是非よりも**理論性**，**説得性**を重視し，他グループの学生がルールに沿って判定し，勝敗を決める．

●シナリオ作成

肯定側はメリット2個，否定側はデメリット2個を設定する．トリアージに関する情報を徹底的に集め，そのなかからメリット，デメリットの立案に必要な証拠書類をそろえる．ここで新たな問題点が出てきたり，思わぬ解決方法が見つかることもある．「トリアージ」を多角的視点からとらえ，得た知識を整理して，論理的に説明できるようなディベートのシナリオ作りをする．

KJ法
収集した膨大な情報を整理する方法．発案者の川喜田二郎先生のイニシャルから命名されている．情報を1つひとつカードに書きだし，分類整理する方法である．

二次元展開法
意識やイメージを可視化する方法として「二次元展開法」がある．ここではX軸に緊急度，Y軸に重要度をとり，多くの問題点を位置づけする．可視化する過程で解決すべき問題点についてグループ内で共通の認識を持つことができる．

ディベート
ディベートとは「ある特定のテーマの是非について，2グループの話し手が，賛成・反対の立場に別れて，第三者を説得する形で議論を行うこと」と定義される（全国教室ディベート連盟　National Association of Debate in Education：NADEのHPより）．ある特定のテーマを論題という．

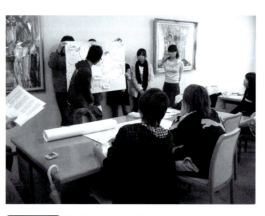

図3 他グループの前での発表

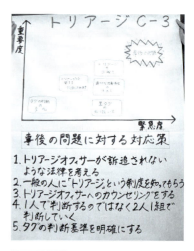

図4 二次元展開法による優先課題の選定と対応策の例

その後シナリオに基づいてディベートを実践する（90分）．残りのグループは判定シートを使って，判定を行う．

4 プレゼンテーション（90分×4回）

演習のまとめを発表する．発表を聞く学生は評価表を使って評価し，テーマごとに最優秀グループを選出する．1発表につき，最低1つ質問を考える．

5 演習の振り返り

本演習では1つのシナリオから始まる一連のグループ演習のなかで，**人の生死の意味**を考察し，討議してきた．ここではトリアージを例として，演習の進め方を紹介した．トリアージは医療行為の一部であると考えられているため，トリアージに関する特別な法律はない．トリアージオフィサーになるための特別な資格はなく，トリアージは，トリアージオフィサーの個々の資質にゆだねられて実施されるものである，という認識が必要である．またトリアージには災害時ばかりでなく，搬送や治療の優先順位を決める**コールトリアージ**や**外来トリアージ**があり，日常の診療のなかで行われている．患者の選別という人の生死にかかわる行為，トリアージを通じて，**人と医療のかかわり方**を考察する．また，トリアージが医療行為であるならば，医療人である薬剤師がどのようにトリアージにかかわれるかということも考える．自分がトリアージオフィサーの立場になったらどのような知識や技能が必要か，また傷病者や家族にはどのような態度で接することが重要かを考察する．

●TOPIC　日本におけるトリアージの現状

日本におけるトリアージは1995年阪神・淡路大震災をきっかけにその重要性が認識されたが，注目されたのは2005年4月に起こったJR福知山線の脱線事故からである．その後のNHKスペシャルで「トリアージ救命の優先順位」と題する検証番組が報道された．トリアージにかかわった医師，救急救命士，看護師，遺族の証言が生々しく語られ，そのなかから，トリアージの問題点が浮き彫りにされている．2008年の秋葉原無差別殺傷事件で行われたトリアージは，実施自体を疑問視するテレビ番組も作られ，問題を投げかけた．2011年の東日本大震災を経て，トリアージは日本においても普及してきた．それと同時に人の命に優先順位をつけることへの批判もあるほか，2019年5月，災害トリアージで過失があったとして損害賠償を求める訴訟も起きている．トリアージは災害時の救護活動には不可欠であるという認識のもと，医療人だけでなく，一般の人たちも含めて人の生死にかかわる判断を伴うトリアージについて議論する時期が来ている．

まとめ

- 人の生命の尊厳について討議する場合には，それにかかわる事柄について，十分な知識や情報が必要である
- 生死にかかわる問題にはこれといった解決法があるわけではない．問題点があることを把握したうえで，最善の行動をすることが大切である
- 薬剤師がかかわらない医療行為についても，自分の立場で何ができるか，どのようにかかわれるかを考える．このことは，医療従事者として必要な心掛けである

<文　献>
1) 『消防職員のためのトリアージ（2訂版）』(高橋功/監，玉川進/編)，東京法令出版，2010
2) 『ディベート甲子園スタートブック』，読売新聞社・全国教室ディベート連盟，2013
3) 『ディベートで学ぶエネルギー問題：DVD教材テキスト』(藤川大祐/監)，全国教室ディベート連盟東海支部，2005

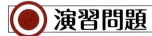

問1　以下の記述は正しいか，誤っているか，誤っている場合，正しい記述をせよ．
① 医療人にとって，人の死は日常的に起こるので，慣れることが大切である．
② 自分にとってかかわりのない人の死に対しては，人は無関心である．
③ 災害や事故で多くの傷病者がいる場合は，若い人から治療を優先する．

問2　以下の質問に対して，回答を1つ選択せよ．
A）成長と加齢に対する考え方で，正しいものはどれか．
① 精神的成長には男女の差はない．
② 年齢とともに精神的成長があるので，老人は皆精神的に成熟している．
③ 身体的成長の方が精神的成長より早いのは一般的に10歳代までである．
④ 一般的に高齢者より，若い人の方が健康や死に対する不安感が大きい．
⑤ 高齢者と思われる方には「名前」より，「おばあちゃん（おじいちゃん）」と呼びかける方がよい．

B）グループ学習を行う際の心構えとして，正しいものはどれか．
① 自分の意見を通すために大きな声で発言する．
② グループのなかに1人は自分と同じ意見をいう人がいるだろう．
③ 誰かの意見に反対すると，その人との人間関係がうまくいかなくなる．
④ 自分とは異なる考え方から，問題解決法が見つかるかもしれない．
⑤ 記録係になると意見を求められない．

第2部 薬剤師に求められる倫理観【①生命倫理】

#30 A）先端技術を用いる治療にまつわる倫理的問題

田村智英子

中心となるSBO #30 科学技術の進歩，社会情勢の変化に伴う生命観の変遷について概説できる

関連SBO #27，#29，#33，#36，#49，#57〜#59

本項で学ぶこと
- 遺伝子診断，遺伝子治療，移植医療，再生医療，難病治療，生殖医療などの先端医療についてその進歩と現状の概要を知る
- それぞれの先端医療領域におけるさまざまな倫理的問題に気づく
- 多様な意見を尊重する姿勢を身につける

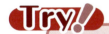

> **＜先端医療の倫理的問題についてグループで話し合う＞**
> 　遺伝子診断，遺伝子治療，移植医療，再生医療，難病治療，生殖医療などに関する倫理的問題について，社会のなかでどのような意見があるか，自分や自分の家族，友人，知人ならどのような意見を持つか，グループのなかで話し合う作業を通じて，多様な価値観が存在することを理解し，異なる意見を互いに尊重し合う姿勢を身につける．
>
> ➡ SGD

【参加型授業の流れ】

❶ 遺伝子診断，遺伝子治療，移植医療，再生医療，難病治療，生殖医療の6種類の先端医療について，グループのなかで，**資料**の論点を中心に話し合う（時間が限られている場合は，グループごとに2〜3種類の先端医療を選んで話し合う）．

❷ 多様な価値観の人がいることを想像し，自分の考えだけでなく，世の中にはどのような考えの人がいるか，自分の家族や友人知人はどのような考えを持つだろうか，意見を出し合う．

❸ できるだけ，どの意見に賛成か反対かといった見方や，どの意見が正しい，間違っているといった判断をしないように心がける．いろいろな考え方があること，ときには自分のなかにも複数の思いがあることを認め，互いに異なる意見を尊重する姿勢を持つことを念頭に置きながら話し合いを進める．

資料

さまざまな先端医療についてそれぞれ，以下の論点を中心にグループで話し合ってみよう．

1）遺伝子診断

・治療法がなく30〜40代で発症し発症後10年前後で死に至る遺伝性の神経疾患を想定してみよう．この疾患の初期症状は治療法のあるほかの疾患と区別しにくいが，遺伝子検査により確定診断（ほかの疾患との鑑別診断）が可能である
・この疾患は親から子へ50％の確率で遺伝するものと仮定する．親がこの疾患の患者である現在健康な20代の人が，自分に同疾患が遺伝して将来発症する可能性があるかどうか知るために受ける発症前診断について，どのような倫理的問題があるか
・発症前診断と，有症状者の確定・鑑別診断では何が異なるか
・この遺伝子診断を出生前診断に用いることについての倫理的問題は何か
・薬理遺伝学的検査はこうした遺伝子診断とは異なり一般の臨床検査に近い扱いでよいとされるのはなぜか

2）遺伝子治療

・遺伝子治療に対して，難病患者はどのような期待を抱いている可能性があるか
・遺伝子治療に対して社会が抱く懸念にはどのようなものがあるだろうか
・遺伝子治療について，専門家がイメージするものと一般の人々のイメージが乖離していることの問題は何か
・精子・卵子・受精卵の遺伝子操作が禁じられている理由は何か

3）移植医療

・日本において，脳死を人の死とするかどうかでどのような議論が起こったか
・本人が脳死後の臓器提供に積極的であったことがわかっていても家族の同意がなければ脳死判定や臓器移植が行われないのはなぜだろうか
・脳死を前提にしなければ不可能な心臓移植などを受けなければ助からない疾患の患者やその家族はどのような気持ちだろうか
・移植医療は将来どのような方向性を目指すべきだろうか

4）再生医療

・ES細胞の利用に反対する人々の論拠は何か
・iPS細胞の利用には倫理的問題はないか
・人の臓器や組織を再生して治療に役立てることの問題点は何か
・たとえ安全性が保証されてもクローン人間をつくることは禁じられるべきか

5）難病治療

・日本における国の難病対策事業がもたらした功績は何か
・稀少疾患の治療の研究開発が進まない理由は何か
・財源が限られる状況において，ある疾患を医療費助成の対象とするか否か決めるための基準はどのようなものが望ましいか
・稀少疾患や重篤で治療が難しい疾患に直面した患者・家族に対し，どのような医療，ケアが提供されることが望ましいか

6）生殖医療

・不妊治療に健康保険は適用されるべきか
・生殖医療は，疾患のために不妊症となっている人と性交渉をもたずに妊娠したい人のどちらにも同じように用いてよいか
・30代の女性と50代の女性，どちらも生殖医療を利用して妊娠を目指してよいか
・タイミング療法や人工授精と，体外受精や顕微授精のような高度生殖医療を一緒にして論じてよいか

解説

❶ 医療における先端技術の進歩をめぐる諸問題を学ぶ

近年，医療におけるさまざまな先端技術の開発研究が進み，臨床応用もなされるようになってきたが，先端技術には，利点とともに技術的な限界やリスクが存在したり，人としてどこまで技術を使うかについて異なる意見が存在したり，法的制度が追いついていなかったりと，さまざまな問題点が指摘されることが多くしばしば社会的議論になっている．

インフォームドコンセント

先端技術を利用した医療を受けたり研究に参加したりすることを希望している患者に対しては，**技術の限界やリスクの情報をきちんと伝え，インフォームドコンセントの手続きを経て**，そうした医療や研究が実施されねばならない．先端技術について過度な期待を抱かせるような説明をすることは避けなければいけない一方で，法や行政指針などで禁止されていないのであれば，社会的に反対意見がみられる技術であっても，個人の選択に際して社会規範を押しつけてはならない．

倫理的問題というと，往々にして倫理的に「正しいか」，「正しくないか」という結論を出そうとするむきもあるが，本来，「生命倫理学」は，法律とも道徳とも異なり，事実と価値を区別して一貫した論理の下に体系的に問題点を整理する考え方を追究する学問であり，必ずしも判断の結論を求めるものではない．したがって，医療先端技術実施に際しては，倫理的問題を整理，把握して念頭に置きつつ，法律や国や学会のガイドラインに従いながら，利益とリスクを勘案し，公平な立場で患者に選択肢を提示して，患者の自律的な決定を尊重する形で行われることが肝要である．

医療に関連した分野で働く者としては，日々進歩していく医療技術やその周辺の情報を積極的に入手し，日頃から先端技術に伴う問題点について洞察を深めておくことが重要である．また，こうした問題を考察する際には，固定観念を取り払い，さまざまな側面から柔軟に考えるとともに，自身の意見とは異なる多様な価値観の存在も認める姿勢を持つことが大切である．

❷ 代表的な先端技術とそれらに関連する諸問題

1）遺伝子診断

ヒトゲノムプロジェクト

ヒトゲノムプロジェクトによりヒトDNA配列の解読が完成するなど，遺伝子の配列や機能に関する研究の進歩は日進月歩である．そうしたなか，多くの疾患領域において，遺伝子やゲノムを解析する検査が行われるようになってきたが，遺伝子やゲノムには，**表1**のような特徴があることから，その検査はほかの一般的な検査とは区別して扱うべきとされ，インフォームド・コンセントの手続きなどを定めた国や学会のガイドラインが出されてきた[1,2]．また，**遺伝子差別**（疾患を発症していないのに遺伝子の状況だけで生命保険の加入を拒否されたり，就労，就学におい

表1	遺伝子診断にて考慮すべきとされている遺伝子の特徴

- 遺伝子は一生不変（生活習慣によって変わらない）
- 遺伝子によって，個人を特定できる（指紋と同じ，究極の個人情報）
- 遺伝子の一部は家族（血縁者）と共有している
- 遺伝子の状態によって，将来の健康状態をある程度予測することができる
- 遺伝子検査技術は近年著しく進歩しており，内容が複雑で理解しづらいうえ，医療における遺伝子検査の位置づけが日々変わってきている

確定診断
有症状者を対象に疾患を確定するために行われる診断

保因者診断
自身が症状を発症する可能性はなくとも疾患の遺伝的要因を次世代に伝える可能性がある保因者であるかどうかを調べる目的で行われる診断

発症前診断
遺伝学的に将来疾患を発症する可能性があるが現在症状のない人を対象に，将来の発症を予知する目的で行われる診断

出生前診断
胎児において遺伝性疾患や染色体異常の有無を調べる目的で行われる診断

着床前診断
体外で精子と卵子を受精させ培養した胚の細胞の一部を採取して，遺伝子や染色体を調べて，問題がないとされた胚を子宮に移植して妊娠させる方法

て差別されたりすること）の問題も議論されている．

しかし，遺伝子診断は，その目的（有症者の**確定診断**・鑑別診断，**保因者診断**，**発症前診断**，**出生前診断**，**着床前診断**，易罹患性診断，薬理遺伝学的検査など），あるいは，対象疾患や検査の方法によって，診断の意義や重み，位置づけが異なり，検査の限界や費用，健康保険適用の有無などもさまざまであるため，ひとまとめにして議論することは難しい．たとえば，治療法のない重篤な疾患に将来罹るかどうかを調べる発症前診断を受けるかどうかは自由意思で決められるべきものであり，各人に「知る権利」と「知らないでいる権利」があるといった議論がなされているが，既に症状がある人においてほかの疾患と鑑別するために行われる遺伝子検査は，強制はされないにしても，治療可能なほかの疾患かもしれないことを明らかにするなどの点からも診療上の意義が大きいと判断される場合もある．罹患児の中絶を伴う出生前診断と，中絶は伴わないがヒトの胚を選別して子宮に戻す着床前診断についてもさまざまな見解があり，対象となる疾患の重篤度によっても判断が異なるが，重篤な疾患なら出生前診断，着床前診断を実施してよいといえるかどうかについても異論があり，また何をもって重篤とするかの基準もあいまいである．遺伝子診断には**遺伝カウンセリング**が必要との考えもあるが，単一遺伝子病ではない多因子疾患の遺伝子診断にどこまで遺伝カウンセリングが必要なのかも議論になるところであり，また，日本では医療現場における遺伝カウンセリング体制の整備が不十分であることも考慮せねばならない．

一方，感染症の遺伝子検査などあまり重みのないものもあることや遺伝子診断でなくても慎重な扱いが必要な精神疾患やHIVの診断なども存在することから，遺伝子診断だというだけで特別扱いする「遺伝子例外主義」ではなく，検査の結果得られる遺伝子情報の中身によってどの程度慎重に扱うべきかを個別に判断することが望ましいとする考えも出てきた[3]．近年行われるようになってきた「**薬理遺伝学的検査**」で得られる遺伝子情報に関しては，日本医学会の「医療における遺伝学的検査・診断に関するガイドライン」[1]では，単一遺伝子疾患の遺伝子情報とは異なり，関連ガイドラインを参照のうえ，通常の診療情報を扱うのと同様に扱うことができるとされている．

遺伝子診断は急速な勢いで臨床現場に入ってきているが，遺伝子診断にはこのように複雑な背景があることを念頭に置き，日頃から知識を得ておきたい．

遺伝子治療

2）遺伝子治療

　厚生労働省の「遺伝子治療臨床研究に関する指針」[4] においては，「**遺伝子治療**」の定義として，「疾病の治療を目的として遺伝子または遺伝子を導入した細胞を人の体内に投与すること」，および，「**遺伝子標識**」（疾病の治療法の開発を目的として標識となる遺伝子または遺伝子を導入した細胞を人の体内に投与すること）を含むと定めている．現在知られている代表的な遺伝子治療としては，遺伝的にある種の蛋白質を作ることができない疾患の患者に対してその蛋白質を作る遺伝子を組み込んだ細胞を体内に入れる方法のほか，がんやエイズに対する遺伝子導入などの研究が進められている．

　遺伝子治療というと，あたかも遺伝子を治すように聞こえるため，難病患者が多大な期待を寄せる一方で，遺伝子という生命の根幹を操作する治療であるとして慎重論が唱えられることもある．しかし実際には，大人の身体に約60兆個存在するとされる細胞全体の遺伝子を操作することは技術的に不可能であり，現状で行われている遺伝子治療のほとんどは，「遺伝子を治す」というよりは，「外から入れる遺伝子を使った治療」である．治療の限界も多く，ほとんどがまだ研究段階にとどまっているため，医療現場における遺伝子治療は，臨床試験としてインフォームドコンセントを経て実施される．今後，精子，卵子，受精卵などの遺伝子操作を行わないといったルールを守りつつ，研究が進み新たな治療法として確立していくことが望まれる．

3）移植医療

　免疫抑制剤の開発などに伴い臓器移植技術は進歩してきたが，日本では，1997年に「臓器の移植に関する法律」が制定され，脳死患者を**臓器提供者（ドナー）**とすることが可能となった．その際，心臓死ではない「**脳死**」を人の死と認めるかどうかについて社会的な議論となり，脳死判定基準の科学的妥当性や，「人の死」に対する文化的，宗教的見解，一般の人々における植物状態と脳死の混同など，さまざまな点が論じられた．

脳死

ドナー

　臓器移植に関しては，日本臓器移植ネットワークが積極的に情報を提供している．自分の脳死・心臓死後の臓器移植を承諾する，しないという意思を明らかにしておくために，「**臓器提供意思表示カード**」の携帯が推奨されている．また，脳死・心臓死後の臓器移植は家族の同意の下に行われ，本人の意思だけでは決められないため，日頃から自分の意思を家族に伝え理解しておいてもらうことも重要である．

　次項，「B）あなたは心臓移植を受けますか？」（p.122）も参照されたい．

4）再生医療

　近年，疾患や事故などで正常に機能しなくなったり失われたりした組織や臓器を分子細胞生物学的な技術を用いて再生し治療に用いる「再生医療」の研究が，さまざまな疾患領域で進んでいる．臓器移植のドナー不足を補うために，あるいは，心筋や脊髄損傷における神経再生の試み，インスリン産生細胞を用いた再生医療など，臓器移植とは別の方面においても，再生医療には大きな期待が寄せられている．ま

再生医療

た，自己の皮膚の細胞を用いた再生医療などは既に医療現場に入ってきている．

クローン技術

ES細胞

一方，ヒトに関する**クローン技術**やヒト胚性幹細胞（**ES細胞**）の利用については，法律や国のガイドラインで規制がなされている．クローン規制法では，**クローン人間を作ることは禁止されている**．ES細胞は，受精後数日経った胚の細胞を用いて樹立される多能性幹細胞であるが，「ヒトの生命の萌芽」である胚を利用することの是非が議論になった．現在，文部科学省では，ES細胞の樹立，分配，研究利用についてガイドラインを提示している．

iPS細胞

多能性幹細胞

iPS細胞は，体細胞に遺伝子を導入することにより**多能性幹細胞**としたもので，日本の研究者により発見された．再生医療には，さまざまな組織や臓器の細胞に分化する能力を有する多能性幹細胞の取得が欠かせないが，体細胞から取得できるiPS細胞は**ES細胞の背景にある倫理的問題を回避できる存在**として世界的に注目されている一方で，**体細胞に遺伝子操作を加えることで細胞が腫瘍化する懸念**なども指摘されている．ES細胞，iPS細胞いずれもまだ研究途上であるが，今後これらを用いた治療法が臨床応用されることが期待されている．

5）難病治療

厚生労働省は1972年に「難病対策要綱」を発表し，原因不明で治療方法が確立しておらず生活面への長期にわたる支障がある疾患を対象とした施策を開始，2011年現在，「難治性疾患克服研究事業」（130疾患），「特定疾患治療研究事業」（56疾患）などの下に，医療費助成や調査研究がなされている．これらの情報は，難病情報センターのホームページ[5]に詳しく掲載されているが，ここでいう**行政制度上の「難病」とは，事業対象となった疾患のみを指す**ので，たとえば，ほとんどのがんは「難病」としては扱われないことは注意が必要である．各都道府県の難病相談・支援センターでは，難病対策事業上の「難病」に関する相談に対応している．

日本の難病対策事業は，疾患研究推進や医療費助成面で多くの功績を残してきたが，稀少疾患の当事者団体が難病指定を求める動きもあるなか，財源は限られており，「パイの奪い合い」の様相を呈しているという指摘もある．難病対策要綱が発表されてから40年近く経った今日，疾患の研究も進み原因が明らかになった「難病」も多く，ある程度の治療法が確立した疾患もある．一方で，難病として指定されていない「難しい病気」も増えてきている．今後は，現在の「難病」および難病に指定されていないさまざまな疾患全体を見渡して，長期的な視野に経った新たな医療政策の立案が求められているといえよう．

一方，一般の人々が難病というときには，治療が困難な疾患や，重篤な疾患，稀少疾患など，さまざまな「難しい病気」を指す場合があり，「がん」なども含まれることがある．こうした難しい病気をめぐっては，たとえばがんなどでは**「真実告知」**（診断や予後などの真実を本人に伝えること）の問題などが議論されることがある．疾患機序のわかっていない重篤な疾患や治療法のない疾患などについては，研究の推進が求められる．稀少難病では，多数の人が罹患する疾患に比べ，疾患や治療法の研究の優先順位が低くなりがちであることも，社会として扱っていかねばならない問題である．

告知

6）生殖医療

　生殖医療の大きな柱の1つは，**不妊治療**である．不妊治療には，排卵のタイミングに合わせて性交渉をもつように指導するタイミング療法，**人工授精**，**体外受精**，**顕微授精**などの方法がある．こうした不妊治療の進歩は，不妊に悩むカップルに大きな朗報となった．現在，挙児希望カップルの15％前後が不妊症であるといわれており，体外受精，顕微授精などの高度生殖医療を経て生まれる子どもは2万人を超え，全出生の約2％にのぼる[6]．

　生殖医療技術の利用については，「本来，人間は自然な性行為のもとに生命を授かるものであり，人工的な操作は一切行うべきではない」という考えもあれば，「人工授精まではよいが，体外受精，顕微授精は人工的過ぎる」という見解，あるいは「不妊に対する社会的偏見に苦しむ当事者にとって，こうした技術を使って妊娠を試みることができることは必要な選択肢である」という意見まで，多様な価値観が存在する．したがって，医学的な判断や学会指針などを踏まえつつ，生殖医療を利用するかどうかについては，社会における共通見解を決めるというよりも，個々のカップルの価値観に基づく選択とする考え方が一般的である．すなわち，個々のカップルの医学的状況に基づき，考えられる各選択肢の成功率や治療の負担の程度，費用などの情報を十分知らされたうえで，カップルが自身の挙児希望の程度を勘案して納得して治療の選択肢を選んでいくことが望ましい．なお，不妊治療のほとんどは健康保険適用になっていない．

　なお，生殖医療技術を用いて，**他人の配偶子（精子，卵子）を譲り受けて妊娠を試みる**ことも可能であるが，これに対しても多様な意見があり，他人の配偶子利用は一切認めないとする立場もあれば，疾患などの理由で自身の配偶子が取得できない場合はよいが結婚していない人が他人の配偶子を利用して妊娠を試みることは認めないとする立場，あるいは，疾患などによる配偶子欠乏が理由の場合はよいが年齢による卵巣機能低下のために自身の卵子が取得できなくなった女性が他人の卵子を譲り受けて妊娠を試みるのはやり過ぎとする意見，本人が希望すればすべてよしとする意見など，さまざまな見解がある．生まれた子どもの視点を考慮すべきとする意見もある．

　生殖医療技術は幅広く，適応対象も多岐にわたるうえに，当事者以外の一般の人々にはその詳細が十分に理解されていない現状もある．そのため，たとえば，他人の配偶子を譲り受けることに対する社会的議論が巻き起こると，生殖医療全般に対する偏見が増して一般の不妊治療を受けている人々までが不愉快な思いをするといった状況も見受けられる．こうしたことを避けるべく，生殖医療にはさまざまな手技があり，それらに対する見解も多様であることを知り，社会の意見も一致していないことを踏まえ，多様な価値観を尊重しつつ問題点を整理することが肝要である．

人工授精
精子を子宮内に注入することで妊娠を試みる．

体外受精
卵子を体外に取り出し，精子と受精させて，できた胚を子宮内に戻す．

顕微授精
卵子を取り出し，1つの精子を直接卵子の中に注入して授精させ，できた胚を子宮に戻す．

まとめ

■ 近年，遺伝子診断，遺伝子治療，移植医療，再生医療，難病治療，生殖医療などの先端技術の研究が進み，一部は医療の現場に入ってきた

■ これらの先端医療領域には，さまざまな倫理的問題があり，社会のなかで議論されている

■ 倫理的問題に関しては，いずれかの意見が正しいとするよりも，社会における多様な価値観の存在を認め，尊重する姿勢をもつことが望ましい

■ 先端技術の研究や医療における実施に際しては，当事者に対し，その技術を用いることによる利益やリスク，技術の限界などの情報を十分に説明し，同意を得るインフォームドコンセントのプロセスが重要である

<文　献>

1）『医療における遺伝学的検査・診断に関するガイドライン』，日本医学会，2011
　　http://jams.med.or.jp/guideline/genetics-diagnosis.html
2）『ヒトゲノム・遺伝子解析研究に関する倫理指針』（2001年，2004年全部改正，2005年一部改正，2008年一部改正），文部科学省，厚生労働省，経済産業省
　　http://www.lifescience.mext.go.jp/files/pdf/40_126.pdf
3）『ファーマコジェネティクス－薬物治療の改善を目指して－CIOMS（Council for International Organizations of Medical Science）のPharmacogenetics－Toward improving treatment with medicines（2005年）の日本語完訳版』（津谷喜一郎/訳），テクノミック，2005年
4）『遺伝子治療臨床研究に関する指針』（2002年，2004年全部改正，2008年一部改正），文部科学省，厚生労働省
5）難病情報センター
　　http://www.nanbyou.or.jp/
6）日本産科婦人科学会：生殖補助医療集計データ
　　http://plaza.umin.ac.jp/~jsog-art/data.htm

◉ 演習問題

問1　以下の記述は正しいか，誤っているか．誤っている場合，理由を記述せよ．

① 薬理遺伝学的検査の実施に際しては，遺伝情報を調べる検査であることから，遺伝カウンセリングを行うなどして慎重に扱わねばならない．

② 遺伝子診断に関する「知る権利」，「知らないでいる権利」は，ハンチントン病などの成人発症性の重篤かつ治療法のない疾患の発症前診断における倫理的問題の議論において，用いられた言葉であり，有症状者の確定診断のための遺伝子診断について用いるのは必ずしも適当ではない．

③ 分子遺伝学的な研究の発展に伴い，多くの疾患領域において，遺伝子治療が標準的治療として臨床の場で実施されるようになってきた．

④ iPS細胞はES細胞より倫理的問題が少なく，これからの再生医療はiPS細胞のみを利用して行われていくであろうと言われている．

⑤ 大腸がん，乳がんなどは，代表的な難病として，国の難病対策事業の対象疾患となっている．

120　薬学生・薬剤師のためのヒューマニズム　改訂版

問2 以下の質問に対して，回答を1つ選択せよ．

A）生殖医療に関して，以下のなかで正しいのはどれか．

① 人工授精は，不妊治療の1つの方法で，体外で卵子と精子を受精させるものである．

② 体外受精，顕微授精には健康保険が適用されないが，人工授精には適用される．

③ WHOによると，カップルにおける不妊の原因は，男性にある場合が1/3，女性にある場合が1/3，男女両方にある場合が1/3であるといわれている．

④ 男性に不妊の原因がある場合は，主に男性が通院する形で不妊治療が行われ，女性の通院は少なくて済む．

⑤ 日本においても商業的な精子バンク，卵子バンクが増えてきており，人々の希望に応じて他人の精子や卵子を，料金を払って譲り受けることができる．

B）遺伝子診断について，以下のなかで誤っているのはどれか．

① ヒトゲノムプロジェクトにより，人間のすべての遺伝子の機能が明らかになった．

② 遺伝子差別とは，疾患を発症していなくても遺伝子検査の結果，あるいは検査を受けていなくても予想される遺伝子の状況によって，就労，就学，保険の加入などにおいて差別を受けることを指す．

③ 現在の日本では，学会のガイドラインなどに従う場合，遺伝子診断による出生前診断は，小児期に発症する重篤な疾患については認められているが，軽微な疾患や成人になってから発症する疾患の出生前診断については認められていない．

④ 国の指針や医学会のガイドラインで言及されている「遺伝学的検査」に含まれる遺伝子診断は生殖細胞系列のものだけであり，白血病細胞の遺伝子診断など体細胞の検査や感染症の遺伝子診断は対象とされていない．

⑤ 遺伝子を調べることにより性格や知能，生活習慣病のなりやすさなどを調べる検査を一般消費者に直接サービス提供する会社が出てきたが，こうした検査の正確性について医学的に問題があったとしても，これらの会社の事業を規制する法律は日本には存在していない．

Note：

第2部 薬剤師に求められる倫理観【①生命倫理】

＃30　B）あなたは心臓移植を受けますか？

田村智英子

中心となるSBO ＃30 科学技術の進歩，社会情勢の変化に伴う生命観の変遷について概説できる

関連SBO ＃7，＃29，＃36，＃45，＃51，＃57

本項で学ぶこと
- 心臓移植，臓器移植をめぐる諸問題について洞察を深める
- 「脳死」を「人の死」とするかどうかという議論の論点を知る
- 臓器提供者と提供を受ける側および双方の家族など，異なる立場の思いに気づく

Try!

＜自分なら心臓移植を受けるかどうかロールプレイを通じて考える＞

　脳死を前提とする心臓移植をめぐるいろいろな論点についてブレイン・ストーミングを通じてあらかじめ考えておき，それらの論点を念頭に置きながら，心臓移植を治療の選択肢として提示された患者とその家族，主治医の役割を演じて行うロールプレイを通じて，さまざまな価値観に感情も絡む状況を模擬的に体験し，「人の死」や臓器移植について洞察を深める．

➡ブレインストーミング，ロールプレイ

【参加型授業の流れ】

❶ インターネットなどを用いて「臓器移植」，「心臓移植」，「脳死」などのキーワードで公的機関や一般の人々の発言を検索し，目に付いたものをいくつか読んでみる（予習）．

❷ 脳死を前提とした心臓移植に関して，4つのカテゴリー（**資料1**）それぞれについてどんな論点があるか，ひとりで，あるいはグループで話し合いながら，思いつく限り自由に書き出してみる（ブレインストーミング）．

❸ ロールプレイの背景となる状況（**資料2**）を読み，グループのなかで，患者，患者の家族（親，兄弟など），主治医の役割を決め，ロールプレイを行う（10〜15分）．時間に余裕があれば，役割を交代して行い，異なる立場を経験する．

❹ ロールプレイ後に，学んだこと，難しかったことなどについて，グループで話し合う．

30

資料1

脳死を前提とした心臓移植について，以下の4つのカテゴリーについて，どんな論点があるか，思いつく限り自由に書き出してみよう．似たようなことであっても気にせず，とにかく思いつく限り書き出しておき，ブレインストーミングが終わってから，まとめて整理するとよい．

医学的状況	当事者の意向
（診断，治療の問題，効果とリスク，医療として行うべきことと行ってはいけないことなど）	（ドナー，レシピエント，それぞれの家族の意見や気持ち）
当事者のQOLやウェル・ビーイング	周囲の状況
（QOLなどの改善が期待できるか―当事者がそれを望むかどうかとは別に）	（法律，国や学会の指針，健康保険や費用負担，社会的議論，病院の状況，家族の問題など）

資料2 ロールプレイの背景となる状況

Aさん（21歳）は，昨年，拡張型心筋症と診断され，薬物治療や塩分制限などを続けていますが，将来は心臓移植を受けることが必要になるだろうといわれています．最近，主治医から「日本臓器移植ネットワークに心臓移植を希望する待機患者の登録申し込みをしませんか」といわれました．Aさんは，自分の病気が重いこと，ゆくゆくは心臓移植を受けなければ助からないことは知っていますが，他人の脳死を前提とする心臓移植を受けたいという希望を出すべきか迷っており，主治医に少し時間をとってもらって，心配している家族とともに相談することにしました．

グループのなかで，Aさん，Aさんの家族（親，兄弟など），Aさんの主治医の役割を決め，この相談の話し合いのロールプレイを行い，それぞれの役割になりきって，意見や気持ちを語り合ってみましょう．

#30 B）あなたは心臓移植を受けますか？ 123

解　説

1 脳死は人の死か

免疫抑制剤

臓器の移植に関する法律（臓器移植法）

ドナー
臓器の提供者

脳死
脳幹を含む脳全体の機能が失われ，元に戻らなくなった状態をもって判定する「死」．やがて心停止に至る．

心臓死
心停止をもって判定する「死」

免疫抑制剤の開発などに伴い臓器移植技術は進歩してきたが，日本では，1997年に「**臓器の移植に関する法律**」（**臓器移植法**）が制定され，脳死患者を**ドナー**とすることが可能となった．

この法律制定に際しては，「脳死」を「人の死」と認めなければ生きている人から心臓などの臓器を摘出することになるため，**心臓などの移植を認めるためには脳死を認めることが前提**とされた．しかし，「人の死」には，医学的な判断のみならず，文化的，宗教的な生命観，死生観もかかわるため，「脳死」を「人の死」として認めるかどうかについて，社会のなかで大きな議論が起こった．「これまで日本では心臓死を人の死としてきた，心臓がまだ動いており身体も温かい脳死患者を死亡したと認めるのは容易ではない」といった意見も主張された．一方，移植を待つ患者の期待，脳死とされうる状態となったことを告げられる家族の気持ち，脳死患者の臓器提供の意思の確認と家族の同意の必要性，一般の人々における脳死と植物状態の違いについての混乱，脳死判定基準の科学的妥当性，家族の同意を得てから脳死判定を行う手続きの流れや移植コーディネーターの役割などについても，さまざまな議論がなされた．脳死移植をめぐる議論は今でも続いている．

2 脳死の判定から臓器提供までの流れ

患者が脳死とされうる状態と診断された場合，「臓器提供意思表示カード」などで臓器提供について本人の意思表示があったり，主治医から家族に臓器提供の機会があることについて話がなされて家族が説明を聞きたいと申し出たりした場合には，日本臓器移植ネットワークからその病院に派遣された**移植コーディネーター**が，家族の気持ちに配慮しながら説明を行う．移植コーディネーターの話を聞くかどうかは家族の意思で決められ，家族が説明の継続を望まない場合は，説明はただちに中止される．

移植コーディネーターから説明を聞いたうえで，家族が脳死判定の実施と臓器提供に同意すれば，法律に定められた手順で脳死判定が行われ，2回目の脳死判定終了時刻が死亡時刻となり，臓器が提供される．

レシピエント
臓器提供を受ける人

レシピエントについては，脳死判定の実施と臓器提供について家族からの承諾が得られると，ドナー候補者の医学的情報が日本臓器移植ネットワークに伝えられ，待機患者のなかから最も適したレシピエントが選択される．

なお，臓器移植法では，脳死で提供できる臓器は，心臓，肺，肝臓，腎臓，膵臓，小腸，眼球（角膜）であり，また，心停止後に提供できる臓器は，腎臓，膵臓，眼球（角膜）であると定めている．皮膚，心臓弁，血管，耳小骨，気管，骨などの組織については，臓器移植法では規定されていないが，家族の承諾により提供は可能である．眼球の提供はアイバンク，組織の提供は組織ネットワークが対応している．

124　薬学生・薬剤師のためのヒューマニズム　改訂版

❸ 臓器移植法の改正と小児からの移植

2009年に臓器移植法の改正がなされ，**本人の臓器提供の意思が不明である場合にも家族の承諾があれば臓器提供が可能となった**．これにより，それまで本人の意思表示が明確でないとして認められていなかった**15歳未満の者からの臓器移植も可能になった**．

小児からの臓器移植が可能になったことは，心臓など臓器の大きさの問題から成人からの移植が不可能であった小児患者にとっては朗報となった．しかし，小児の脳死判定は成人より難しいとされており，その基準を決める際には医学的な議論になった．

また，小児の脳死は突然の事故などで生じることが多いため，ただでさえも子どもの突然の事故に動揺している親に対し，臓器提供の話をしていく際には十分な配慮が必要である．移植を待つ難病の子どもたちのために脳死になった子どもからの移植が必要だということが社会のなかで大きく伝えられると，自分の子どもが事故で脳死とされうる状態になったときに，親が臓器提供を断りづらい社会的な圧力が生じる可能性もある．

さらには，親からの虐待が疑われる小児の事例において，親が臓器提供に同意することで虐待の証拠が失われる可能性があることも問題になり，虐待の可能性の有無をチェックすることが必要であるとされているが，チェックの方法や手続きの運用についても検討が続けられている．

❹ 移植医療をめぐる諸問題

日本における臓器移植は少しずつ増えてはいるが，移植を待つ患者のほうが圧倒的に多く，待機患者は現在約13,000人とされている．海外での臓器移植の機会を求めて渡航する患者も少なくない．しかし，**ドナー不足**は世界共通の問題であり，自国内での臓器移植の推進が必要であるとする意見もある．国際移植学会は2008年，外国での臓器移植を控えてほしいという宣言を発表している．

また，臓器移植というと脳死の問題がクローズアップされるが，**心停止後の移植**についてもドナーは不足している．さらには，生きている人の片方の腎臓や肝臓の一部，骨髄などを移植する治療も行われていることも忘れてはならない．生体肝・腎移植ドナーの提供後の健康管理の問題や，「家族としての責務」などの心情からドナーとなることに同意することが少なくない家族のインフォームドコンセントのプロセスの問題もある．また，生体肝・腎移植や家族間の骨髄移植では，ドナーとレシピエントが顔見知りであるために，移植が成功せずレシピエントが死亡した場合にドナーに生じる「助けられなかった」という思いに対して，どのようなサポートができるかといったことも考える必要がある．

5 誰もが臓器移植について考えておくことが重要

　臓器移植は，誰もがドナーやレシピエントの候補になる可能性があることを念頭に，社会全体で考えていかねばならない問題である．臓器移植に関する情報は，(社) 日本臓器移植ネットワークのホームページ[1] に詳しく載っており，日頃からこうした情報を得て，臓器提供について考えておくことは有意義である．

　臓器移植については，脳死後および心臓死後に，臓器を提供する・しない，移植臓器をもらう・もらわないという4つの権利が誰にでも存在する．現在の臓器移植法の下では，脳死を人の死として捉えるか捉えないかは個人で判断し選択できるし，死後の臓器提供も自分で決定できる権利がある．ただ，最終的には必ず家族の承諾が必要となるので，自分の臓器が提供されることを望むか否かについて，大切な家族と普段から相談し伝えておくことが大切である．自身の意思を明示する手段としての「臓器提供意思表示カード」の普及も重要な課題である．

まとめ

- 日本における臓器移植法制定に際しては，脳死を人の死とするかどうか議論になった
- 脳死を人の死とするかは個人によって意見が異なる状況を踏まえ，日本では，脳死判定は家族の承諾がなければ行われない
- 臓器を提供したいかどうか，提供を受けたくないかは，個人によって考えが異なり，また状況によって同じ個人でも判断に迷うことがある．さらに家族の意見も多様である
- 臓器移植をめぐっては医学的，社会的，心理的，法的，倫理的にさまざまな問題があることを考慮して，法に基づき厳格な手続きを経て，臓器の提供，移植が行われている

＜文　献＞
1）(公社) 日本臓器移植ネットワーク
　　http://www.jotnw.or.jp/index.html

● 演習問題

問1　以下の記述は正しいか，誤っているか．誤っている場合，理由を記述せよ．

① 脳死患者においては，数日以内に心臓も停止することが多いが，まれに，脳の機能が回復し，死を免れることがある．

② 脳死は不可逆的な状態であり，世界の多くの国で「脳死は人の死」とされているが，日本の臓器移植法では，脳死で臓器を提供する場合に限って，手続きを経て判定された脳死を人の死としている．

③ 日本の臓器移植法では，人の死は，個人の価値観や社会の文化と関係なく，純粋に医学的に判定されるべきものと定められている．

④ 心臓移植を受けなければ助からない疾患の患者であっても，移植を受けることを希望しないでいることができる．

問2 以下の質問に対して，回答を1つ選択せよ.

A）現在の臓器移植法にのっとって考えた場合，以下のなかで誤っているのはどれか.

① 脳死とされうる状態と診断された人が「臓器移植意思表示カード」で脳死後の臓器提供に同意する意思を示していることがわかり，家族が承諾すれば，脳死判定や臓器提供が行われる.

② 脳死とされうる状態と診断された人が「臓器移植意思表示カード」で脳死後の臓器提供に同意する意思を示していることがわかっても，家族が承諾しなければ，脳死判定や臓器提供は行われない.

③ 脳死とされうる状態と診断された人が「臓器移植意思表示カード」で脳死後の臓器提供を希望しない意思を示していることがわかっても，家族が承諾すれば，脳死判定を経て臓器提供を行うことができる.

④ 脳死とされうる状態と診断された人が，脳死後の臓器提供に同意する意思を示していたかどうか不明である場合，家族が承諾すれば，脳死判定を経て臓器提供を行うことができる.

⑤ 日本では，2009年の臓器移植法の改正前は，15歳未満の小児からの臓器移植はできなかった.

B）臓器移植ドナー候補者が現れた際に行われるレシピエント選択の基準として，適当でない項目はどれか.

① 臓器提供を必要とする医学的緊急度

② 身体の大きさ

③ 施設の所在地

④ 臓器移植希望登録後の待機時間

⑤ 患者（未成年の場合は親権者）の経済的状況

Note：

第2部 薬剤師に求められる倫理観【②医療倫理】

#32 医薬分業とその役割を患者さんに理解してもらう

井手口直子

中心となるSBO ▶ **#32** 薬剤師が遵守すべき倫理規範（薬剤師綱領，薬剤師倫理規定等）について説明できる

関連SBO ▶ #2，#8〜#10，#18，#25，#45，#48

本項で学ぶこと ・制度と地域生活者のギャップに目をむけわかりあえる態度と技能を身につける

Try!

＜医療制度について理解のない患者さんに納得していただくには？＞
　われわれが制度や役割として当然のように考えていることも患者さんには理解不能に捉えられることもある．それをどのように伝え，また相手のニーズを知ることで対応がどのように変わるのか，今回は医薬分業をテーマにし，ロールプレイを行うことで実感を持って体験する．

➡ロールプレイ

【参加型授業の流れ】

❶ ロールプレイの前のプレディスカッションとして，「社会における薬剤師の役割」について考える（**資料1**参照）．

❷ 教員の指示のもと，グループごとに薬剤師側か患者側かに分かれ，模擬患者と薬剤師役とのやり取りのロールプレイング（**資料2**）を見る．そのあとどのように対応するか，話し合う．

❸ **資料2**に続く形で薬剤師役のグループと患者役のグループでロールプレイングを行う．

❹ 最後に感想を話し合い，記録する．

資料1 薬剤師の社会における役割　薬剤師綱領と薬剤師行動規範

薬剤師綱領
（昭和48年10月　日本薬剤師会制定）

ー．薬剤師は国から付託された資格に基づき，医薬品の製造・調剤・供給において，その固有の任務を遂行することにより，医療水準の向上に資することを本領とする．

ー．薬剤師は広く薬事衛生をつかさどる専門職としてその職能を発揮し，国民の健康増進に寄与する社会的責任を担う．

ー．薬剤師はその業務が人の生命健康にかかわることに深く思いを致し，絶えず薬学・医学の成果を吸収して，人類の福祉に貢献するよう努める．

128　薬学生・薬剤師のためのヒューマニズム　改訂版

薬剤師行動規範

（平成30年1月　日本薬剤師会改訂）

　薬剤師は，国民の信託により，憲法及び法令に基づき，医療の担い手として，人権の中で最も基本的な生命及び生存に関する権利を守る責務を担っている．この責務の根底には生命への畏敬に基づく倫理が存在し，さらに，医薬品の創製から，供給，適正な使用及びその使用状況の経過観察に至るまでの業務に関わる，確固たる薬（やく）の倫理が求められる．薬剤師が人々の信頼に応え，保健・医療の向上及び福祉の増進を通じて社会に対する責任を全うするために，薬剤師と国民，医療・介護関係者及び社会との関係を明示し，ここに薬剤師行動規範を制定する．

1. 任務

　薬剤師は，個人の生命，尊厳及び権利を尊重し，医薬品の供給その他薬事衛生業務を適切につかさどることによって，公衆衛生の向上及び増進に寄与し，もって人々の健康な生活を確保するものとする．

2. 最善努力義務

　薬剤師は，常に自らを律し，良心と他者及び社会への愛情をもって保健・医療の向上及び福祉の増進に努め，人々の利益のため職能の最善を尽くす．

3. 法令等の遵守

　薬剤師は，薬剤師法その他関連法令等を正しく理解するとともに，これらを遵守して職務を遂行する．

4. 品位及び信用の維持と向上

　薬剤師は，常に品位と信用を維持し，更に高めるように努め，その職務遂行にあたって，これを損なう行為及び信義にもとる行為をしない．

5. 守秘義務

　薬剤師は，職務上知り得た患者等の情報を適正に管理し，正当な理由なく漏洩し，又は利用してはならない．

6. 患者の自己決定権の尊重

　薬剤師は，患者の尊厳と自主性に敬意を払うことによって，その知る権利及び自己決定の権利を尊重して，これを支援する．

7. 差別の排除

　薬剤師は，人種，ジェンダー，職業，地位，思想・信条及び宗教等によって個人を差別せず，職能倫理と科学的根拠に基づき公正に対応する．

8. 生涯研鑽

　薬剤師は，生涯にわたり知識と技能の水準を維持及び向上するよう研鑽するとともに，先人の業績に敬意を払い，また後進の育成に努める．

9. 学術発展への寄与

　薬剤師は，研究や職能の実践を通じて，専門的知識，技術及び社会知の創生と進歩に尽くし，薬学の発展に寄与する．

10. 職能の基準の継続的な実践と向上

　薬剤師は，薬剤師が果たすべき業務の職能基準を科学的原則や社会制度に基づいて定め，実践，

管理，教育及び研究等を通じてその向上を図る．

11. 多職種間の連携と協働

　薬剤師は，広範にわたる業務を担う薬剤師間の相互協調に努めるとともに，他の医療・介護関係者等と連携，協働して社会に貢献する．

12. 医薬品の品質，有効性及び安全性等の確保

　薬剤師は，医薬品の創製から，供給，適正な使用及びその使用状況の経過観察に至るまで常に医薬品の品質，有効性及び安全性の確保に努め，また医薬品が適正に使用されるよう，患者等に正確かつ十分な情報提供及び指導を行う．

13. 医療及び介護提供体制への貢献

　薬剤師は，予防，医療及び介護の各局面において，薬剤師の職能を十分に発揮し，地域や社会が求める医療及び介護提供体制の適正な推進に貢献する．

14. 国民の主体的な健康管理への支援

　薬剤師は，国民が自分自身の健康に責任を持ち，個人の意思又は判断のもとに健康を維持，管理するセルフケアを積極的に支援する．

15. 医療資源の公正な配分

　薬剤師は，利用可能な医療資源に限りがあることや公正性の原則を常に考慮し，個人及び社会に最良の医療を提供する．

「薬剤師綱領」と「薬剤師倫理規範」より引用

資料2 ロールプレイの課題シナリオ

課題　「医薬分業をどう説明する？ --- 新人薬剤師の憂鬱 ---」

　新人薬剤師が勤務する保険薬局の店頭にて，患者さんが病院の処方せんを持ってくる．とても不機嫌な様子．

　薬剤師は処方せんを受け取ろうとする．

　患者：「何で，ここで薬を受け取らなきゃならないんだ！　前のように病院で薬をもらえないのか！？　　まったく病院からここまで歩いて来なければならないし，足も悪いし，疲れているし，仕事を中断してきているのに！！」

　さて，この患者さんにこのあとどのような話をしたらいいでしょうか？

解　説

■ 薬剤師の役割の実際

薬剤師綱領

薬剤師行動規範

　薬剤師は**薬事関連法規**を遵守するのはもちろん，**薬剤師綱領**，**薬剤師行動規範**をベースに国民の健康と衛生を司る役割がある．

130　　薬学生・薬剤師のためのヒューマニズム　改訂版

1）病院内での仕事

　院内では医薬品の専門家として患者個々の検査値やカルテ，看護記録から患者の病状を読み，吸収代謝に影響する要因，体質，既往歴などに配慮し処方設計にかかわり，患者や家族にわかりやすくそれを伝え理解を得て投与する．その後は血中濃度はじめ，有効性，安全性をモニタリングしながら，問題があればチームで解決する（そのためにがん専門薬剤師などの専門薬剤師として活躍する薬剤師も多く存在する）．

　院内での感染制御チーム（ICT）では，消毒薬の選択や使用，耐性菌の原因となる抗菌薬の適切な使用の管理，栄養管理チーム（NST）では，経口，経管での栄養剤の選択（栄養剤には医薬品となるもの，食品となるものがある），胃ろうなど経管栄養患者の薬剤の適切な処方のコントロール，そして投与のコントロール（粉砕，簡易懸濁法など，通常の投与方法以外の方法論の検討）など，**医師**，**看護師**，**栄養士など多職種と協働して記録し**，**検討する**ことが重要である．病棟で患者に直接薬の説明を行い，患者の不安，迷いなどを受けとめつつアドヒアランスの向上に努める．

2）保険薬局での外来処方対応における業務

　患者個々の薬歴と，処方せん，患者本人という3つの情報元からいかに有用な情報を取得できるかが鍵であり，そのために**コミュニケーションスキル**がより重要になる．

　保険薬局では処方せんの情報と患者情報を合わせ，処方上の問題，患者のコンプライアンスにかかわる問題を把握して**リスクマネジメント**を行う．また夜間や休日も対応できるように薬局は輪番制をとったり，24時間患者からの問い合わせを受けるシステムも求められる．

●TOPIC　医薬分業とは

　「医療上，医薬品投与の必要があるときに，医療機関の医師はその方針を表したもの（処方せん）を患者に交付し，患者が当該医療機関以外の薬局において処方せんにもとづき，薬剤師が調剤し交付をうけること」（図）

●医薬分業のメリット

・医科薬価差益の抑制→過剰投与抑制
・かかりつけ薬局における「薬歴管理」→重複投与，相互作用，副作用のチェック
・薬局薬剤師による十分な服薬指導→アドヒアランスの向上，副作用早期発見（プレアボイド）
・医薬品の備蓄に左右されない最善の処方の確保
・処方せん交付による患者への情報開示
・待ち時間短縮

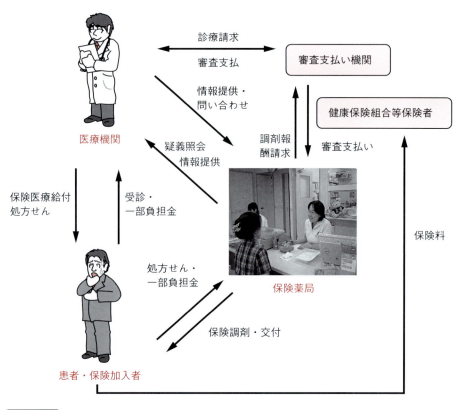

図 医療機関・薬局・患者の関係性

3）セルフメディケーションの推進

薬局では**セルフメディケーション**の推進も薬剤師の大きな職務である．医療機関は患者の多くが治療や検査の意識を持って訪れるが，薬局には病気を自覚する以前の，健康づくりや，予防的な方法，軽微症状の治癒，さらにはより生活の改善，快適を求める生活者が訪れ対応することができる．また，介護や衛生用品の供給も重要な役割である．

4）在宅医療チームでの役割

現在は病院薬剤師も薬局薬剤師も在宅療養の患者へ訪問し，薬剤の適正使用とモニタリング，患者の薬物療法にかかわる問題解決に医療チームの一員として貢献している．**ケアマネージャー**（介護認定を行い，在宅療養患者のケアプランを作成する役割）としても仕事をする薬剤師もいる．在宅医療では薬剤の有害事象や効果をキャッチするためにバイタルサイン（血圧や聴診，脈など）をみる場合もある．診断や処方の権利はあくまで医師にあるが，薬剤師は薬物療法の薬剤有害事象モニタリングのための患者の体調変化を観察する必要がある．がんなどの緩和医療では，医療用麻薬の量をレスキュー含め医師と相談しつつ進めることも多い．

災害

5）災害時の薬剤師の役割

　2011年3月11日に起きた東日本大震災は，広域で深刻な津波により多くの生活者の命と街ごと住居が奪われ避難所での長期生活が余儀なくされた．また原発事故によって福島県の住民が住まいを離れ避難所での長期にわたる生活を強いられた．当時の災害で地元の医療機関や薬局も被害を受けたが，多くの医療従事者がボランティアで支援に駆けつけた．

　災害時の薬剤師の役割は，時間と状況と共に変化していく．

❶ 災害直後：災害発生時，最も早く現地に到着するのは，医師2名，看護師2名そして薬剤師（または事務員）で構成するD–MATである．ここでは建物の倒壊などでのケガや避難を助ける救急医療，外科的処置に明るい薬剤師が求められる．

❷ 避難所では，日常の内服薬を持たずに避難し，お薬手帳も流されてしまった被災者の慢性疾患治療薬の手配が急務である．同時に急性疾患の治療薬の処方に応じた交付が重要であるが，避難所や，機能が残っている医療機関にある備蓄は限られており，以下のような業務がある．
　　・お薬手帳がない患者への処方薬の聞き取り
　　・同じ薬がないときに，ジェネリックや同種同薬効への切り替え
　　・避難所に集まる支援物資の医薬品の仕分け
　　また，軽微な疾患や外用含め，OTCの使い分けがわかる薬剤師の存在は貴重である．

❸ 災害から1〜数日たったころから，不眠や精神不安定などの愁訴がみられ始める．睡眠導入剤や，向精神薬などの処方検討が始まる．また，避難生活が長引くほどに，体調不良や栄養状態などの問題が起きる．

❹ 集団生活の避難所で衛生環境が悪化する．消毒薬，害虫の駆除薬，衛生用品の供給も必要となる．

まとめ

■ 病院，保険薬局での薬剤師の業務を理解しよう
■ 自分たちの業務と生活者のニーズのくいちがいが起きたときどのように納得を得るか考えよう

◉ 演習問題

問1　以下の記述は正しいか，誤っているか．誤っている場合理由を記述して訂正せよ．
　① 医薬分業は処方医にはメリットがない．
　② セルフメディケーションの推進は医療費抑制につながる．
　③ 処方内容が同じであれば，保険薬局での自己負担金は全国一律である．

問2 以下の質問に対して，回答を1つ選択せよ．

A) 医薬分業の患者側のメリットとして，誤っているものはどれか．

① 処方内容の開示

② 薬剤師による丁寧な服薬説明

③ 薬剤師によるリスク管理

④ 薬剤師によるジェネリックアドバイス

⑤ 薬局ごとにもらえるお薬手帳

B) 災害時に被災地で救援に入る薬剤師の役割として最も求められることは何か．

① 自分の判断では行動せずに，常に医師の指示を待つ．

② とにかく被災地は何も機能していないのだから単独の判断でどんどん動く．

③ 地元の薬剤師，医師と連携し，刻々と変わる状況にフレキシブルに対応する．

④ 医薬品の仕分けが中心的な仕事と認識する．

⑤ 被災者の心のケアをどんどん行っていく．

Note：

第2部 薬剤師に求められる倫理観【②医療倫理】 33

#33 立場によって受けとめ方が異なる技術と向き合う

齋藤有紀子

中心となるSBO ▶ **#33** 医療の進歩に伴う倫理的問題について説明できる

関連SBO ▶ #30，#40，#58～#61

本項で学ぶこと

・関連技術の歴史的経緯・社会的制度を説明する

・立場によって賛否が異なる技術（テクノロジー）への向き合い方を考える

・1つの意見のなかに複数の異なる根拠があり，そこにも賛否が生じうることを理解する

・自分の価値観と異なる意見や，共感困難な意見に触れたとき，どのようにすれば相手の立場に立つことができるか，あるいはできないのか，実践を通して考察する

・研究および日常における公平・公正・平等な態度や，考え方について学ぶ

Try!

＜立場によって受けとめ方が異なる技術と向き合う＞

　立場によって受けとめ方が異なるそれぞれの技術について，歴史的経緯・概要を把握するともに，①技術，②生命，③意思，④制度を手がかりに，できるだけ多くの論点を抽出し，そこに関わる当事者の気持ちや，抱えている問題への理解を深める．また，いわゆる"結論"のでない倫理問題を，1人で，あるいは，他者とともに考え抜く力を身につける．あわせて，研究および日常臨床において，公平・公正・平等な態度・考え方について学ぶ．

➡ SGDもしくはTBL（チーム・ベースド・ラーニング）

【参加型授業の流れ -1】
＜一般の書籍，新聞報道などにある事例について，そこに関わる当事者の立場を慮りながら，検討する＞

❶ 学ぼうとする技術の資料（**資料1**）に目を通し，概要を把握する．

❷ それぞれの技術に対する自分の考えと，その理由（根拠）を書き出す《❶，❷で10分》．

❸ 意見交換1（10分）

　チーム内で，お互いの考えを意見交換する．結論だけでなく，それぞれが，なぜそのように思うかを，ていねいに聴き合う．

❹ 意見交換1の結果を踏まえ，自分の考えになかった視点，自分の考えを裏付ける新たな視点，

#33　立場によって受けとめ方が異なる技術と向き合う　135

自分の考えが揺らいだ/変わった点を，書き出す（2分）．

❺ 課題を読み，関わっている当事者の立場を考える．

❻ 課題のなかで，技術利用に積極的な立場/消極的な立場になりきって，自分の立場と違う意見の人・迷っている人を「説得」する方法を書き出す《❺～❻で5分》．

❼ 意見交換2（30分）

　　方法1：グループのなかで異なる立場の役に分かれ，意見交換を行う．自分と同じ意見の役がやりやすいとは限らない．違う意見の役では，普段の自分ならいわない意見を思いついたり，発言できたりする．積極的に役に「なりきる」ことが大切．

　　方法2：グループごとに1つの立場を割り振り，割り振られた意見の立場を強化する．自分たちの意見の根拠を，できるだけ多く探し，予想される反論を考える．その反論への対応を考えることで，反論に寄り添う力も試される．

❽ 総合討論（10分）

　　グループごとに，自分たちの議論を紹介する．結論が出なかった場合も，その理由を，結論が出たグループも，むしろ「なぜ結論が出たのか」を説明する．

❾ 各自，❷，❻で書いた自分のメモを振り返る（1分）．

❿ まとめの時間（5分）

　　議論の過程を振り返り，自分が学んだこと，気づいたことをまとめる．

資料1 ■ 関係省庁における指針・議論の経緯（すべてウエブサイトで閲覧可能）

『生命倫理・安全に対する取り組み』（文部科学省），『研究に関する指針について』（厚生労働省），『厚生科学審議会』，『先端医療技術評価部会』，『出生前診断に関する専門委員会』，『厚生科学審議会』，『生殖補助医療部会』，『生命倫理専門調査会』（内閣府）

【参加型授業の流れ-2】
＜課題として架空の会話文を読み，問題にかかわる当事者の立場を慮りながら，検討する＞

※【参加型授業の流れ-1】の❶～❿と同様に議論を進める（**資料2**を参照）．

資料2

【参加型授業の流れ-2】でとり上げる「課題」には例えば下記がある．

課題1)

女性A「3年前に凍結した夫の精子で人工授精して，上の子にきょうだいをつくりたいと思っています」

不妊治療クリニック看護師B

　　「いい話だと思うけど，夫の新しい精子で人工授精しないんですか？」

女性A「夫が忙しいので難しいのです（夫との関係が今，悪くなっていることは黙っていよう）」

課題2)

研究者C「不妊治療中の患者さんに，クローン研究のための未受精卵提供をお願いしようと思うんだけど，誰に声をかけたらいいと思う？」

136　薬学生・薬剤師のためのヒューマニズム　改訂版

医師D「この前の体外受精のとき，Xさんはたくさん卵子がとれたし，通院も長くて，信頼関係もできているから，協力してくれるかもしれないよ」

課題3)

学生E「赤ちゃんが生まれるとき，よく"健康でさえいてくれれば"っていうよね．でもあれを差別だ"って思う人もいるらしいよ」

学生F「え〜っ，どうして？」

学生E「病気や障害を持って生まれてくることに否定的な考え方だから．優生思想っていうらしいよ」

学生F「驚いた．考え過ぎだよ．みんな赤ちゃんの健康を願って当たり前なんじゃないかな」

課題4)

学生G「最近は，お腹のなかの赤ちゃんが超音波映像の3D，4Dでわかるんだね」

学生H「知り合いの人は，妊娠中の血液検査で何かの病気がわかったから，出産をやめたって，小さな声で教えてくれたよ．不妊治療を5年やって，やっとできた赤ちゃんだったから，あきらめるのは辛かったって」

学生G「人工的に子どもをつくって，人工的に検査をして生むのをやめるって，なんだかハイテクの工場みたいだね」

学生H「ちょっとちょっと，なんだか冷たい考えだなぁ．知り合いの人がひどい人間に聞こえるじゃないか」

学生G「違うよ，むしろ科学の進歩はすごいなってことだよ．自分でも利用すると思うな」

課題5)

学生I「2018年に受精卵のゲノム編集をした赤ちゃん誕生のニュースがあったね」

学生J「世界中から非難の声が上がったよね」

学生I「そうだったね．でも，病気にならないように，生まれる前に"治療"しただけだから，あまり悪いと思わなかったけど」

学生J「ほんとうに？」

学生I「病気になる受精卵を廃棄したり，障害を持つ胎児を選択的に中絶するより，よほど倫理的じゃないかな」

学生J「そうかなぁ．自分には，病気や障害を持つ人は生まれてこない方がいいっていう考え方が，より強化されているようにみえるけど」

学生I「日本はゲノム編集を規制しているの？　それとも推進しているんだっけ？」

課題6)

学生K「卒業研究で実験したんだけど，うまくいかなくて大変だったよ．今，徹夜でまとめを書いているんだ」

学生L「おつかれさま」

学生K「同じ実験のすごくいい考察を，ネット上の論文で見つけたから，それを引用しようと思うんだ」

学生L「考察を自分で書かないのはまずいんじゃないの？」

学生K「出典を明記すればいいんでしょ？　実験結果のグラフをコピペしていた友達もいたよ」

学生L「それはさすがに・・」

学生K「一般教育科目のレポートなんて，友達のを丸写ししたけど，先生には気づかれなかったな」

学生L「昔から先輩のいいノートやレポートが回ってきてたよね．なにがよくて，どこからダメ

なんだろう」

課題7）

医師M「Ｐ製薬企業の担当者は熱心だよね」

医師N「薬の最新情報をいち早く教えてくれるからね」

医師M「説明も丁寧で，助かるよ」

医師N「同じ薬効だったら断然Ｐ社を使ってしまうね」

医師M「うちの病院の臨床研究も，最近Ｐ社が多い気がする．Ｐ社は研究費の寄付も潤沢だからね」

医師N「世間は利益相反っていうけど，担当者の熱意に応えたり，日頃の恩に報いるのは，人の道だよね」

医師M「親しいところと組むと疑われて，関係のない会社と契約するほうが倫理的ってなんだか違和感がある」

医師N「自分たちの考え方って古いんだろうか」

解　説

❶ 解説の前に：基本事項のおさえ方

　医療の進歩は日進月歩である．解説や事例が古くなると，皆さんの学習を十分支援できず，まして，「今とは違う昔のやり方」をいつまでも紹介し続けることになる．なので，ここでは，本項のテーマを考えるときに，基本的におさえてほしいことを列挙する．自分のなかで倫理問題を考える手がかりや足がかりを作ってほしい．

生殖補助医療技術

1）生殖補助医療技術

　生殖補助医療技術には，いわゆる不妊治療として行われているさまざまな技術，例えば人工授精，体外受精，顕微授精，精子・卵子・胚凍結技術などがある．近年，生殖補助医療技術と遺伝子関連技術を組合わせて着床前診断（PGD）・着床前検査（PGT-A）なども行われてきているが，それについては後述する．

　生殖補助医療についての学習では，技術の内容はもちろん，歴史的経緯や，現在の制度を調べることも，議論を深める一助となる．なぜ認められていないのか，逆に，なぜ許されているのか，すぐに理由がわからなかったり，理不尽に感じることも，時間軸で見ていくと，さまざまな立場の人の考えや，時代背景が見えてくる．事典，辞書，専門誌，書籍，インターネットなど，**さまざまなリソースのなかから，信頼性のある一次情報・最新情報を見極めながら学習を進めることが肝要**である．学習作業を通して，大衆の感情に訴える考え方や，少数派の意見，社会的に大きくとり上げられない声，否定されるべき思考など，専門誌や辞書には載りにくいものに目配りできる感性も，自分のなかに育てていこう．これはほかのテーマでも同じことがいえる．

　生殖技術で倫理問題が生じる要因を1つあげれば，ヒトの精子・卵子・受精卵を

138　薬学生・薬剤師のためのヒューマニズム　改訂版

体外で扱えるようになったことがある．そのことにより，第三者の精子・卵子・受精卵を利用したり，第三者の子宮に戻すなど，生殖細胞や，人の身体を「手段として」利用することが可能になった．これを，生命のはじまりの「操作」，「人のモノ化・手段化」と考えるか，技術の進歩・助け合いと考えるか，軸足の置き方で，技術をとり巻く風景が大きく違って見えてくる．

2）クローン技術・ゲノム編集など

クローン技術

ゲノム編集

　クローン技術・ゲノム編集は，その研究的意義が紹介される一方で，「基礎研究に限る」，「慎重かつ厳格な手続きを踏む」，「人間の誕生につなげてはいけない（ヒトの子宮に戻してはいけない）」など，その応用にはほかの技術以上に厳しい制限が設けられていることが多い．このテーマでは，そのことの意味を考える必要がある．もしまったく禁止されていなかったら，どのような医学的可能性があるのか．なぜ禁止／慎重／推進，さまざまな立場の人がいるのか．禁止／慎重／推進の「理由」は何か．原理・原則の問題か，安全性の問題か（安全性が確保されれば推進すべきか），研究者・人間への不信か．無性生殖をどう考えるか，動物で行えて人間でできない（応用してはいけない）理由があるのか，またそれはなぜか．**事実・歴史・制度に学び，問いを重ねながら考え続ける**ことが大切である．

3）出生前診断・着床前診断・着床前検査（PGT-A）

出生前診断

着床前診断

着床前検査（PGT-A）

　出生前診断・着床前診断・着床前検査（PGT-A）では，まず現在行われている検査を整理し，なにがどこまでできるのか情報収集する必要があるだろう．

　これらの検査の対象は，胎児であるが，その胎児は，女性の身体のなかに存在している．女性と胎児の関係については世界各国でさまざまな議論・政策がある．人工妊娠中絶の問題まで調査・検討できれば，出生前診断における胎児と妊婦の関係や，配慮すべきことがらについて，より丁寧に考えることもできるだろう．

　胎児と妊婦，2つの生命・身体をどのように尊重するか，女性の自己決定権，リプロダクティブ・ヘルス／ライツ，病気や障害を持つ人の人権と尊厳，社会の医療・福祉制度など，立場によって気持ちも揺れるこれらの問題について，自分のなかではどのように（折り合いをつけて）考えているか，逆に，矛盾が存在するのか，気づく契機にもなるはずである．

4）優生思想

優生思想

　ゲノム編集や，出生前検査，着床前の生命への介入について考えることは，自分のなかの人間観，病気・障害感，**優生思想**と向き合うことでもある．

　2018年，日本に1996年まで存在していた優生保護法の下で強制的に不妊手術や中絶をされていた人たちが，国を相手に国賠訴訟を提起した．これらの訴訟をめぐるさまざまな情報を調べることも，新しい医療技術とその背景思想を考えることにつながってくる．

　病気や障害を"治す"ことをめざす医療は，病気や障害を持つことを否定し，病気や障害を持つ人を，そうでない状態に変えようとするともいうことができる．医

療は，患者・障害者を否定する営みなのか．医療のなかに優生思想が内包されているのか．そんな問いを自分に投げかけ，考えてみてもいいかもしれない．

研究倫理

5）研究倫理：研究に取り組む倫理的態度

倫理的な研究態度とはどのようなものか．指針を守り，個人情報を保護するなど，ルールを守ることであればわかりやすいが，内心の問題であればわかりにくい．精神論というわけでもないだろう．

考えはじめる手がかりとして，**課題6）**でも示したような身近で日常的な出来事をとり上げるのはどうだろう．

例えば，グループで実験に取り組むとき，自分で考えてまとめなくても，よくできた人のノートを写して提出したほうが，早く終えられ，効率もよく，最終評価も高い（かもしれない）．放課後の部活やアルバイトにも遅れず行くことができそうである．全員同じ結果（データ）であれば，丸写ししても発覚しにくい（誰が写して，誰が写させたのかもわからなくなる）．

このような時，どのように自分を律するか．

人は弱い心を持っている．人を待たせたり，自分のせいでグループみんなの帰りが遅れたら心苦しい．でも自分でまとめなければ力をつけることもできない．このような問題をどう考えて，どのように行動するか．これは自律の問題である．チームワークの問題でもあるかもしれない．

社会で起きる研究不正は，このような問題の延長にある．功名心や出世欲だけでなく，"正直に話すと仲間に迷惑がかかる"，"お世話になった人に報いたい"，"指導教授に褒められたい"など，大なり小なり，ほとんどの人が経験するさまざまな葛藤が要因となっている．一度ついた嘘を訂正する機会を失い，引くに引けなくなっている場合もある．

日常の自律と，研究における倫理的態度（正義性，社会性，誠実性）は，本質的につながっている．

❷ 問題の所在：本項のようなテーマをどう考えるか

本項でとり上げるテーマは，いずれも日進月歩の技術とかかわる問題である．多くの知識を蓄える必要がある一方で，「いのちとは何か」，「人間とは何か」，「生命のはじまりをどう考えるか」，「人の幸せとは何か」など，根源的・普遍的な問いにたどり着く問題でもある．

本項の到達目標の1つ，「**医療の進歩に伴う倫理的問題について説明できる**」は，単に，知識を蓄積すれば到達できる目標ではなく，われわれが，いのち，生き方，社会の問題をどう考えるか」という考察を通してこそ達成できる目標である．

「そんな目標は大きすぎるし，本項のテーマに限らず，いわゆる医療倫理問題すべてにあてはまるのではないか，ちょっと言葉を入れ替えれば，ほかの倫理問題と変わりないではないか」という声も聞こえてきそうである．確かにそのような面も

ある．異なる倫理問題を考えていても，いつのまにかほかの問題に通底する普遍的な課題にぶつかる．逆に，普遍的な問題に思考を及ぼしているときに，個別の問題につながるテーマが急に立ち現れたりする．個別と普遍の往来，"倫理を考える"ことは，そのような営みのくり返しである．

❸ 倫理問題の「結論」って何だろう

「そういうのは不得意だから最後の結論だけ教えてほしい」という人もいるかもしれない．ただそれは，例えば「桃太郎は，要は，何歳で死んだの？」ということと似ている．桃太郎の寿命を聞いても物語はわからないし，何歳で死んだかは桃太郎の"結論"ではないように思う．

桃太郎は，なぜ老夫婦のもとに来たのか，老夫婦はなぜ育てたのか，なぜ鬼ケ島に鬼退治に行ったのか，鬼が何か悪いことをしたのか…．物語のなかからは"結論のない"さまざまな論点が見えてくる．だから読書はおもしろい，のではないか．

「倫理の問題は結論がないので，よくわからない」，「話し合っても，人によってさまざまな価値観があるとわかるだけ」，「話し合うことの意味がわからない」とも，よくいわれる．でも"結論"とは何だろう．

1つに絞り込めること？　それなら「わからない」ということも1つの結論になる．正誤がはっきりすること？　「朝食はパンか米飯か」だと正誤はないが，「朝食ってよくわからないねぇ」とはあまり聞かない．「太陽は何色ですか？」では赤，白…いろいろ出てくるのが科学的にはむしろ正しいかもしれない．しかもそれは太陽そのものの色なのか，太陽の周りの環境がそう見せているのか，それとも見ているわれわれレセプターの問題なのか…．それを探求するのが楽しくて考え続けているのが，きっと自然科学者たちだ．考えて，1つに絞り込むのではなく，たくさんの問い（仮説）を立て，さまざまなアプローチを試みる．

人文科学者は，"倫理問題"でそれをやっている．**技術そのものを考え，その環境（時代背景，歴史的経緯，制度的状況）を考え，使う人，使われる人，その理由，ずっと考え続けている．**いつもいつも考えていると，ときどき，「あの問題」と「この問題」がつながったりする．同じことが全然違って見えてくる．

❹ くり返される議論や，退屈な風景から学べること

さまざまな領域にかかわる倫理の話し合いをしていると，興味深いテーマがある反面，「わからない内容」，「何度も聞く話」，「興味がわかないテーマ」，「全く共感できない意見」にも，くり返し遭遇する．そのときこそ，普段から"考え続ける"力をつけるチャンスである．

個別←→普遍を行ったり来たりしたり，いろいろな「こたえ」が散らばっている風景をなんとなくでも見ているうちに，われわれは，「あ！」と思う瞬間，「あれとこれは，こうつながるのかな？」と感じる瞬間に出会うことができる．たくさんの

#33　立場によって受けとめ方が異なる技術と向き合う　141

"退屈"を知っている人ほど,「ん？」という瞬間のわくわく感も人一倍だ.

　倫理の議論が終わって,何だか知らないけど,視点が広がった気がする,何となく議論が深まった感じがする,と思ったとすれば,自分のなかに何かが起きているに違いない.「あ〜,また同じだったな」,「何も変わらない」と思ったときにも,話し合いをはじめる前のそれとは,考えの奥行きが少し違っているはずだ.

　日頃から,違和感のあるテーマや意見・感情に,何度もていねいにつきあうことが,おそらく倫理を考える1つの作法である.「要領よく」,「パッケージで」,「要点だけ覚えよう」という価値観に収めようとすると（倫理にもそれができる領域もあるが）,桃太郎の登場人物の寿命を暗記するだけで終わってしまう可能性がある.それはそれでトリビアかもしれないけれど….

■5 少しだけ,個別課題に則して

　最後に,個別テーマを考えるときの手がかりを紹介したい.1つの切り口なので,常に万能ではないし,多用していると,視点が硬直する可能性もある.この切り口で見える問題しか見えなくなってしまうので,そんなことに注意しながら,参考にしてほしい.

　本項のような倫理問題では,①**技術**,②**生命**,③**意思**,④**制度**を手掛かりに進めると問題を見出しやすいことは,「Try！」の項目で述べた.

　③**意思の問題**について,少し補足したい.ここには感情の問題も加わってくる.倫理の問題では,同じ技術について,その利用を切望している人,使いたくない人,使うよう強制されているように感じる人,禁じたい人,使いたい人が使えばいいと思っている人,無関心な人….いろいろな人がいる.

　さらに,技術開発する側の意向もある.目的がよければ（例えば救命やQOL向上なら）いいと思う人,方法がよければ,あるいは,安全であればいいと思う人,法に反していなければいいと思う人,科学に対する慎重論・反対論が嫌いな人など.さまざまな立場・さまざまな意見がある.組合わせは複雑で,1：1対応になどまったくなっていない.

　難しい問題にぶつかると,「病院で基準を決めればいい」,「国が法律で決めればいい」という声もよく聞く.たしかに「医療安全マニュアル」などは,国レベルで統一的運用をするのに適しているかもしれない.しかし例えば「○○の胎児は,検査でわかったら中絶していい（したくない人はしなくてもいい,強制はしない）」と国が法律で決めていいだろうか.○○と同じ属性を持つ人は差別と思うかもしれない.○○に"男子","女子"などの言葉をあてはめてみたらよくわかる.中絶を強制しているわけではない,といわれても,なんで"男子"だけ,なんで"女子"だけと,差別されているように感じる人もいるのではないか.

　国が法律で決めることは,そのいのちにとって重く,大きな影響を持つ.法律は,技術を使いたい人を一律に使えなくすることも,逆に,人々が文化的に自制して来たことを骨抜きにすることもできる.「法律で決まっているから」と,やがてみんな考えることをやめてしまうかもしれない.

142　薬学生・薬剤師のためのヒューマニズム　改訂版

「法律で決めてもらう」,「病院でルール化する」ということの"威力"を知ったうえで, 何をどこまで規則にし, 何を, 人々の裁量（自由）に委ねるのか. とりわけ個別の事情ごとに人々の気持ちが分かれ, 迷い, 揺れる本項のようなテーマでは, ていねいに議論する必要がある.

⑥ 話し合いをはじめよう

話し合いでは, ①技術, ②生命, ③意思, ④制度の問題を, みんなのなかで解きほぐしながら, たくさんの論点を抽出してほしい.「いまこれをいったら, 議論が蒸し返される」,「せっかくまとまりかけているのに, 空気を読まなければ」と気遣うよりも,「ちょっといってみる」勇気,「誰かが, 何かいいたそうにしていないかな」と気を配ることが大切である. 話の流れが変わらなくても, さまざまなひと言で, お互いの気づきが深まったり, パズルのピースがハマったりする.

一致していない意見の"調整"や"評論"が目的ではない.「どちらの考えも間違っていない」,「さまざまな価値観を尊重しなければならない」などといって, 解説や一般論に終始しないことにも留意しよう. **お互いに質問・反論・当惑の気持ちが生じることは, むしろ思考が深まっている証拠**である.

話し合いの過程で, お互いにたくさんの"もやもやする感じ"を抱え込みはじめたら, 倫理問題の話し合いができているので, そのまま迷わず考え続けてほしい.

時間内に「結論を出そう」,「まとめよう」とする必要はない. 話がどんどん広がるうちに, 思いがけない意見との出会いがある（もちろん雑談との節度は意識して）. 誰もが自分の意見, 気持ち, 場合によっては, 議論の流れへの違和感まで, 発言しやすい雰囲気で話し合うことを目標に入れて, 本項のテーマを考えてほしい.

まとめ

■ 子どもを産む・産まない, 検査をする・しない, 研究に協力する・しない, など, 人生にかかわる決断をする当事者と, そのための医療情報を提供し, 意思決定を支える専門家の立場, 影響力, 言葉の重みなどについて, しっかり考察ができたか？

■ 誰かの命を救ったり, 健康・QOLを高めるという, 良い目的のためなら, 第三者の細胞・身体・気持ちなどを, 手段として用いることは許されるか, いろいろな立場から考えることはできたか？

■ 妊婦（カップル）の自律を尊重し, 人生に深くかかわる意思決定を支えることと, これから生まれてくる子どものいのちを温かく社会に迎え入れること, 両者を実現する道筋を探せたか？

■ 研究に対する倫理感を, 日常の自律の問題と照らしながら考察することができたか？

＜文　献＞
1）『医学・生命科学の研究倫理ハンドブック』（神里彩子, 武藤香織/編）, 東京大学出版, 2015

2）『いのちを"つくって"もいいですか？生命科学のジレンマを考える哲学講義』（島薗進/著），NHK出版，2016
3）『出生前診断　受ける受けない誰が決めるの？－遺伝相談の歴史に学ぶ』（山中美智子，玉井真理子，坂井律子/編），生活書院，2017
4）『医学研究・臨床試験の倫理　わが国の事例に学ぶ』（井上悠輔，一家綱邦/編），日本評論社，2018
5）『生命倫理のレポート・論文を書く』（松原洋子，伊吹友秀/編），2018

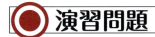

演習問題

問1 以下の記述は正しいか，誤っているか．誤っている場合，理由を記述せよ．
① 夫婦の受精卵を第三者の子宮に移植する代理出産は，すべての国で認められている．
② クローン技術を使って個体を誕生させる技術は，ヒトに対して積極的に応用されている．
③ 日本で病気や障害を持つ胎児を出生前に診断することは，胎児治療に結びつく場合にのみ実施されている．

問2 以下の問題に回答せよ．
A）親子にかかわる日本の法律について，正しいのはどれか．2つ選べ．
① 法律上，子どもの母親は，分娩した女性である．
② 法律上，人としての権利が認められるのは，受精の瞬間からである．
③ 未成年者同士で結婚した場合，不動産購入などの契約には，どちらかの保護者の同意が必要である．
④ 死んだ夫の凍結精子で妻が妊娠した場合，その夫は，法律上，父と認められる．
⑤ 法律上の婚姻関係にあるカップルの一方が死亡し，その死亡した人が婚姻内と婚姻外，両方で子どもをもうけていた場合，両方の子どもの相続分は同等である．

B）出生前診断に関する意見のうち，個人の選択を重視している考えはどれか．
① 胎児の治療に結びつく場合にのみ行うべきである．
② 胎児が重篤な疾患を持つ場合に限って行うべきである．
③ 医師が必要と思うケースでのみ行うべきである．
④ 十分に説明を受けた女性が希望したときに限り，行うべきである．
⑤ 国によって禁止されるべきである．

C）研究に対する非倫理的態度のうち，「剽窃」とされるのはどれか．
① 他人の文章を，自分の論文に転載し，引用元を示さなかった．
② きれいなグラフを作るために，都合の悪いデータを削除して作図した．
③ 被験者が集まらなかったので，不足する人数分，架空のデータを作成した．
④ 同僚が，倫理委員会の承認前に研究をはじめたが見て見ぬふりをした．
⑤ 寄付金の多い製薬企業を最優先して，薬の臨床研究を実施した．

第2部 薬剤師に求められる倫理観【③患者の権利】

#34

＃34

パートナーを理解しよう

田村　豊

中心となるSBO **#34** 患者の価値観，人間性に配慮することの重要性を認識する（態度）

関連SBO #1, #2, #4〜#7, #29, #41〜#48

本項で学ぶこと
- 相手の価値観，人間性に配慮することの重要性について討議する
- "老いる"こと"生きる"ことについて討議する
- "生命の尊厳とは何か"について討議する
- 患者のQOLと医療のあり方について討議する

Try!

＜障害をもった高齢者とパートナーシップを構築する＞
　エピソードを読んでSGDを行う．福祉施設に入所している障害と疾病を持った高齢者を毎週訪問する．パートナーの心理状態や考え方に配慮しながら相手に対する理解を深めていく．パートナーが自分の思いを語っていくなかで，"老いること"，"病気とともに生きていくこと"，"患者の権利と生命の尊厳"，あるいは"患者のQOLと医療のあり方"などについて考えを深めていく．

➡ SGD

【参加型授業の流れ】

❶ 授業の目的と，これから読むエピソードについての簡単な紹介を受ける（5分程度）．

❷ 高齢者福祉施設での交流学習についての簡単な説明を受ける（3分程度）．

❸ 資料を読んで，次の4点について自分の考えや感想を整理する．
　①学生（自分）と高齢者の人間関係の変化（どのように変化していったのか，変化した理由も含めて），②老いていく自分，病気を抱えながら生きる高齢者の気持ち，③医療のあり方について（医療を受ける権利と受けない権利，患者が若年〜壮年の場合と高齢者の場合の違いなど），④自分だったらどのように高齢者と接するか．

❹ グループで意見をシェアーする．

❺ 上記の4つの点，およびそのほかの感想や意見について発表する．

資料

　高齢者福祉施設を訪問して交流学習を行ったときのエピソードである．エピソードのなかの"私"を自分自身に置き換えて読んでほしい．"私"はどんな気持ちになったか，などについて意見をまとめてみよう．

#34　パートナーを理解しよう　　145

エピソード　**安藤文子さん（仮名）75歳女性との交流学習記録**

　私が訪問する福祉施設は，1階には食堂やロビー，2階には入所者さんの個室，理学療法や作業療法を行うための施設，窓際にソファーやテーブルが置いてあるロビーがありました．

　はじめて施設を訪れた日，私は施設のスタッフの方から，2階のロビーでソファーに座っている安藤さんを紹介してもらいました．私は，安藤さんの横に座ってまず自分の名前など簡単な自己紹介をしました．安藤さんは，私の顔を見て会釈をしてくれました．私は，これから週に1回安藤さんに会いに来ること，できればたくさんお話をして，楽しい時間を過ごしたいと思っていることを伝えました．安藤さんは，「こちらこそ，よろしくお願いします」と私にいってくれましたが，特に微笑むわけでもなく表情は硬いままでした．スタッフの方がいなくなり，私と安藤さんの2人だけになりました．私は，「今日は天気がいいですね？」とか，「体調はどうですか？」など安藤さんに話しかけましたが，返事は「そうですね」とか「まあまあです」など，一言で終わってしまい，全然話が広がりませんでした．そのうち，話題を思いつかなくなり，沈黙の時間が続いてしまいました．私は，"何か話をしなければ！"と必死に考えましたが，結局その日は，ほとんど会話を続けることができず，最後に「また，来週来ますね」というのが精一杯でした．

　第2回目の訪問も第1回目とほとんど同じような状況になってしまいました．今回は，いくつか話題を考えて訪問したのですが，あっという間に話題が尽きてしまい，訪問時間の多くが沈黙の時間になってしまいました．

　3回目に訪問したとき，安藤さんはまだ自分の部屋のなかにおられました．いつものソファーで待っていると，左足を引きずりながら，安藤さんがこちらに歩いてくるのが見えました．私は，急いで安藤さんの側に行って腕を支えました．それから，ゆっくり歩いていって2人でソファーに座りました．安藤さんは，「ありがとう」といってくれました．私が，「左足，動きにくいのですか？」と尋ねると，安藤さんは，5年前に脳梗塞になったこと，その後遺症で左手と左足に麻痺と痛みがあることなどを話してくれました．その日は，何種類か薬を飲んでいること，運動機能回復のためにリハビリを行っているが体が動かなくなってきていることを少しずつ話してくれました．私は，「薬はきちんと飲みましょうね！」とか，「リハビリを頑張りましょう！」と一生懸命安藤さんを励ます言葉をかけました．そして，安藤さんが飲んでいる薬を調べて説明することを約束しました．安藤さんは，少し微笑んで「ありがとう」と答えてくれました．

　4回目に訪問したとき，私は安藤さんが飲んでいる薬が，血圧を下げるための薬，血液を固まらせないようにする薬，そして痛みを止める薬であることを知らせました．そして，「大切な薬なので，忘れずに飲んでくださいね」と伝えました．この日は，安藤さんが若かったときのこと，仕事のこと，家族のことなどを少しずつ話してくれました．私はほとんど聞き役で，「本当に？」とか「大変でしたね」とか，ときどき合いの手を入れるだけでした．5回目に訪問したときも，ほとんどの時間を安藤さんの昔話を聞いて過ごしました．私は，相づちをうったり，うなずいたりしているだけでした．ときどき沈黙が続くことはありましたが，最初の頃とは違って，あまり沈黙が気にならなくなっていました．

　6回目の訪問も，最初は安藤さんの昔の旅行の話からはじまりました．私が，「楽しかったんですね．また旅行に行けるといいですね．リハビリを頑張りましょう」というと，「リハビリはもうしたくない」，「薬も何のために飲んでいるのかわからない．もう飲みたくない．私には薬を飲まない権利はないの？」と急に泣き出しながらいいました．私は，驚いてただオロオロするばか

りで何もいえませんでした．安藤さんはさらに，「何のために生きているのかわからない」，「何のために薬を飲んで，何のために辛いリハビリをしなければならないのかわからない」といいました．私は，泣いている安藤さんの背中をさするだけで，なにも言葉をかけることができませんでした．安藤さんが泣いているのを見たスタッフの方が，「どうしたの？」と声をかけてくれました．「少し気持ちが高ぶったようだから，お部屋で休みましょう」ということになり，6回目の訪問は終了しました．

　次の週，安藤さんを訪ねると，「先週はごめんなさいね」といわれました．私は，首を横に振って，いつものように横に座りました．少し沈黙の時間があった後，「リハビリ辛いですか？」と聞いてみました．すると，「リハビリそのものも大変だけど，やってどうなるの？ っていう気持ちになるのよ．薬も同じ．飲んでどうなるの？ って思ってしまう．リハビリが大切なこと，薬が大切なことはよくわかるけど，私はもう75歳よ．リハビリやって，薬を飲んだらどうなるの？1人でできないことは増えていくし，痛みもよくならない．もう，十分よ」という答えが返ってきました．私は，何もいえずにただ安藤さんの手を握っていました．

　最後の週も，ほとんど会話はありませんでした．ただ，2人で手をつないでソファーに座っていました．帰りの時間が迫ってきました．私は，「8週間，ありがとうございました．たくさんお話しができて嬉しかったです」といいました．安藤さんは，「こちらこそ，ありがとう．あなたが来てくれるのが楽しみだった．これから寂しくなるわ」といってくれました．そして「あなたに会えたように，生きていると何かいいことがあるかもしれないわね．最初は，ちょっと話し辛い雰囲気の人だなぁと思ってたんだけどね」といたずらっぽい表情で話してくれました．

解　説

１ 自分はどんな人？

交流分析
交流分析（transactional analysis：TA）はアメリカの精神科医であるエリック・バーンが創案した心理療法である．自分の思考，感情，行動などを記号や図を用いて表す．

アサーション
その場の状況にあった最も適切な自己主張の方法で，自分の考え，欲求，気持ちなどを素直に述べること．「自分も相手も大切にした自己主張法」といわれている．

　薬剤師と患者，医師と患者，看護師と患者のように，医療従事者と患者の間に信頼関係が構築されていることがよい医療を行っていくうえで重要である．薬剤師も患者とよい関係を築いていくためにコミュニケーションのとり方などを含めて多くの努力を行っている．多くの場合，医療従事者は"患者がどんな人なのか？""どんな気持ちでいるのか？"など，患者を知ることによって自分の対応を考えようとしている．しかし，相手を観察して判断する作業は医療従事者だけが行っているわけではなく，患者も"この薬剤師はどんな人なのか？"という分析・判断を行っている．したがって，患者を知ろうとする前に，まず自分がどんな人なのか（周りからどんな人とみられているか）を知ることが大切ではないだろうか．**自分の物事に対する感じ方や考えるときの傾向などを知ることは，よりよい人間関係の構築に大いに役に立つ．**

　必須ではないが，交流学習のエピソードで学習を行う前に，**交流分析**（構造分析や，エゴグラムの作成など）や，**アサーション**などについて学んでおくとより効果的な学習になる．

#34　パートナーを理解しよう　147

2 キュアとケアの視点

医療を**キュア**（治療的な行為）と**ケア**（支援的な行為）に分類することがある。しかし基本的に、どんな患者に対する医療行為においても、どちらか一方だけが行われることはない。ただ、その状況でキュアとケアの比率が変化していくだけである。また、どこまでがキュアでどこからがケアかという境界も実際には明確にはできない。したがって、医療従事者は、**キュアの視点とケアの視点の両方を持って患者に接していかなければならない**。このとき、最も大切なことは患者のQOLを改善するという成果を目的としていることである。

3 患者の気持ちに寄り添う

キュアを行うにしても、ケアを行うにしても患者の気持ちに寄り添うことが大切である。そのためには、患者との信頼関係を構築し、患者が心を開いてくれること、そして心を開いてくれた患者の気持ちをしっかりと受け止めなければならない。しかし、この作業には時間がかかる。どんなに素晴らしいコミュニケーション能力を持っていたとしても、今日出会ったばかりの医療者に、患者が完全に心を開くことはまず考えられない。

また、"コミュニケーション能力＝口数の多さ"ではない。コミュニケーションには、**言語的コミュニケーションと非言語的コミュニケーション**があり、場面や相手の特性、さらに自分の特性に合わせて適切に使うことが重要である。また、患者の気持ちに寄り添うためには、患者自身が、現在の自分の状況に至る原因、理由、過程などをどのように考えているかという**解釈モデル**を引き出すことも大切となる。患者の気持ちに寄り添うことは、決して無条件に患者の希望を受け入れて迎合することではない。必要に応じて、自分の意見や考えをしっかり伝えることも重要である。

4 患者の権利・生命および死にかかわる問題

医療（治療）を受ける権利だけではなく、治療を受けない権利について考えて欲しい。延命措置や終末期の医療に際して患者の意志と権利、家族の気持ち、医学的な判断など、医療者の行動を決めるためには多くの要因を考える必要がある。

また、よく生きることは、よりよく死ぬことに通じる。したがって、生命の尊厳は、生命や死にかかわる倫理を抜きにして考えることはできない。このような問題は、単純に"正しい"、"誤っている、""よい"、"悪い"の判断ができないものが多い。

これらの問題は、本書のp.81〜106〔**#28生命倫理の諸原則（自立尊重、無危害、善行、正義等）について説明できる**〕やp.135〜144（**#33医療の進歩に伴う倫理的問題について説明できる**）に記載されているので、ぜひ一緒に学んでほしい。

5 生きることとは？

哲学的命題であるが，"生きることの意味は何か？"を生涯にわたって考え続けてほしい．

まとめ

- 信頼関係を構築するためには，患者の思いを受け止めることが必要である
- よい医療を行うためには，患者の思いに寄り添うことが大切である
- 人間は必ず老いる．また，大部分の人が老いとともに病を得て，病とともに人生を送る
- 生命や医療に関する考え方は，患者個々によって異なる．また，年齢や環境によって変化する

＜文　献＞

交流分析に関する参考図書
1）『わかりやすい交流分析』（中村和子，杉田峰康/著），チーム医療，1984

アサーションに関する参考図書
2）『気持ちが伝わる話しかた―自分も相手も心地いいアサーティブな表現術』（森田汐生/著），主婦の友社，2010

● 演習問題

問1 患者と医療者と面談するとき，患者が一番心理的圧迫感を感じやすい位置関係はどれか．回答を1つ選択せよ．

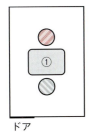 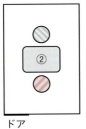 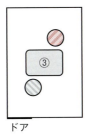 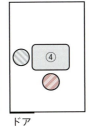 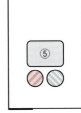

問2 傾聴の態度として好ましくないものはどれか．回答を1つ選択せよ．

① うなずきや相づちを打つ．
② 相手に共感する．
③ 自分の感覚や考えを相手に納得させる．
④ 患者のキーワードをくり返す．
⑤ 相手の話を要約して確認する．

問3 リビングウィルの説明として正しいのはどれか. 回答を1つ選択せよ.

① 患者が積極的に治療方針の決定に参加し, その決定に従って治療を受ける.

② 診断や治療方針について, 現在の自分の担当医以外の医師の意見を聞き参考にする.

③ 人生の最終段階（終末期）を迎えたときの医療の選択について事前に意思表示しておく文書

④ 患者が医療者の指示に従う.

⑤ 患者が医師から診療内容などについて十分な説明を受け理解したうえで, 患者自身が同意し最終的な治療方法を選択する.

Note：

第2部 薬剤師に求められる倫理観【③患者の権利】

#35 薬局で遭遇する倫理問題から考える

堂囿俊彦

中心となるSBO #35 患者の基本的権利の内容（リスボン宣言等）について説明できる

関連SBO #28, #34, #36, #37, #52

本項で学ぶこと

- 自己決定権を中心として，患者にはさまざまな権利があることを理解する
- 自己決定権を尊重するためには，いくつかの条件を満たす必要があることを理解する
- 患者の権利を尊重するためには，複数の医療従事者が連携する必要があることを理解する

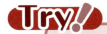

現場で遭遇しうる事例を題材に，患者の基本的権利，とりわけ自己決定権をめぐって困難な問題が生じうることを理解したうえで，基本的権利を尊重しながらそうした問題を解決するために何をするべきなのかを討論する．

➡ SGD

【参加型授業の流れ】

❶ 授業の狙いと事例（**資料**）について，教員から簡単な紹介を受ける（5分）．
❷ 事例を読んだうえでSGDを行う．ディスカッションを行う際には，以下の2点を必ず検討する（30〜40分）．
　① Aさんの処方薬をジェネリックへ変更するために，薬剤師として何をするべきか．
　② 息子に連絡をとるかどうかを判断するうえでは，どのようなことを検討しなければならないか．
❸ グループごとに発表を行う．

資料

このケースは，北里大学薬学部の有田悦子先生に提供していただいた．一部改変のうえ掲載している．

エピソード

　薬代の支払いが滞ることが多いAさん．○日にはお金が都合できるからそれまで待ってほしいというAさんの言葉を何度となくわれわれ薬剤師は耳にしている．薬代を払えないことが原因と

なり，服用のコンプライアンスが低下することだけは薬剤師として避けたいため，いけないとは思いながらも普段は先にお薬をお渡しして，あとから薬代をいただいていた．

しかし，ここ半年ほどは支払いが約束の日よりも遅れることが多くなり，先月は結局支払いにいらっしゃらなかった．Ａさんの病状も気になったため電話をかけてみたところ，「薬代は必ず払いにいきますから待ってください」といわれたが，今月いらっしゃるかどうか大変不安である．同じ市内に住む息子とは連絡がつくため，一度相談をしたほうがよいのか悩んでいる．

一方，ジェネリックへ変更したと仮定して試算したところ，薬代は現在の7割ほどになり，負担が軽くなる．しかし処方せんには，ジェネリックへの変更不可の署名がある．また，Ａさんはジェネリックについては医師から話を聞いていないようである．

解　説

1 患者の基本的権利の誕生と広がり

患者の権利
the rights of the
patients

「患者の権利」（the rights of the patients）という言葉は，米国においてはじめて広く認知されるようになった．そのきっかけの1つは，1960年代に起きた消費者運動の流れを受け，米国病院協会（American Hospital Association: AHA）が1973年に採択した「患者の権利章典」である[1]．そこでは，「思いやりのある，敬意をともなうケアを受ける権利」，「自分の診断，治療，予後に関して，関連する最新の情報を理解できるしかたで伝えられる権利」，「治療を行うに先立って，そして治療中に，ケアプランについて決定を行う権利」などがあげられている．

その後患者の権利は，世界的な広まりを見せている．世界医師会（The World Medical Association：WMA）は1981年に「患者の権利に関するWMAリスボン宣言」[2]を採択した．そこでは，「良質の医療を受ける権利」をはじめとして，さまざまな権利があげられている（権利のリストについては**TOPIC**を参照）．また，1994年には，世界保健機構（World Health Organization：WHO）ヨーロッパ会議が，「ヨーロッパにおける患者の権利の促進に関する宣言」をまとめている[1]．

患者の権利を重視する動きは，日本にもみられる．日本弁護士連合会は2011年に，「患者の権利に関する法律の制定を求める決議」[3]を採択しており，続く2012年には日本医師会が「『医療基本法』の制定に向けた具体的提言」[4]を発表している．後者の文書では，第4章「患者等の権利と責務」において患者の権利が扱われている．ただし，現時点において，患者の権利を明記した法律は存在しない．

● TOPIC　リスボン宣言における「患者の権利」
・良質の医療を受ける権利
・選択の自由の権利
・自己決定の権利
・情報に対する権利
・守秘義務に対する権利

- ・健康教育を受ける権利
- ・尊厳に対する権利
- ・宗教的支援に対する権利
- ＊「選択の自由の権利」とは，病院や医師といったサービス提供者の選択にかかわり，「自己決定の権利」とは，治療法などのサービス内容の選択にかかわる．

2 パターナリズムから自己決定権へ

自己決定権
right of self-determination

パターナリズム
paternalism

先にあげた患者の権利のうち，特に重要なのが「**自己決定権**」（right of self-determination）である．なぜならこの権利は，パターナリズムと呼ばれた，それまでの患者・医師関係を大きく変えたからである．

パターナリズム（paternalism）とは，ギリシャ語の「父親」に由来する．つまり，医師と患者の関係を父親と子どもの関係として捉え，医師こそ患者の最善を判断できると考えるのである．こうした伝統は，医師のあいだで受け継がれてきた「ヒポクラテスの誓い」にもすでにみられる[1]．そこでは，「わたしの能力と判断力の限りをつくして食養生法を施します．これは患者の福祉のためにするのであり，加害と不正のためにはしないようにつつしみます」と述べられている．何が患者の福祉にとってよいのかを判断するのは，あくまでも「わたし」，すなわち医師であったのである．

「医師が決める」というパターナリズムの方針に対して，自己決定権は「患者が決める」ことを保障するものである．**患者の福祉を判断するうえで重要なのは，患者自身の考え方・価値観なのである**．今日，医療の現場においてインフォームドコンセント（以下，I.C. と略記）は広く受け入れられているが，I.C. の背景には自己決定権がある．自己決定権の考え方は，米国における医療倫理の誕生・発展において主導的な役割を果たしてきた「生命・医療倫理の4原則」にも，自律尊重原則という形で反映されている（**TOPIC** 参照）．

● TOPIC　生命・医療倫理の4原則

生命・医療倫理の4原則は，トム・ビーチャムとジェームス・チルドレスの共著である『生命医学倫理』[5] で示されたものである．
- ・自律尊重原則
  - −患者の自律的な意思決定を尊重せよ．
- ・善行原則
  - −患者に利益をもたらせ．
- ・無危害原則
  - −患者に危害を引き起こすのを避けよ．
- ・正義原則
  - −利益とリスク・費用を公平に分配せよ．

❸ インフォームドコンセントにおける薬剤師の役割

　自己決定権およびI.C.の観点から，**エピソード**を検討してみよう．さしあたりＡさんの希望を受け入れて支払いを待つとしても，ここ最近の支払いの遅れを考えると，近いうちにＡさんが薬局へ足を運ばなくなり，服薬を止めてしまう可能性が高い．一般に自己決定の権利には，治療を拒否する権利も含まれている．それゆえ服薬の停止を患者自身の決定として尊重する可能性もある．

　しかし，その前に考えなければならないのは，服薬の停止が適切な要件を満たしたI.C.の結果として示されているかである．I.C.が成立するうえで必要とされる要件（**TOPIC**参照）のうち，今回のケースにおいて特に検討すべきなのは「十分な情報」である．というのも，Ａさんは医師からジェネリック医薬品のことを聞いておらず，この情報があれば服薬を希望するかもしれないからである．そのため，**薬剤師は，Ａさんに対して早い時期にジェネリック医薬品の情報を提供するべきである．**「医師，歯科医師，薬剤師，看護師その他の医療の担い手は，医療を提供するに当たり，適切な説明を行い，医療を受ける者の理解を得るよう努めなければならない」という医療法第１条の規定からも明らかなように，薬剤師もI.C.の重要な担い手なのである．

● TOPIC　I.C.の成立要件 [6]

1. 患者に同意能力があること
2. 患者へ十分な説明がなされること
3. 患者がその説明を理解すること
4. 患者が自発的に同意すること

　Ａさんにジェネリックの情報を実際に提供する際には，２つのことを考慮する必要がある．１つ目は，**情報提供するジェネリック医薬品の安全性および有効性**である．ジェネリック医薬品は，先発医薬品と同じレベルの有効性や安全性を条件に承認されているが，「ある特定の薬剤では効果が出ないため，先発医薬品に戻すケースが続いている」[7] と現場から指摘が出ることもある．薬の専門家である薬剤師には，メーカーに安全性情報を問い合わせるなどして，患者に正確な情報を提供することが求められる．

　２つ目に考慮すべきなのは，ジェネリック医薬品の安全性・有効性が確認された場合に，**どのようにして変更について医師の理解を得るのか**である．理解を得る方法の１つは，ジェネリック医薬品の情報をＡさんに提供し，Ａさん自身から医師に対して変更を申し出てもらうことである．しかし，医師と患者が対等に語り合うのは容易ではなく，結局Ａさんはいい出せないかもしれない．薬剤師自らが主治医に対して，ジェネリックでも不整脈を安定させられる可能性が充分あることを，科学的な根拠をもって説明する必要もあるだろう．

④ 守秘義務とその限界

　今回のケースにおいて，薬剤師はＡさんの息子に相談することも考えている．確かに息子から経済的な支援を得られれば，より充実した医療を受けられるかもしれない．だが，Ａさんの同意なく息子に相談するとすれば，薬剤師は守秘義務違反を問われることになる．リスボン宣言では「守秘義務に対する権利」があげられていたが，日本の刑法134条でも，「医師，薬剤師…が，正当な理由がないのに，その業務上取り扱ったことについて知り得た人の秘密を漏らしたときは，6月以下の懲役または10万円以下の罰金に処する」という形で，薬剤師の守秘義務が規定されている．家族に対してであっても，患者の情報を漏らすことは基本的に許されない．

　ただし，「正当な理由がないのに」という刑法の言葉からも明らかなように，守秘義務は絶対的なものではない．個人情報保護法は，本人の同意なく第三者へ提供することが認められる例外的な状況をいくつか示している（**TOPIC**参照）．本ケースに関係するのは，「人の生命，身体または財産の保護のために必要がある場合であって，本人の同意を得ることが困難であるとき」というものである．ジェネリック医薬品による効果が限定的であり，Ａさんから息子に相談することが困難であると考えられる場合などは，この条件のもとに息子への情報提供を検討する必要もあるだろう．ただし，**本人の同意を得ない第三者提供は，患者・医療従事者間の信頼関係を大きく損ねる可能性もある**．こうした措置だけが唯一の解決策なのか，さまざまな立場から検討する機会が必要である．

●TOPIC　本人の同意を得ない個人情報の第三者提供が認められる場合（個人情報保護法23条）

① 法令に基づく場合
② 人の生命，身体または財産の保護のために必要がある場合であって，本人の同意を得ることが困難であるとき
③ 公衆衛生の向上または児童の健全な育成の推進のために特に必要がある場合であって，本人の同意を得ることが困難であるとき
④ 国の機関若しくは地方公共団体またはその委託を受けた者が法令の定める事務を遂行することに対して協力する必要がある場合であって，本人の同意を得ることにより当該事務の遂行に支障を及ぼすおそれがあるとき

　なお，今回のケースを解決するためには，ジェネリックに関する情報を医師へ提供する必要もでてくる．こうした情報提供は患者への医療の提供を目的としているため，院内掲示などで公表しておけば，提供に際して改めて患者の同意をとる必要はないとされている[8]．しかし，患者と医師の関係が悪ければ，薬局が後からトラブルに巻き込まれる可能性もある．**ジェネリック医薬品について医師と相談する前に，Ａさんに確認することが適切**である．

#35　薬局で遭遇する倫理問題から考える　　155

まとめ

- 患者には自己決定権をはじめ，さまざまな基本的権利が認められている
- 患者の意向を尊重するうえでは一定の条件を満たす必要がある
- 自己決定権の尊重には多職種の協力が不可欠である
- 守秘義務の解除が認められる例外的状況かどうかの判断は，慎重に行う必要がある

＜文　献＞

1）『資料集 生命倫理と法【新版】』（資料集生命倫理と法編集委員会／編），太陽出版，2008
2）世界医師会『患者の権利に関するWMAリスボン宣言』（日本医師会／訳），2005
　　http://dL.med.or.jp/dL-med/wma/lisbon2005j.pdf
3）日本弁護士会：患者の権利に関する法律の制定を求める決議，2011
　　https://www.nichibenren.or.jp/activity/document/civil_liberties/year/2011/2011_2.html
4）日本医師会：「医療基本法」の制定に向けた具体的提言，2012
　　http://dL.med.or.jp/dL-med/teireikaiken/20120328_2.pdf
5）『生命医学倫理 第5版』（T. L. ビーチャム，J. F. チルドレス／著），麗澤大学出版会，2009
6）前田正一：インフォームド・コンセント．『入門・医療倫理I〔改定版〕』（赤林朗／編），勁草書房，2017
7）中央社会保障医療協議会「診療報酬改定の結果検証に係る特別調査（平成21年度調査）後発医薬品の使用状況調査報告書」，2010
　　https://www.mhlw.go.jp/shingi/2010/06/dL/s0602-3j.pdf
8）厚生労働省「『医療・介護関係事業者における個人情報の適切な取り扱いのためのガイダンス』に関するQ＆A（事例集）」，2017
　　https://www.mhlw.go.jp/file/06-Seisakujouhou-12600000-Seisakutoukatsukan/0000166287.pdf

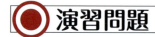

演習問題

問1　患者の権利を宣言した文書として有名なものはどれか．
① ニュルンベルク綱領
② リスボン宣言
③ ジュネーブ宣言
④ ヘルシンキ宣言
⑤ ヒポクラテスの誓い

問2　インフォームドコンセントにおける医療者の態度として不適切なものはどれか．
① 患者の自発的な意思を尊重する．
② 専門用語の使用は避け，患者が理解できる言葉で説明する．
③ 患者が不安になるような情報は差し控える．
④ 説明から同意まで可能な限り時間をとる．
⑤ 同意はいつでも不利益なく撤回できることを伝える．

35

問3 **個人情報の取り扱いとして適切なものはどれか**

① 患者の親族から電話で病状の問い合わせがあったので回答した.

② 病院長の同意を得たうえで,患者の症例を病院外で発表した.

③ 患者本人への告知がためらわれたので,最初に家族に説明をした.

④ 児童虐待が疑われたので,本人や親の同意なしに児童相談所へ通報した.

⑤ 研究発表用の資料作成のため,患者の個人情報が入ったデータを自宅へ持ち帰った.

Note：

第2部 薬剤師に求められる倫理観【③患者の権利】

＃36 治験の同意説明場面から インフォームドコンセントを考える

有田悦子

中心となるSBO ▶ **#36** 患者の自己決定権とインフォームドコンセントの意義について説明できる

関連SBO ▶ #1，#34，#35，#37～#39，#42～#49

本項で学ぶこと

・インフォームドコンセントについて説明できる
・インフォームドコンセントの意義について説明できる
・患者心理について理解する
・コミュニケーションの重要性について理解する

Try!

　インフォームドコンセントの真の目的である「医療者によるわかりやすい説明，患者の十分な理解と納得のうえでの自発的な同意」を理解するためには，実際に説明する側，される側を体験してみることが早道である．

　今回題材として取り上げた"治験"は"研究"であるため未知の有害事象やプラセボにあたる可能性などがあり，患者への同意説明には通常の診療や服薬指導以上に本人の心理状態に配慮した双方向のコミュニケーションをとる必要がある．

　「治験の同意説明」ロールプレイを体験することによって，真のインフォームドコンセントの意義や難しさを理解してほしい．

➡ロールプレイ

【参加型授業の流れ】

　ロールプレイで治験のインフォームドコンセントを実施する医療者役（CRC：clinical research coordinator）を体験し，インフォームドコンセントの目的である「患者が理解し納得したうえで，自発的に同意できるような説明」の難しさや大切さについて討議する．

＜ロールプレイの流れ＞

❶ 治験におけるインフォームド・コンセントやロールプレイ実習の流れについて導入講義を受ける（30分）．

❷ 医療者役，患者役を決め，実習用資料（**資料1～4**）を確認し役作りをする（20分）．残りの学生は，オブザーバー役として客観的な立場から観察する．

❸ ロールプレイを実施する（20分）．

❹ ロールプレイ終了後，各役割からのフィードバックを行う（10分）．

158　薬学生・薬剤師のためのヒューマニズム　改訂版

❺ 医療者役，患者役，オブザーバー役それぞれの立場で感じたことについて，コメントをまとめる（10分）.

❻ SGDを行い，それぞれの立場から「インフォームドコンセント」について感じたことをシェアする．インフォームドコンセントを行ううえでの留意点について，各グループで意見をまとめ，発表に向けた準備をする（20分）.

❼ グループの意見の発表を行い，全体のまとめをする（20分＋10分）.

資料1 模擬治験概要

・AB錠は1日1回1錠の服用のみで既存薬（1日3回1錠）と同等の中性脂肪値の上昇抑制効果が期待されている
・長期（6カ月）服用時の効果を確認することを目的とした治験
・AB錠とプラセボの第Ⅱ相二重盲検試験（無作為割り付け）
・当院では10名が参加予定
・第Ⅰ相臨床試験で得られた有害事象…
  　嘔吐，下痢，消化不良，めまい，頭痛（以上，発生頻度0.1％未満）
  　腹痛，不眠，耳鳴り（以上，発生頻度1〜5％）
・治験に同意してから治験最後の検査までに行われるすべての検査費用，治験薬（AB錠およびプラセボ錠）の費用は免除される

資料2 患者シナリオ例

患者：鈴木太郎　47歳　男性　170cm　80kg　BMI：27.7
　　　　大手電機メーカー勤務（営業）
疾患名：高脂血症
家族構成：妻，子供2人（高3と中3の男子）と同居
性格：明るく社交的，細かいことは気にしない
既往歴：高血圧，2年前から当院内科で治療中
他科受診：なし
現在使用中の薬：降圧薬を1日2回1錠（朝夕食後）
アレルギー歴：なし
副作用歴：なし
家族歴：なし
飲酒：仕事柄，つきあいで週1，2回は飲む．ワインや日本酒が好き
喫煙：なし

・・・

＜場面設定＞
3年ほど前に会社の健康診断で中性脂肪が高いと指摘を受け当院内科を受診した.
主治医から，まずは食事・運動療法をするよう勧められたが，仕事柄，外食が多く，中性脂肪

#36　治験の同意説明場面からインフォームドコンセントを考える　　159

値は200〜300 mg/dL台を推移している（正常値30〜150 mg/dL）．週末に市民プールへ行って泳ごうと思っているが，最近は仕事が忙しくてなかなか行けない．

現在の受診ペースは，3カ月に1回である．

今回主治医より「中性脂肪値を下げる新しい薬」としてAB錠の治験を勧められ，興味を持った．"治験"という言葉は何となく聞いたことがあるが，よくわからないので一応説明を聞いてみることにした．

担当医師がCRCへ連絡をし，CRCから詳しい説明を聴くことになり，治験面談室でCRCを待っているところである．

資料3 チェックリスト（患者用）

チェックリスト（患者用）	
【説明内容について】	チェック欄
説明はわかりやすかったか？	
疑問や不安な点は質問しやすかったか？	
質問に適切に答えてもらえたか？	
説明を理解しているか確認してもらえたか？	
納得して参加する気持ちになれたか？	
【医療者の態度について】	
・身だしなみ	
・姿勢やふるまい	
・表情や目線	
・話し方（声の大きさやスピード）	
・言葉遣い（敬語など）	
・わかりやすい説明（専門用語の使い方など）	
・共感的な態度	
・受容的な態度	
★コメント	

36

資料4　チェックリスト（観察者用）

チェックリスト（観察者用）	
【説明内容について】	チェック欄
●開始時	
・あいさつ	
・患者氏名の確認（フルネーム確認）	
・自己紹介	
・時間の有無の確認（患者のスケジュール）	
・担当医師からの説明内容の確認	
・治験に対する知識の確認	
・疾病のリスクに関する認識の確認	
●説明中	
・患者の理解をまめに確認	
・患者の表情を観察	
・わかりやすい説明	
・質問に対する適切な答え	
●終了時	
・疑問や不安な点がないか最終確認	
・次につながるあいさつ	
【医療者の態度について】	
・身だしなみ	
・姿勢やふるまい	
・表情や目線	
・話し方（声の大きさやスピード）	
・言葉遣い（敬語など）	
・わかりやすい説明（専門用語の使い方など）	
・共感的な態度	
・受容的な態度	
★コメント	

\# 36　治験の同意説明場面からインフォームドコンセントを考える　161

解　説

1 インフォームドコンセントの歴史

インフォームドコンセント

　1973年に全米病院協会がいわゆる"患者の権利章典"と呼ばれる声明を出した．その内容は"**インフォームドコンセント（informed consent）**を与えるのに医師から必要な情報を受ける権利などを患者に与える"とするものである．これをきっかけに患者の基本権利が主張されるようになった（詳細は**第2部＃35**）．1975年10月に東京で開催された第29回世界医師会総会において，従来の"ヘルシンキ宣言"にインフォームドコンセントに関する詳細な指針が加えられた．以来，ヒトを対象とした臨床研究では，研究対象者からインフォームドコンセントを得ることが必須となっている（詳細は**第2部＃38**）．

　わが国では1990年に日本医師会の生命倫理懇談会（座長：加藤一郎）においてインフォームドコンセントが「説明と同意」と訳され一般に広まった[1]．1992年の第二次医療法改正では「患者の説明を受ける権利，知る権利及び自己決定権のあり方を含め検討すること，インフォームドコンセントについて多面的に検討を加えること」が付帯決議として提案された．第三次医療法（1998年4月施行）の第1条4の2にインフォームドコンセントが定められ，「…医療の担い手は，医療を提供するに当たり適切な説明を行い，医療を受ける者の理解を得るよう努めなければならない」と明記された[2]．

2 インフォームドコンセントの定義

患者の自己決定権

双方向のコミュニケーション
two way communicationといい，お互いが心理的に対等な立場でコミュニケーションを行うこと．

　インフォームドコンセントとは「医療者からの説明を患者自身が理解し納得したうえで，自発的に同意をすること」である[3]．医療者と患者は知識や立場の違いで心理的力関係が生まれやすく，ともすれば医療者からの一方的な情報提供に陥りやすい．**患者の自己決定権**を尊重する意味でも，相互の信頼に基づいた**双方向のコミュニケーション**関係を構築することがインフォームドコンセントの前提となる．

3 インフォームドコンセントの重要性と難しさ

　患者の自己決定権を尊重することは重要であるが，そのためには患者自身が自分の病状や治療法について理解し，判断する力を有していることが前提となる．医療者は患者が理解できるようにわかりやすい説明をし，不安や疑問があればすぐに質問してもらえるような信頼関係を築くことが重要になる．一方で，専門的な知識をもたない患者にとって，いくら説明を受けても自分にとってどれが適切な方法なのか選択できず，かえって重荷に感じる場合もある．医療者としては，**患者の知識や理解力，判断力，また心理的状況など多方面に配慮し，時間をかけて説明をしていく姿勢が必要**である．また，患者の心理は時間とともに変化していくことも理解し，最初の選択がすべてではなく，**いつでも選択をし直す機会がある**こともしっかりと

伝える必要がある．それらを怠ると，インフォームドコンセントも形式的な書類の
やりとりに終わってしまう危険性がある．

4 治験におけるインフォームドコンセント

GCP
good clinical prac-
tice

CRC
clinical research
coordinator

治験の同意説明は，"治験内容や関連する事項について文書を用いて適切な説明
を行い，文書により同意を得なければならない"とGCPにより規定されており，責
任医師が説明をし，さらにCRCが補足説明をしている．

"治験"は将来医薬品となるかもしれない物質をヒトに用い効果などを調べる"研
究"であるため，未知の有害事象が発現する可能性は否定できない．また，プラセ
ボ使用の治験では何の薬効も持たないプラセボにあたる可能性もあり，その患者自
身の治療には貢献しない場合もある．つまり通常の医療以上に，"治験"の意義や
内容を本当に理解し納得していただくことは難しいといえる．

その様なリスクを持つ治験におけるインフォームドコンセントでは，医療者がリ
スクも含めて十分に情報を提供し，**患者が充分な理解と納得のうえで参加の是否を
自発的に選択できるようなコミュニケーション関係の構築が重要**である[4]．

その為にも共感的な態度で患者の話を傾聴し，信頼関係に基づいたわかりやすい
コミュニケーションを取る力は，今後ますます医療者に重要となってくる．

まとめ

■ インフォームドコンセントは患者の説明を受ける権利，知る権利及び自己決定権が
基本理念となっている
■ インフォームドコンセントの定義は，「患者が理解できる十分な説明と，理解，納
得したうえでの患者の自由意思による選択と同意」である
■ インフォームドコンセントの真の目的を達成するためには，医療者と患者が信頼関
係に基づいた双方向のコミュニケーションをとる必要がある
■ そのため医療者には，患者心理の理解や患者の気持ちを引き出すコミュニケーショ
ン力を身につけることが重要である

<文　献>
1）加藤尚武：インフォームド・コンセント成立のための条件．日本医師会雑誌，103：479，
1990
2）佐野文男：医療法改正の経過．北海道医報，880，1997
3）中野重行：インフォームド・コンセントの重要性．ナーシング・トゥデイ，14：188-190，
1999
4）中野重行：医薬品の臨床試験における医療倫理－インフォームド・コンセントのあり方を
中心にして－．心療内科，7：377-382，2003
5）『入門・医療倫理1改訂版』，（赤林朗／編），p.141-158，2017
6）『臨床試験に関わる医療者のための医療心理学入門－適切なインフォームドコンセント実
現のために』（有田悦子／著），メディカル・パブリケーションズ，2011

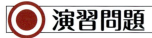

演習問題

問1 インフォームドコンセントにかかわる以下の記述で，正しいものは○，誤っているものは×で答え，その理由も述べよ．
① インフォームドコンセントは医療者の免責のために重要である．
② 治験参加者には，口頭で同意説明をすれば問題ない．
③ インフォームドコンセントを得るには，医療者が一方的に情報提供することが重要である．

問2 インフォームドコンセントの基本理念として不適切なものを1つ選べ．
① 患者の知る権利
② 患者の説明を受ける権利
③ 医療者の情報提供の義務
④ 患者の自己決定権
⑤ 医療者の免責の権利

問3 医療者からの十分な説明を患者が理解し，自発的に同意することを何というか．
① コンプライアンス
② アドヒアランス
③ インフォームドコンセント
④ クオリティオブライフ
⑤ コンコーダンス

Note：

第2部 薬剤師に求められる倫理観【④研究倫理】

#38 ヘルシンキ宣言成立の歴史を考える

氏原 淳

中心となるSBO ▶ #38 臨床研究における倫理規範（ヘルシンキ宣言等）について説明できる

関連SBO ▶ #33, #36, #39, #40

本項で学ぶこと
- 医療現場における臨床研究の重要性について認識する
- 臨床研究におけるインフォームドコンセントの必要性と意義について説明できる
- 自ら臨床研究に関わる際に配慮すべき要件について説明できる

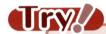

「臨床研究と人体実験」の違いについて，資料をもとにSGDを行う．
　医学の発展のためには最終的には人間を対象とする研究（臨床研究）が必要となる．その臨床研究が非倫理的な行為＝人体実験とならないようにするためにはどういった配慮が必要になるのか．ニュルンベルク裁判における被告弁護側の反論やヘルシンキ宣言の原則をもとに学習する．

➡ SGD

【参加型授業の流れ】
❶ **講義**：ナチスドイツの非人道的人体実験を裁いた"ニュルンベルク医師裁判"の内容について説明を受ける（30分，p.167解説参照）．
❷ **資料**をもとにSGD：裁判の被告弁護側による非人道的人体実験正当化の論拠と現代の臨床研究ガイドラインについて配布された資料をもとに対比させ，SGDを行う（40分）．
❸ **代表者の発表**：グループでまとめたことを発表する（20分）．

資料
- ヘルシンキ宣言　-人間を対象とする医学研究の倫理的原則-　2013年10月 フォルタレザ総会（ブラジル）修正版
  http://dl.med.or.jp/dl-med/wma/helsinki2013j.pdf
- WMA医の倫理マニュアル
  http://dl.med.or.jp/dl-med/wma/mem/wma_mem_all.pdf

解　説

1 臨床研究とは

臨床研究

「**臨床研究**」とは**人を対象とする医学系研究**を指す．人に対して通常の診療を超えた医療行為が行われる研究や，患者を2群以上のグループに分け，それぞれに異なる要因を割り付けてその効果などを比較する研究，血液や組織・カルテ情報などの試料を用いた研究などが該当する[1]．医療においては現在最善と認められた治療であっても，その**有効性・効率性・利便性および質については臨床研究を通じて絶えず再検証され，診療にフィードバックされなければならない**．すなわち，医学の発展のためには，臨床において人を対象とした研究−臨床研究は不可避であり，それを推進することは医師・薬剤師をはじめとする医療者の義務ともいえる．たとえ自ら研究を実施しないとしても，何らかの形でかかわる立場であればそのルールと患者への適用を知っておかなければならない．

臨床研究を実施する際は関連の法規制やガイドライン，倫理指針を遵守することが求められる．治験においては「医薬品の臨床試験の実施の基準に関する省令」（good clinical practice 省令：GCP 省令），治験以外の臨床研究においては「人を対象とする医学系研究に関する倫理指針」などのガイドラインが適用される．どちらの規制においても研究を実施しようとする者は倫理委員会においてその**研究の科学的・倫理的妥当性について審査を受け**，実施にあたっては**インフォームドコンセントを十分に行い自発的な同意を得たうえで被験者保護に努めなければならない**．

ヘルシンキ宣言
ヒトを対象とする医学研究の論理的原則．全世界で普遍的に適用される．

では，GCP や倫理指針などの研究倫理に関する基準はどのようにして発展してきたのだろうか．それら法律やガイドラインはすべて「**ヘルシンキ宣言**」の精神に基づいて作られている．ここではヘルシンキ宣言成立の歴史に触れ，臨床研究に関わる際に配慮すべき要件について理解を深める．

2 戦後の研究倫理の歴史とインフォームドコンセント

人体実験
広義には「人間に行われる医学実験」を指すが，ここでは「残虐な実験」，「非人道的な実験」を指す．

臨床研究は「人間を対象とする実験・研究」であり，それはすなわち「**人体実験**」ともいえる．「人体実験」という言葉のイメージはよいものではない．それは単に人間を対象とする実験，という意味合いだけではなく，過去に「残虐な実験」「非人道的な実験」が行われてきた歴史的な事実が絡んでいるからであろう．

第二次世界大戦中，ナチスドイツではヒトラーの優性思想に基づく，いわゆるホロコーストにより600万人以上ともいわれる犠牲者を出した．ナチスの医師たちは強制収容所に送られた人々，すなわちナチスの優性思想上"生きるに値しない"と判断された人々のなかから被験者を選定し数々の人体実験を行った．その実験は被験者に説明なく強制的に実施され，ひどい苦痛を与え，多くの命を奪うものであった．実験の内容としては，超高度実験，低体温実験，マラリア実験，毒ガス実験，断種実験，焼夷弾治療実験などがあり，明らかに研究の目的で行われた人体実験は少なくとも26種類にのぼった[2]．

166　薬学生・薬剤師のためのヒューマニズム　改訂版

戦後，ナチスが行った戦争責任や人道に対する罪を裁く裁判（ニュルンベルク医師裁判）がドイツ南部のニュルンベルクにおいて行われた．人体実験にかかわった医師や研究者たち23人がその継続裁判のなかで裁かれた．その際，被告となった医師・科学者たちを弁護するため，ドイツ人弁護団はさまざまな道徳的議論を展開した．被告弁護側の反論の一部を紹介する[3]．

① 被験者は死刑判決を受けた者に限られておりどのみち死ななければならなかったので，ここから知識を得ることは道徳的な弁護の余地がある
② 囚人を被験者とすることは世界中で行われている
③ 人体実験なしには，科学と医学の進歩はありえない
④ 多数の利益のために少数の利益を犠牲にするのは理にかなっている
⑤ 研究の倫理に関する普遍的な基準は存在していない
⑥ 倫理的な問題がある人体実験は世界中で行われており，科学の進歩のためという理由で正当化されている

当時，このような非人道的な行為に対する法的な規則や規範が存在しなかったが，検察側が証人に立てたアイヴィー（Andrew C. Ivy, 1893～1978, 生理学者・薬理学者, イリノイ大学医学部）は人体実験の普遍的な倫理基準を提示した．その基準では「医学的研究においては，被験者の自発的同意が絶対に必要である」と謳い，情報を提供されたうえで被験者の明示的な同意が不可欠であるとした．これが現在の研究倫理における「**インフォームドコンセント**」の発祥である．

インフォームドコンセント
正しい情報を与えられたうえでの同意．

ニュルンベルク綱領

ニュルンベルク医師裁判の判決は7名が絞首刑，5名が終身刑，4名が禁固刑に処され，7名が無罪となった．判決はまた，「許可しうる医学実験」として人体実験の普遍的な倫理基準を明文化した．それが「**ニュルンベルク綱領**」である．ニュルンベルク綱領は医学実験に関する最初の国際的なガイドラインとなり，世界人権宣言や1947年に設立された世界医師会の活動をはじめ，多方面に影響を与えた．

ニュルンベルク綱領
人体実験の普遍的な倫理基準を明文化
1. 被験者の自発的な同意が絶対に欠かせない．これは被験者が，同意を与える法的能力を持っていること，強制がない状況で，自由な意志で選択できること，実験内容を十分に理解していることを含む
2. ほかの方法では得られない，社会のためになる成果が上がらなければならない
3. 動物実験と自然の経過に関する知識に基づいていなければならない
4. 不必要な身体的・心理的苦痛を避けなければならない
5. （実験者本人が被験者になる場合を除き）死や傷害をひきおこすと行う前からわかる実験はしてはいけない
6. リスクが利益を上回ってはいけない
7. 適切な準備と設備がなければならない

8. 科学的に資格がある実験者が行わなければならない
9. 被験者はいつでも自由に実験を中断できなければならない
10. 被験者に傷害・死が生じると予測できる場合，実験者はいつでも実験を中断する用意がなければならない

3 日本の人体実験

　一方，日本軍731部隊（石井部隊）による人体実験も忘れてはならない．1938年，軍の命令により関東軍防疫給水部731部隊は中国東北部ハルビン郊外に生体実験を秘密裏に行うための特別な研究施設を建築した．約3,000人で構成される部隊は終戦までに細菌を用いた生体実験や凍傷実験，毒ガス実験などを行い約3,000人の捕虜を殺害したとされる．現地の中国人をはじめ，ロシア人，モンゴル人，朝鮮人，英米捕虜などが被験者となった．

　しかしナチスドイツの人体実験と異なり，731部隊の研究者たちは終戦後も裁判で罪を問われることなく，多くが戦犯免責となっている．これは米軍が細菌兵器の人体実験データと引き替えに部隊の隊員を戦犯免責とする取引を行ったためで，その事実は長い間隠蔽され続けた．その結果，日本の医学界では「人体実験」について語ることがタブーとされ，戦後，731部隊の問題について真摯に向き合い，教訓をくみ取る作業がほとんどされてこなかった．これは日本の中でインフォームドコンセントや倫理審査が「人体実験」を「臨床研究」として許容するための条件として定められたということが理解されない要因の1つとなっていると考えられる[2]．

4 ヘルシンキ宣言

　戦後，世界医師会の医療倫理委員会は人体実験の問題を検討し，1961年に人体実験に関する綱領の草案を作成した．これが最終的に1964年フィンランドの首都ヘルシンキにおいて開かれた第18回世界医師会総会で「ヘルシンキ宣言」として採択された．

　ヘルシンキ宣言は「ヒトを対象とする医学研究の倫理的原則」として定着し，1975年，1983年，1989年，1996年，2000年，2002年，2004年，2008年，2013年に改訂され，現在は第10版となっている．

　ヘルシンキ宣言は「研究計画の作成」，「倫理委員会の審査」，「被験者の自発的同意」など生物医学研究の倫理を定めた重要な国際文書である．その一般原則第5項に「医学の進歩は人間を対象とする諸試験を要する研究に根本的に基づくもの」であることを明言しつつ，第8項で「医学研究の主な目的は新しい知識を得ることであるが，この目標は個々の被験者の権利および利益に優先することがあってはならない」としている．ヘルシンキ宣言はこのジレンマからの着地点を探ることで，**被験者の保護に努めながら科学的エビデンスを創成するための方向性を示した世界共通ガイドライン**といえる．現在ではこのヘルシンキ宣言の精神をもとにGCP省令や「人を対象とする医学系研究に関する倫理指針」など，臨床試験の手続きを詳細

に定めた法律やガイドラインが定められている．この倫理規定の基は，前述した戦時下における非道徳的な人体実験であり，世界中でそのような事件が二度と起こることのないように，強固な予防策として講じられていることを認識しておかなければならない．

ヘルシンキ宣言 [4] の主な基本原則（抜粋）
・患者・被験者福利の尊重
・実験計画所による実験手順の明示
・倫理委員会の審査
・本人の自発的・自由意思による参加
・インフォームドコンセントの取得
・常識的な医学研究であること

まとめ

■ 医学の発展のためには臨床研究が必須である
■ 臨床研究に関する法律やガイドラインはヘルシンキ宣言の精神に基づく
■ ヘルシンキ宣言は，戦時下の残虐な人体実験を裁くための規範として提示された倫理基準「ニュルンベルク綱領」が基となっている
■ 臨床研究を実施する要件であるインフォームドコンセントや倫理審査などは「人体実験」を「臨床研究」として実施するための許容条件として定められている

＜文　献＞
1）『人を対象とする医学系研究に関する倫理指針』（文部科学省，厚生労働省），2014
2）土屋貴志：人体実験の倫理学：
　　http://www.lit.osaka-cu.ac.jp/user/tsuchiya/class/vuniv99/vuniv-index.html
3）『悪夢の医療史』，（W・ラフルーア，G・ベーメ，島薗進／編），2008
4）『ヘルシンキ宣言　2013年10月フォルタレザ修正版』（日本医師会／訳），2013
　　http://dl.med.or.jp/dl-med/wma/mem/wma_mem_all.pdf

演習問題

問1　次のうち，現在ある複数の臨床研究関連のガイドラインの原典となったものはどれか？

① ベルモントレポート

② ヘルシンキ宣言

③ ニュルンベルク綱領

④ GCP省令

⑤ ヒトゲノム・遺伝子研究に関する倫理指針

問2 ヘルシンキ宣言に関する記載で誤っているものはどれか？

① ヘルシンキ宣言は生物医学研究の規則を定めた法律の一部である.

② ヘルシンキ宣言をはじめとするガイドラインが規定する被験者保護の概念は，ナチスドイツの人体実験の反省からまとめられたものである.

③ ヘルシンキ宣言が採択されたのは1964年，フィンランドのヘルシンキで行われた世界医師会総会である.

④ ヘルシンキ宣言では「人を対象とする医学研究においては，被験者の福利に対する配慮が，科学的および社会的利益よりも優先されなければならない」とされている.

⑤ 日本のGCP省令はヘルシンキ宣言を踏まえて作成され，「人を対象とする医学系研究に関する倫理指針」はベルモントレポートに則り作成されている.

Note：

第3部 信頼関係の構築【①コミュニケーション】

#42 非言語的メッセージから何を読み取りますか？

土屋明美

中心となるSBO #42 言語的及び非言語的コミュニケーションについて説明できる

関連SBO #41, #47, #48

本項で学ぶこと
- 言語的および非言語的コミュニケーションの働きと方法を認識する
- 非言語的コミュニケーションへの認識を高める
- 言語的および非言語的コミュニケーションの働きを知り，良好な患者・医療人関係を築く手がかりを得る

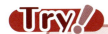

目的：相手の動作から非言語的なメッセージを読み取る可能性と限界，また自分の発している非言語的メッセージが，相手にどのような影響を与えているかを知る．

内容：演習により非言語的コミュニケーションの多様性を体験する．次に演習体験をもとにSGDを行い，非言語的コミュニケーションの特徴を認識する．

→ SGD

【参加型授業の流れ】
❶ 授業の狙いについて説明を受ける（10分）．
❷ 演習1「何もない空間」（**資料**）を進める（10分）．
❸ 演習2「聴いていますか？」（**資料**）を進める（30分）．
❹ 演習体験をもとにしてSGDを行う（20分）．
　・非言語的コミュニケーションの働きをまとめる
　・言語と動作を一致させるのに必要なことを見出す
❺ 発表する（10分）．
❻ 授業のまとめを行う（20分）．

資料

演習1「何もない空間」—自由に想像して観てみよう

　教員は全員に見える場所に立ち（この場所がどこで・何を感じ考えながら・何をするかを決めてから）言葉は使わずに5，6メートル程度歩きます．→学生は，教員がどういう場所で何を考えながらどんな気持ちで歩いていたかを想像してノートに書きます．→5，6人に発表してもら

います．→教員は元の場所に立ち，先ほどと同じ動作で，考えていることなどをひとり言のように，言葉もつけて歩きます（10分）．

演習2「聴いていますか？」―言葉と動作に注目しよう

3人で1つのグループを作り役割を分担します（Ａ：話し手，Ｂ：聴き手，Ｃ：観察者）．
ＡとＢは向かい合って座り，Ｃは少し離れて2人のやり取りを観察します．

① 演習2-ａ：ＡはテーマにそってＢに話します．Ｂは相槌しながらもＡから視線を外し，腕組みをして，時計を見たり，紙をいじったりしています．→演習シートにそれぞれ自分の感想を記入します（1人2分話し，1分で感想を記入します）．同様にして3人でローテーションして3つの役割をそれぞれ取ります．→3人で感想を伝え合います（3分）．（計12分）

② 演習2-ｂ：ＡはテーマについてＢに話します．ＢはＡと自然に視線を合わせて身体はやや前かがみにして頷きながら相槌をうって傾聴します．→演習シートに自分の感想を記入します（1人2分話し，1分で感想を記入します）．同様にして3人でローテーションして3つの役割をそれぞれ取ります．→3人で感想を伝え合います（3分）．
（計12分）

2つの演習で30分（25分＋グループ作りと場所作りに5分，演習実施に25分）

＊テーマは「最近感動したこと，高校時代の楽しい思い出，大学に入学して驚いたこと」など身近なテーマで実際に体験したことで行うと，演習の意図が体得されやすいです．ただし，あまりにも個人的な内容は避けましょう．演習とはいえ自分の体験を題材にしていますから守秘義務は厳守しましょう．

解　説

■1 コミュニケーションとは
1）コミュニケーションについて

関係的存在
人間は関係構成単位「自己・人・物」が相互にかかわり発展していく存在である．例えば服薬支援では，患者（自己）・薬剤師（人）・薬（物）のよりよい関係をつくることが目指される．

　私たちは人間関係を結ぶとき，身体全体で語っている．口で語り，耳で聴き，目で理解し，例えば，病床にある病者の一瞬のまばたきから，握られる手の微妙な力の入り具合から，あるいは沈黙からさえも病者の心からのメッセージを読み取り応答もする．コミュニケーションの語源はラテン語communisに由来し「共通・共有」を意味する．人間は「関係的存在」として人と共に生きており，コミュニケーションなしには生きられない存在である．**社会的な関係性に恵まれた人は生存率が1.5倍も高く，孤独は危険な因子となるという**（米オンライン科学誌 PLoS Medicine 2010.7）．

　挨拶行動をもとにしてコミュニケーションを考えてみよう．挨拶は人間関係を円滑に運ぶ第一歩であるが，次の状況であなたはどのように挨拶をするだろうか．

　　　○スーパーで高校の同級生と偶然に会ったとき
　　　○大学の食堂で指導教員と会ったとき
　　　○運転席の横からバスを降りるとき

172　薬学生・薬剤師のためのヒューマニズム　改訂版

○調剤に時間がかかり長く待たせてしまった患者を呼んだとき

　私たちは挨拶をするときに相手に失礼にならないような言葉かけと調子を瞬時に判断し行動している．相手の声の調子や表情，動作などから相手の気持ちを想像している．例えば，言葉では「元気」といいながらも元気のない表情をしているのを見たとき，言葉ではなく表情や動作のほうを優先してみるだろう．また挨拶をする自分の心理的状態も相手の行動の受け取り方に影響している．このように日常の身近な挨拶行動から私たちは，自分と相手との関係性をみることができるのである．コミュニケーションの定義は多々あるが，ここでは「人間がシンボル（言語・非言語）で作ったメッセージを交換し合い，お互いを影響し合う過程」[1]とする．

言語的コミュニケーション

非言語的コミュニケーション

2）言語的コミュニケーション・非言語的コミュニケーションについて

　人と人をつなげる媒体として言語を用いるコミュニケーションを言語的コミュニケーション，言語以外を用いるものを非言語的コミュニケーションとして区別できる．挨拶行動からもわかるように，挨拶では相手やその場の状況に合わせて恣意的に言語を使っている．言語は分解可能ないわばデジタルであり，動作・表情や調子などの非言語はまとまりをもって意味をなすアナログであるが，人間の相互作用においては言語要素と非言語要素の両方から伝えられるメッセージを受け取りコミュニケーションが成立している．**レイ・バードウィステルによると相手が受け取る情報のうち65％は非言語的メッセージによるもので，準言語を含む言語的メッセージによるのは35％といわれている**[2]．

> ●**TOPIC　考えてみよう—私たちがコミュニケーションを学ぶ目的**
>
> 　医療においては，患者と医療者の良好な関係を土台として適切な情報交換が行われ，患者の健康問題が改善の方向へ向くことが目的とされる．面接場面において患者が過度に緊張したり，医療者が尊大な態度をとることは双方向のコミュニケーションを阻害する要因となる．医療者は健康問題に関しての知識は当然多く，情報に関して患者との力の不均衡が生じ支配的な関係を形成しやすい．患者が自らの健康問題に安心して取り組むことのできるような話の場をつくるのは医療者の役割に負うことが多く，適切なコミュニケーションスキルを習得することが期待される．

2 言語的コミュニケーション

音声言語

文字言語

　言語的コミュニケーションには，**音声言語**（話し言葉）と**文字言語**（書き言葉）がある．

1）言語とは

　言語は発する人がある意図をもって発するが，日常的に使っている言葉は情報伝達だけではなく，言葉を交わすことによりお互いの関係を確認し合ったり深めるな

ど人間関係をつなげる働きがある．したがって，何を（what），いつ（when），どこで（where），誰に（whom），どのように（how）いうかを含めてのコミュニケーションを心がけることが大切である．日本人は以心伝心という言葉に代表されるように「いわなくてもわかる」を前提とした文化と特徴づけられるが，専門的な人間関係においては，特に言葉の意味を共通に認識することがまず大切なことである．

●TOPIC 「頓服」のこと皆知っているでしょう，でも…！
「頓服」は，認知率は比較的高いが（82.6%），理解率はかなり低く（46.9%），見聞きはするけれど意味のわからない人の多い言葉である．
　＜こんな誤解がある＞
　① 鎮痛薬のことだという誤解（33.4%）が多い．これらは「頓服」として処方された薬を，そのときの症状に効く薬だと思い込んでしまうことによる誤解である．
　② 包装紙にくるんだ薬のことだという誤解もある（16.2%）
　③ 症状がでたら何度でも飲んでよいという誤解もある（7.3%）
　上述の実態をふまえて，わかりやすく説明するために"まずこれだけは""少し詳しく""時間をかけてじっくりと"という3段階の説明が文献3では例示されている．

2）言葉の特性
　自分と相手との関係は言葉の使い方に反映されるものであり，社会の構成員としていいたいことを相手に適切に表現できるよう，敬語の使い方には日ごろから心がけていたい．敬語には，自分より目上の人に使われる尊敬語，自分を下に表現することで相手を上に表す謙譲語，ですます調の丁寧語がある．
　言葉の力は人を励ましもするし，傷つけもする．一度発せられた言葉は，たとえ後で撤回をしようとしても取り返すことはできない．何を伝えたいか，どういう効果を期待するかを明確にして，状況を的確に判断してコミュニケーションすることが求められている．

言葉の力

＊言葉の力
　例えば，否定的な言い回しを聴いたときに，それを肯定的な捉え方をして言葉にすると次の行動が起こしやすい．
　例）コップにもう半分しか水がない→コップにあと半分水が入っています

事例
「僕はとてもついている人間なんだよ．
　大事なものは生まれてから一度も無くしたことがないんだ．
　だから絶対大丈夫！
（がんを告知された日．泣いて落ち込んでいる私の目を見つめながら言ってくれた夫の力強い言葉でした．不安だった気持が一瞬にして安心へと変わりました．
　不思議ですね）
菜々　東京都　43歳（女性）」[4]

❸ 非言語的コミュニケーション

　非言語的コミュニケーションはさまざまな類推を可能にするアナログ的機能を特徴としており，相手の受け取り方により異なる展開をもたらす．非言語的メッセージの機能としては，人と人との相互間での印象の確立・強化・修正の役割，相互間の関係表現，内面的感情や情緒の意識的・無意識的な表出，更には言語の代替・補足・否定・強調・調整などをあげることができる．

1）非言語的コミュニケーションの方法 （表1）

　私たちは暗黙のうちに人の表情から相手の性格などをわかろうとする傾向がある．感情と表情の研究によると基本的な感情を読むことは汎文化的な普遍性を持つ．顔の表情のうち目は「口ほどに物をいう」，「心の窓」ともいわれるように，他者への感情が無意識に込められ，自然な笑いには目と口が，作り笑いには口だけがはたらく．あたたかな視線は相手への関心を表すが凝視は不快感をもたらす．身体接触は相手に快・不快を与えるので時と場合を見極めることが肝要である．

　準（パラ）言語とは，言語に付随する非言語的要素である．例えば，同じ内容であっても単調な話し方かメリハリのある話し方かにより相手への影響力は異なる．外見だけで人を判断することは慎まなくてはならないが，相手の表情や動作を観察して言葉になっていないメッセージを読み取るのと同時に，自らがどのようなメッセージを発信しているかを自己点検して相手に不快感を与えないことが肝要である．

> ●TOPIC　考えてみよう―白衣はなぜ着るの？
> 　1年生の5月．早期体験実習での一場面：病院見学のために真新しい白衣に袖を通した男子学生「かっこいい！」，それをみていたほかの男子「なんか緊張するな」．このやり取りにはどのような思いが込められているだろうか．医療機関によっては，ユニフォームを着ない場合もある．どうしてだろうか．

空間行動

　空間行動とは，どのように相手との距離をおくか（対人距離）やどのように空間を使うか（座席行動），自分の領域を確保するか（なわばり）などに関する学問で近接学（プロクセミクス）と呼ばれる．座席行動のうち二者の座席の座り方としては，対面法，直角法，並行法がある．それぞれに利点と配慮する点があるが，相手と適度な距離をとり騒音などにも配慮して安全な空間を作ることが求められる．文化人類学者のホール（Edward T. Hall）はコミュニケーションを行う際には二者間に対人距離（**表2**）が存在し，その距離は二者間の親しさの度合いや文化によって異なるとした[5]．

　コミュニケーションは**コンテキスト**に影響され，連続して留まることがない．言語的コミュニケーションと非言語的コミュニケーションのどちらかに片寄ることなく，人と人の双方向のコミュニケーションが成立することが期待される．

表1 非言語的コミュニケーションの方法

a. 動作行動	ジェスチャー，身体や手足の動き，身体の向き・姿勢，顔の表情，微笑，視線など
b. 身体特徴	体型，体格，全体的容姿，体臭，口臭，頭髪の色や量，皮膚の色など
c. 空間行動	対人距離，なわばり，座席行動など
d. 人工物	衣服，香水，口紅，メガネ，かつら，アクセサリーなど
e. 接触行動	なでる，抱く，叩く，蹴る，握手，抱擁など
f. 環境要因	建築様式，室内装飾，照明，色，騒音，音楽など
g. 準（パラ）言語	話し方，声の質（高さ・声量，テンポ）ため息，あくび，咳払い，ささやき，相づち，沈黙，など言語に付随する非言語的側面など

表2 対人距離

距離区分	距離（単位＝m）	適切な相手	特徴
密接距離	0〜0.5	恋人，家族	ささやき声．顔が細部まで見える．呼吸や体温，匂いを感じる
個体距離	0.5〜1.2（片手の届く範囲）	親しい友人，知人	やや小さめな声．私的な空間．表情はよく見える
社会距離	1.2〜3.5（お互いに片手の届く範囲）	ビジネスや社交の集まり	普通の声で話す．大まかな表情はわかるが微妙な表情はわからない
公衆距離	3.5以上	講義や演説	大きな声，明瞭に話す．身振りが大きくなり表情は捉えにくい

ダブルバインドコミュニケーション

2）ダブルバインド（二重束縛的）コミュニケーション

　意識的・言語的に伝達することと，無意識的・非言語的に伝達する意味内容が矛盾して異なることを指す．生活のなかで常にこの状態に置かれていると物事の判断が困難となり生き辛さへとつながっていく場合もある．

> **ダブルバインド（二重束縛的）コミュニケーション　例**
>
> 　母が子どもに「あなたのこと大好きよ」と，怖い顔でいっている．子どもは「好きよ」という言葉と同時に表情から「あなたなんか大嫌い」という背反するメッセージを受け取り，混乱する．

まとめ

■ コミュニケーションは相互行為の過程であり，不可逆的である
■ 言語的メッセージと非言語的メッセージの両者は相互に作用している
■ 言葉の力を活用すること，非言語的メッセージを自己モニターすることが大切である

42

＜文　献＞

1）『入門コミュニケーション論〈新版〉』（宮原　哲／著），松柏社，2006
2）『Kinesics and Context: Essays on Body Motion Communication (Conduct and Communication) 』（Ray L. Birdwhistell），Univ. of Pennsylvania Press，1970
3）『病院の言葉を分かりやすく―工夫の提案』（国立国語研究所「病院の言葉」委員会／編著），勁草書房，2009
4）『凹んだって、だいじょうぶ―希望の言葉を贈りあおう〈第2集〉』（岸本葉子with HOPEプロジェクト／編著），清流出版，2008
5）『かくれた次元』（E. T. Hall／著），みすず書房，1970

● 演習問題

問1　以下の記述は正しいか，誤っているか．誤っている場合は理由を記述せよ．

① 話し方や声の質は言語に付随する非言語的側面である．

② ダブルバインドコミュニケーションは信頼感の獲得を促進させる．

③ 非言語的メッセージは常に意識的に発信される．

問2　以下の質問について回答を1つ選択せよ．

A）コミュニケーションの方法で誤っているのはどれか．

① 対人距離は自分と相手の関係を表す．

② 話し方や口調は言語的メッセージである．

③ 書き言葉は言語的メッセージである．

④ 対面法は相手が緊張しやすい座り方である．

⑤ 部屋の装飾や環境などは非言語的コミュニケーションに含まれる．

B）患者と接するときの態度で最も適切なのはどれか．

① 患者には誰にでも元気に笑顔で挨拶をする．

② 患者とは密接距離をおいて話す．

③ 患者と対面する時は自然に相手の目を見るようにする．

④ 患者が不安な表情をしたときはすぐに話をそらす．

⑤ 高齢者には安心してもらうために常にタッチングをする．

Note：

第3部 信頼関係の構築【①コミュニケーション】

#43　A）薬の難しい説明をどう伝えますか？

後藤惠子

中心となるSBO #43 相手の立場，文化，習慣等によって，コミュニケーションの在り方が異なることを例を挙げて説明できる

関連SBO #41, #47, #48

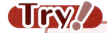

本項で学ぶこと
・コミュニケーションギャップがなぜ起こるのかを理解する
・患者にとって，どういうことが理解し辛いのかを知る
・わかりやすい説明への手だてを得る
・双方向コミュニケーションの必要性を理解する

Try!

＜薬の難しい説明を工夫して模擬患者さんに伝えてみよう＞

　患者は薬剤師の使う言葉や説明のどんなことをわかりづらいと感じているのだろうか．また，それらをどのように言い換えたり，工夫をしたりすれば理解が深まるのだろうか．創意工夫したことを実際に模擬患者（SP：simulated patient）に説明し，生活者の視点からフィードバックを得よう．

➡ SGD，SPセッション

【参加型授業の流れ】

❶ 授業の狙いと「病院の言葉を分かりやすくする提案」について説明を受ける（前週に30分）．
❷【課題シート（資料）】内容を事前に自己学習する（宿題）．
❸ 各自が調べて来たことを持ち寄り，以下の4点について討論する（SGD：40分）．

　① 担当の処方薬の服薬指導で，患者にとってわかりづらいことは何か？
　② その理由は？（国語研究所の分析や患者の状況，処方薬の特徴などを参考に）
　③ 具体的にどう伝えるか？　言葉とそれ以外の工夫などを考える
　④ アドヒアランス向上のためにどのようなことに留意すべきか？

❹ SPセッションを行う（SPに対して服薬指導を実施する）．
　（全体のタイムキープは教員が行う）
　<u>患者は初回質問票への記入を済ませ，待合室で薬が調整されるのを待っているので，患者の名前を呼ぶところから始めること．</u>
　　① シナリオAの服薬指導：7分（時間が余ればフィードバック開始）

② フィードバック：10分

　　薬剤師役学生：工夫した点や自分の感想を伝える

　　SP→グループ：課題の狙いの紹介

　　グループ内のほかの学生→薬剤師役

　　SP→薬剤師役

　　学生→SP：どんなことがわかりづらいのかなど，質問タイム

③ シナリオBの服薬指導：7分（時間が余ればフィードバック開始）

④ フィードバック：10分（流れは②と同じ）

⑤ シナリオA, Bに対して各1〜2グループが前に出てモデリングを行う（約30分）

　　服薬指導：7分

　　フィードバック：7分

　　薬剤師役学生感想，グループ内の他の学生→薬剤師役，SP→薬剤師役，

　　教員→薬剤師役

資料

＜課題シート＞

シナリオA　患者名：三浦宏美　●●歳　男・（女）性（SPにより設定）

Rp. ボグリボースOD錠 0.2 mg　1回1錠（1日3錠）

1日3回　朝・昼・夕食直前　7日分

＜初回質問票：特記事項＞

○既往歴：なし（盲腸の手術くらい）

○嗜好品：飲酒（ビール1，2杯，焼酎2杯程度／回，週に2〜3回）喫煙はしない．
　　　　　間食が多い．

シナリオB　患者名：福田菊江　83歳　女性

Rp. アレンドロン酸錠 35 mg　1回1錠（1日1錠）

火曜　朝起床時　4日分（投与実日数）

＜初回質問票：特記事項＞

○現病歴：骨粗鬆症，初期のアルツハイマー病

○家族の病気：特になし

○現在，ほかの病院や医院の受診：近隣の内科（月に1回受診）

○現在服用中の薬：ドネペジル塩酸塩錠 5 mg　1回1錠（1日1錠）
　　　　　　　　　1日1回朝食後

　使用中の健康食品：ヒアルロン酸＋コラーゲンの粉末をコーヒーなどに入れて飲んでいた記
　　　　　　　　　　憶がある

＜課題＞

① 服薬指導するうえで，それぞれの患者にとって理解が難しい用語としてどのようなものが考
　えられるか？　→理解が難しい理由を踏まえて，どのように説明すれば伝わるかを考える．

② 患者のアドヒアランスを向上するためには，どのような対策が考えられるか？

→アドヒアランスの低下を防ぐために来局者とともに考えて，実現可能な案を提示しよう．

③ 服薬指導に必要な医薬品情報提供用紙を作成すること

解　説

1 患者と医療者におけるコミュニケーションの現状

1）患者と医療者，相互理解を阻む壁

　医療の場におけるディスコミュニケーション（コミュニケーション不全）は，なぜ生じるのだろうか．著しい科学技術の進歩が，医療者の関心を患者自身から疾病の原因とされる病原菌や免疫システムそして遺伝子へと変化させていった．いわゆる病いの“生物医学モデル”の台頭である．その過程のなかで，医療者側からの情報収集は，あらかじめ準備されたことを要領よく問い，患者にYes-Noといった簡潔な答えを期待する“問診スタイル”として定着してきた．**医療はますます高度に専門分化が進み，権威性，密室性，閉鎖性を強め，その結果，医療者と本来その医療を享受する生活者との間には，圧倒的な知識量の格差**という壁が生じてしまった．

　こうした事態を問題視して，①医療者‐患者の信頼関係の醸成，②患者情報（患者の解釈モデルや不安なども含む）の収集，③治療への動機付けなどを目的に，患者の自発的な発言を促す開いた質問・傾聴などを重視した医療面接技法が導入されるに至った．薬学教育においても，6年制の導入と共に，実務実習前の共用試験OSCE（objective structured clinical examination：客観的臨床能力評価試験）の初回応対，情報提供の場面で，一定レベルの医療面接の態度や技法が身についていることが，実務実習参加の一定要件となっている．

2）患者‐医療者間のコミュニケーションは，低コンテキストコミュニケーション

　文化人類学者のエドワード・ホールは，人が物事や相手の感情を理解し納得するには情報と**コンテキスト**（背景・文脈）が必要であり，両者の比率によって2つのコミュニケーションパターンがあるとした[1]．さまざまな情報を理解し評価するためのコンテキストが共有されている社会であれば，言葉を用いて詳しく説明しなくてもわかりあえる．このような高コンテキスト社会でとられるコミュニケーションが，高コンテキストコミュニケーションである．一方，共有する枠組みのない低コンテキスト社会では，言語を用いて明確に説明を求められる**低コンテキストコミュニケーション**が必要となる．

　医療の場は患者と医療者間で共有する枠組みが少なく，低コンテキスト社会ということができる．低コンテキスト社会においてより良い関係を構築し，患者のQOLの向上を目指そうとするならば，曖昧な言葉遣いを排し，判断ができるように説明

コンテキスト
コミュニケーションを成立させるための共有情報

低コンテキストコミュニケーション

する責任がある．しかしながら，行間の意味を察するような典型的な高コンテキスト社会に生まれ育った日本人は，言葉だけで理解を促す説明を苦手としている．**患者を異文化の人間と捉えて，何が理解を阻んでいるのかを一から考え，理解を得るための説明を訓練によって身につけていく必要がある．**

3）患者－医療者，専門性の相違

符号化(encoding)

コミュニケーションとは，意志や感情を含めた情報を伝達し，それが共有される過程を示す．情報の送り手は，伝えたい情報を言語・非言語により**符号化**したメッセージとして受け手に伝える．受け手はこの情報を自分なりに**解読**して，今度は自分自身が情報の送り手となりメッセージを発信する．符号化・解読の過程が，受け手・送り手それぞれが独自に持つ**暗号表**（辞書のようなもの）を介して行われていると考えると，ディスコミュニケーションの理由が理解しやすい．

解読（decoding）

暗号表は，それまでの体験や得た知識，培われた価値観などにより形成されており，だれ1人として同じものは持っていない．**医療者と患者の場合，それぞれの専門性に基づき暗号表の内容が大きく異なっている．**例えば医療者の暗号表には専門用語が詰まっており，患者の暗号表には，痛みや不快感の程度，悪化するときの兆候などを表す特異な表現などが示されている．そして自分の暗号表にない言葉は，意味のないカタカナとして認識され，自分の知っている言葉に置き換えられて理解されることが多い．例えば，薬剤師がよく使う「用量」は，「ヨウリョウ」と捉えられ，自分の知っている意味である「容量」あるいは「要領」へと変換される．

❷ 医療コミュニケーションを良好にするための解決策

1）わかりにくさの原因に基づいた伝え方の提案

国立国語研究所「病院の言葉」委員会[2]によれば，「病院の言葉」のわかりにくさの原因は3つに分類され，それぞれの原因に基づき，わかりやすくする工夫も異なる（**図**）．

① **患者に言葉が知られていない場合**：DIC（認知率4.3%）のように言葉自体に馴染みがない場合には，見聞きしても何のことだかわからない．日常語を使ってわかりやすく言い換えることが望まれる．

② **患者の理解が不確かな場合**には，その不確かな理由によってさらに3つに分類される．

②‒（1）**意味がわかっていない場合**：服用法の1つである「頓服」もこの範疇に入り，言葉としてよく見聞きするが理解率は46.9%に留まる．この場合，正しい意味を明確に説明することにつきる．

②‒（2）**知識が不十分な場合**：「動脈硬化」は，認知率，理解率ともに90%を上回る浸透度だが，もう一歩踏み込んで「この状態が続くと，狭心症や心筋梗塞，脳梗塞などの危険な病気を引き起こすことがある．原因は

#43 A）薬の難しい説明をどう伝えますか？　181

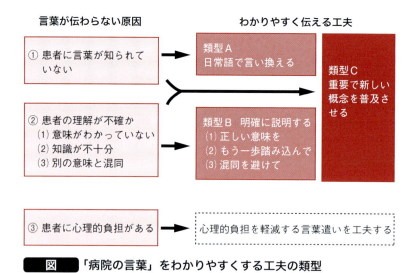

図 「病院の言葉」をわかりやすくする工夫の類型

喫煙,運動不足などの生活習慣や,高血圧や脂質異常症などである」と,その症状が引き起こす危険性や原因まで説明することで合併症の予防につながる.

②-(3) **別の言葉や意味と混同**:一般の人は「貧血」という言葉から,気持ちが悪くなって立ちくらみを起こして倒れる「脳貧血」のことを想起する場合が多い.そこで,「貧血」と診断結果を伝える際には,病名だけではなく病気の内容も説明する必要がある.

③ **患者に心理的な負担がある場合**:「悪性」,「がん」といった重大な病気を告げられたときや,「抗がん剤」,「ステロイド」など痛みや危険を伴う治療法を示された場合,患者は心理的な負担感から,理解することを回避する傾向がみられる.しかし,この傾向は特殊な言葉に限った反応ではない.**心身に不調を持つ患者は常に不安を感じながら医療者の説明を聞いている**ということにも認識しておく必要がある.

●TOPIC 「病院の言葉」の伝え方を考えてみよう

ある大学では,「病院の言葉」のいくつかを学生なりにわかりやすく言い換えて,模擬患者に伝えてみるという演習が行われた.

まずは模擬患者が「病院の言葉」をどのように理解しているかのインタビュー."クリニカルパス"は,病院が何かの基準をクリアした,または試験をパスしたということ,"セカンドオピニオン"は2番目の治療方法のこと,"貧血"は血が少なくなること,そんな認識の模擬患者たちに,学生たちは感心したり,びっくりしたり….

続いて,自分たちが工夫したわかりやすい言い換えを伝えてみる.模擬患者の反応に学生は一喜一憂.時には,言い換えのために使った別の言葉の意味が

伝わらなかったり，例え話が的を得ていなかったり，漢字を間違って使っていたりと悪戦苦闘．でも，人生の先輩より自分たちの方が専門用語を理解していることを実感し，プロ意識が芽生えた，そんな教育効果もあったようである．

2）双方向コミュニケーションで互いの見解を分かち合う

解釈モデル

　互いの専門性が異なる医療者と患者が理解し合うには，医療者から一方的な情報収集・情報提供を行うのではなく，患者の病気や治療に対する**解釈モデル**，知識，生活習慣などを本人から聴くことが重要である．それらを聴くことで，適切な薬物治療が行われているかどうかの判断材料が得られるし，その情報を活用しながら理解しやすい説明を行うことも可能となる．

　だが，専門用語を排してどのようにかみ砕いて説明したとしても，患者自身がうわの空であれば，到底伝わらないであろう．説明するだけではなく，**患者が落ち着いて説明に耳を傾けられるようにプライバシーに配慮したり，相手に伝わったかどうかを言語・非言語で確認しながら，伝え方を工夫する**ことが大切である．

　また，糖尿病や高血圧，脂質異常症などの生活習慣病は，治療において患者のライフスタイル自体の改善が求められ，患者の主体的な取り組みが予後の鍵を握るようになってきた．こうした疾病構造の変化と患者サイドの権利意識の高まりから，従来の父権主義的な医療者—患者の関係で行われてきた指示と服従という一方向的なコミュニケーションから，両者が専門的見解を分かち合うことを前提とした**双方向的なコミュニケーション**へと変わりつつある．

まとめ

■ 患者–医療者の関係は低コンテキスト社会と考えられ，わかりやすい説明が求められる
■ 生活習慣病などの治療には患者の主体的な取り組みが求められ，それを実現するためには患者—医療者の双方向的なコミュニケーションが不可欠である

＜文　献＞
1）『文化を超えて』（エドワード・ホール／著），TBSブリタニカ，1979
2）国立国語研究所：『病院の言葉』を分かりやすくする提案
　　http://www2.ninjal.ac.jp/byoin/

演習問題

問1　以下の記述は正しいか，誤っているか．誤っている場合，理由を記述せよ．

① 医療の場においては，専門知識のある医療者から知識のない患者へ指示・説明という形の一方向コミュニケーションがとられるのはやむをえないことである．

② 医療者には専門性があるが，患者には専門性がない．

③ 医療の場は，いまや低コンテキスト社会である．

問2 以下の質問に対して，回答を1つ選択せよ．

A）高コンテキスト文化に関連する説明で，間違っているものはどれか．

① 意味の解釈に非言語や環境，互いの関係性などを手がかりにする．

② 言葉による明確な説明が必要である．

③ 日本は典型的な高コンテキスト文化である．

④ "察すること"も重要なコミュニケーションの一部となっている．

⑤ 共有知識が前提となっている．

B）専門用語をわかりやすく伝える工夫で，間違っているものはどれか．

① 認知度の低い言葉は，できるだけ日常用語を使った説明をする．

② 病気や治療に対する患者の知識やイメージなどを把握しておく．

③ 相手の理解を確認しながら説明を行う．

④ 専門家としてできるだけ多くの情報を提供する．

⑤ 一気に伝えようとせず，最低限必要なことから伝えるようにする．

Note：

第3部　信頼関係の構築【①コミュニケーション】

＃43

B) 伝えようとする意志と伝わったことの違いを認識する

西村亜佐子

中心となるSBO **#43** 相手の立場，文化，習慣等によって，コミュニケーションの在り方が異なることを例を挙げて説明できる

関連SBO #42，#44，#45，#48

本項で学ぶこと

・自分が相手に伝えようとしていることと，実際に相手に伝わったことが違うことを認識する

・同じものを見たり，同じことを聞いたりしても，人によって捉え方が違ったり，それを伝えられた第三者も異なる印象を持つ要因について検討する

・伝えようとすることをより多くの人に正確に伝えるために，どのような表現をすればよいかについて検討する

Try！

　「自分が見た写真がどんな風景だったかについて，写真を見ていない相手に伝える」という難しさを体験することで，臨床現場において，医療者と患者が考える"当たり前"に相違があることを認識し，どのようにすれば，より患者の立場に寄り添ったコミュニケーションをとることができるかを討論する．

➡ SGD

【参加型授業の流れ-1. SGD1】

❶ 授業の狙いとこれから行う演習についての説明を聞く．

❷ 各自，**資料**の問いに答え，さらに，そう答えた理由を考える．なお，日常場面と医療場面の各問は同じ番号同士が，行動的に類似した場面を想定している．

❸ 日常と医療における似た場面で，自分がどのように対応するか，またグループ内で各自が選んだ答えの違いやその理由について話し合う．

【参加型授業の流れ-2. SGD2】

❹ グループ内で写真を見て説明する人を1人選ぶ．選ばれた人は，与えられた写真を見たあと（1分間），自分が見た写真をグループ内のメンバーに紹介する（各自，30秒）．聞いているメンバー達は，どんな写真について説明されているのかを書きだしてみる（時間があれば，別の写真を用いて，別の人が説明役になり同じことを繰り返す）．

資料

あなたはこんな場面に遭遇したらどうしますか？また，そのように行動する理由を考えましょう．

＜日常場面において＞

1) ファストフードのハンバーガーショップで，テイクアウト用にいくつかハンバーガーを購入しました．家に持ち帰って，食べようと袋を開けると，注文したものと違う商品が1つ入っていました．そんなときあなたはどうしますか？

① その場で確認しなかった自分も悪いかなと思い，もう一度お店に戻って交換してもらう．

② 100％相手のミスなので，お店に連絡して持ってきてもらう．

③ 1つぐらい別の商品でもいいかと，あきらめる．

④ そのほかの行動（　　　　　　　　　　　　　　　　　　　　　）

2) 買い物に出かけたあなたが，ウィンドウショッピングしていると店員さんに「入荷したばかりの新作がありますよ．今年の流行りなんです」と勧められました．その商品はもともと買うつもりはなかった商品です．そんなときあなたはどうしますか？

① 勧められるままに，商品を購入する．

② 買うつもりはないときっぱりと断る．

③ もう少し詳しく話を聞いてみて，よさそうなら買うかも．

④ そのほかの行動（　　　　　　　　　　　　　　　　　　　　　）

＜医療場面において＞

1) 保険薬局で薬を受け取り，帰宅しました．医師から帰宅後にすぐに服用するようにといわれた薬が1種類あったので，飲もうと袋を開けてみると，「ガスター®錠10 mg」が入っていました．もらった薬の説明書には，「ガスター®錠20 mg」と書いてあります．

① その場で確認しなかった自分も悪いかなと思い，もう一度薬局に戻って交換してもらう．

② 100％相手のミスなので，薬局に連絡して持ってきてもらう．

③ 名前が似ているし大丈夫だろうと，何もしない．

④ そのほかの行動（　　　　　　　　　　　　　　　　　　　　　）

2) 膝と腰が痛くて病院へ行くと，医師は「痛み止めの湿布といつもの飲み薬を出しておきますね」と言ったあと，「痛み止めの飲み薬は，今までよりも安い後発医薬品にも変更できますよ」と後発医薬品を勧められました．

① 勧められるままに，後発医薬品にする．

② 今までの薬がいいので，代えるつもりはないときっぱりと断る．

③ もう少し詳しく話を聞いてみて，納得できたら後発品にするかも．

④ そのほかの行動（　　　　　　　　　　　　　　　　　　　　　）

❺ SGD を行う.

① メンバーが写真を紹介するなかで使った表現や言い回しのなかで，わかりやすいと感じた ものやそうでないものについて列挙し，その理由について考える.

② ①で話し合った内容を踏まえて，課題用の新しい写真について，伝える相手により理解し やすいような説明文をグループ全員で考え，発表に向けて準備する.

❻ 発表を行う.

① グループで考えた説明文を全員の前で発表し，聞いていた人達は，どんな写真について説 明されているのか，頭の中にイメージしたものを紙に書いてみる.

② 正解の写真を見て，説明文を考えるうえでどういう点について考慮したかについても発表 する.

解　説

1 患者の行動とその本音

人は，色々な場面，状況によって取る行動が異なる. 例えば，相手側から何かを 勧められるという場面でも，「ウィンドウショッピング中に新作のコートを勧められ る」のと「処方せんを持って訪れた薬局で後発医薬品を勧められる」というのと では，同じ対応を取るだろうか（**資料**）. 何かを選択する際は常にあらゆる情報を 収集・分析してから決めるという性格の人でも，コートと薬というようにそもそも 状況が異なれば，どちらも同じ行動を取るということにはならないだろう. また， "今は時間がない"とか，"今日は体調がすぐれない"などといった要因にも左右さ れるだろう.

このように人が取る行動は，個人の性格やその人の経験などに加えて，その時の 状況といった環境要因にも大きく影響を受ける[1]. 医療者は，患者が取る態度の要 因をついつい「患者自身の性格」と考えがちではないだろうか. 患者の取る行動に ついて，その性格的な要因だけではなく，置かれた状況にも配慮することができる と，患者の本音に近づけると考えられる.

2 患者にとっての「医療現場」は非日常

医療に携わる期間が長くなるにつれ，自分でも気づかないうちにその医療者にと って「医療」というものが日常になってくる. これは，ある意味当たり前のこと であり，今後も医療に貢献していく立場の者として，必要なことであるともいえる.

しかし，常に病気に対する不安や恐怖と闘う患者から見た「医療」は非日常であ り，医療者の持つ「当たり前」は患者に通用しない. 例えば，**図1**のように，医師 が患者に対して，「この新しい抗がん剤はよく効きますよ」といったとする. この 説明を聞いた患者の多くは，「この薬で，がんがきれいさっぱり自分の体の中から 無くなって，元通りの元気な生活が送れるんだ」と思うのではないだろうか. しか し実際には，承認の際に「延命効果が数カ月延びた」とか「腫瘍縮小効果が数十％

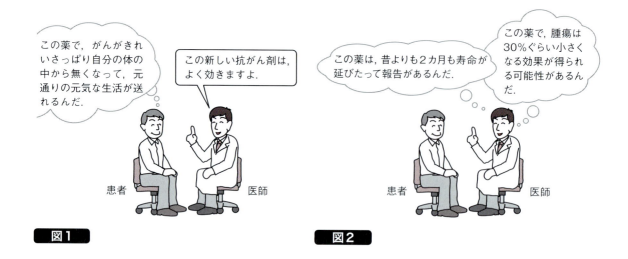

図1　　　　　　　　　　　図2

に上がった」といった効果が謳われており，それが医学的には画期的な進歩であり，**図2**のように医師にとって素晴らしいものであったとしても，多くの抗がん剤の効果が患者が期待するものとは程遠いのが，現実である．

　この認識の違いをどうすれば，埋めることができるのだろうか．その第一歩は，自分にとっての「当たり前」と他者にとっての「当たり前」は違うということを認識することである．まずは，そのことを時々でも思い出せるといいだろう．

3 伝える技術とは？

　相手に何かを伝えるためには，話し手側が次の3点を抑える必要がある．

① 誰に向けて話すのか？
② 相手は何を知りたがっているのか？
③ 自分が伝えようとしていることの全体像を把握できているか？

　この3点について考えることで，どんな表現や言葉を選ぶべきか，盛り込むべき必要な情報は何かといったポイントをある程度絞ることができる[2]．

　また話しはじめる際に，これから話す内容の全体像を伝えることで，聞き手は心の準備がしやすい．例えば，薬局で薬を渡すとき，「今日は，この薬が1日3回1回1錠ずつで，この薬は1日2回，1回1錠ずつで…」と話されるよりも，「これから，今日お渡しするお薬の効果と飲み方について説明しますね」と一言入れる方が，患者も「ちゃんと聞こう」という準備ができるのではないだろうか．これは，自分が見たり聞いたりしたことを，第三者に伝えるときも同じことがいえる．例えば，友達に会って，突然「今日，救急車の音で目が覚めて，窓を開けたら，隣の家の塀に車がぶつかっていて，自転車と人が倒れていて，大変だと思って階段を駆け降りたら，最後の1段を踏み外して…」と話を続けると，聞き手の頭の中には，すべての

情報がその重要度に関係なく押し寄せてくる．こんなとき，自分が相手に"授業を遅刻した理由を説明したい"というのであれば，「今日の朝は，階段から落ちて捻挫し，病院へ行ってたから，遅刻したんだ．それがさ…」と理由をおおまかに述べたあと詳細を続けることで，聞き手も安心して耳を傾けることができる．

◢4 より「わかりやすく」伝えるために

　そもそも「わかりやすい」というのはどういうことか．「わかる」というのは，初めて聞いた新しい言葉を，これまでの自分の知識の中にある似たものと関連付けて，同類のものとして認識することだとする考え方がある[3]．例え話を用いて何かを説明することで，その話をわかりやすいと感じるのは，すでに知っている情報を新しい情報に照らし合わせることで，認識が深まるからなのだ．

　またわかりやすく伝えるためには，曖昧な表現も避けなければならない．大きいとか狭いといった抽象的な表現を用いたり，使用する副詞や形容詞がどの語句を修飾するのかが曖昧であれば，聞き手によって解釈が異なってしまう．できれば，自分で考えた解釈が自分の思い込みではないことを確認するために，他人のチェックを受けることができるとよりいいだろう．

まとめ

■ 自分にとっての「当たり前」と他者にとっての「当たり前」は違うということを認識する
■「伝える」ための基本3ステップ
① 伝える相手は誰か？
② 相手は何を知りたがっているのか？
③ 伝えようとしていることの全体像を把握できているか？

<文　献>
1）『心理学概論　第2版』（鈴木直人，岡市廣成／監），ナカニシヤ出版，2014
2）『わかりやすく〈伝える〉技術』（池上彰／著），講談社，2009
3）『「分かりやすい説明」の技術』（藤沢晃治／著），講談社，2003

◉ 演習問題

問1　以下の記述は正しいか，誤っているか．誤っている場合は，理由を記述せよ．

① コミュニケーションの取り方は，生まれ育った文化や環境，信念や生活習慣などに影響を受けない．

② 患者の行動は，その性格に起因するものであるため，患者の置かれた状況に配慮する必要はない．

問2 以下の質問に対して，回答を1つ選択せよ.

A) 意思疎通をする者同士が，お互いの意見や価値観を理解し合っているという前提があるため，明確な言葉や身振りなどを用いなくても，伝えたいことを察し合うことができる状況でのコミュニケーションを何というか.

① ボディーランゲージ

② 非言語的コミュニケーション

③ コミュニケーションギャップ

④ 高コンテキストコミュニケーション

⑤ 低コンテキストコミュニケーション

B) 医療現場で患者の薬物治療をより円滑に進めていくうえで，コミュニケーションについて気をつけるべきポイントとして，最も正しいのはどれか？

① 患者が知りたがっていることよりも，重要度が高い情報を先に伝えるべきである.

② 医療従事者が当然のことだと思っていても，患者にとってはそうでないことを常に認識する.

③ 患者に話すときも，ほかの医療従事者に話すときも，同じ用語や口調で話す方がよい.

④ 特に薬剤師が医師に何か伝えるときは，どんなときもわかっている情報はすべて詳細に伝える方がよい.

⑤ よりわかりやすく説明するには，抽象的な表現を多用するべきである.

Note：

第3部 信頼関係の構築【①コミュニケーション】

#45

A）サポート体験実習
～ブラインド・ウォークを通じて「共感」について考える

野呂瀬崇彦

中心となるSBO ▶ #45 相手の心理状態とその変化に配慮し，対応する（態度）

関連SBO ▶ #1, #42, #43, #46～#48, #55

本項で学ぶこと

・人によって物事の捉え方が多様であることを認識する

・共感とは何かについて，自分の体験も交えて討議する

・サポートする体験・される体験から気づいたことを自分の行動に応用する

Try!

　ブラインド・ウォークとは，視界を意図的に遮断した役割を担うウォーカーとそれを誘導する役割を担うサポーターがペアとなって一定時間歩きまわる体験から，さまざまな学習効果が期待されるワークである．本項ではブラインド・ウォークを体験したうえで，共感に関するミニレクチャーを踏まえ，他者と自分とのかかわり，共感について個人，グループでふり返るとともに，この体験から気づいたこと，学んだことを自分の行動にどう活かしていくかについて考える．

➡ ブラインド・ウォーク，ミニレクチャー，SGD

【参加型授業の流れ】

❶ アイスブレイク

あらかじめ分かれているグループのなかで「目に見えない共通点」，「コミュニケーションを学ぶ理由」といったテーマの簡単なワークをしながら，グループメンバーにどんな人がいるのかを把握する．

❷ ブラインド・ウォーク

①グループに関係なくまず3人組を作る．

②ブラインド・ウォークについて実施方法の説明を受ける．

③ 外にでてブラインド・ウォーク開始！

④ 体験したことについて，都度メモをとっておこう．

❸ ふり返り

各自のメモをもとに，個人，グループで気づいたこと，感じたことをふり返る．

❹ ミニレクチャー，グループディスカッション

「共感」について臨床心理学においてどう扱われているかについて小講義を受ける．その後，自分たちの体験をもとに「共感」についてSGDを行う．

❺ 自分の行動へどう活かすか？

今回の体験，SGDで学んだことを自分の行動にどう活かすかについて考える．

解　説

❶ 共感とは？

共感　・・・・・・・・・・・

　広辞苑によれば，**共感**とは「他人の体験する感情や心的状態，あるいは人の主張などを，自分も全く同じように感じたり理解したりすること」とある．この実習で体験したように，ある状況において誰かを支援しようとしたときに，支援される側が何を求めているのか，それはなぜか，そのときにどのような感情があるのかを理解しようとすることは，支援する側にとって不可欠である．

　私たちは異なる人格を持った存在であり，多様な経験，価値観を持つ．それ故に，他者の感情や心的状態を，「自分も全く同じように感じたり理解したりすること」は不可能なのかもしれない．それでも**「理解しようとすること」は可能である**．

❷ 共感の特徴

　臨床心理学者であるカール・ロジャース（1902〜1987）は，「カウンセリングとは相談者を治療するのではなく相談者が自ら治っていくのを支援することである」という理念にもとづき「来談者中心療法」というカウンセリング理論を確立した．このなかでロジャースが重視したのは「共感」，「受容（無条件の肯定的配慮）」「自己一致」である．本項の実習はこの「共感」を体験することに主眼をおいている．

　ロジャースは，共感がなされるうえで支援する側とされる側との間にある条件として「心理的に近接していること」，「支援する側は支援される側の内的準拠枠を理解しようという経験をしており，この経験を支援される側に伝えようと努めていること」をあげている．

　今回の実習のなかで考えた「他者を支援するために大切なことは何か？」をふり返ってみると，そこには「まずは信頼関係を築くこと，相手をわかろうとする」，「相手がどのようなことを望んでいるのかを理解する」，「相手の様子を見ながらそのとき必要な言葉がけをする」などの言葉があると思う．これらの言葉はまさに，支援する側，される側が物理的に近接しているのではなく，**相互に支援する側，される側として認識し，相互に相手に関心を持っている「心理的に近接した」状態**であろうとすることを意味している．また今回の実習を通して私たちは支援する側が「相手を理解しようとする」過程において，支援される側が「何を望んでいるのか」，「それはどのような言葉で表現されているのか」，「自分の支援（言葉がけなど）をどのように理解しているのか」に意識を向けている．すなわち，**支援する側である「自分」とは異なるものであることを認識したうえで，支援される側である「相手」固有の物事の捉え方，理解の仕方（内的準拠枠）を，理解しようとしている**．今回の実習の体験およびそこから気づいたことのなかには，共感の要素が十分に含まれているのである．

192　薬学生・薬剤師のためのヒューマニズム　改訂版

❸ 日常生活のどのような場面に「共感」はあるのか？

　今回の体験を踏まえ，「これまでの日常生活のなかで共感的に相手とかかわる場面にはどのようなものがあったか？」，「これからの日常生活のなかで自分が共感的に相手にかかわる場面にはどのようなものがあるか？」について考えてみよう．

まとめ

- ■「共感」は他者を支援するうえで必要不可欠な支援者のあり方である
- ■「共感」の条件として「心理的に近接していること」，「相手の内的準拠枠を理解し，それを相手に伝えようとしていること」があげられる
- ■「共感」は意識化することで，日常生活のなかにおいて自ら体験することができる

◉ 演習問題

問1　以下の記述は正しいか，誤っているか，誤っている場合は理由を記述せよ．

① 「共感」とは支援する側が身に付けるべきスキル（技能）である．

② 共感においては支援する側，される側が心理的に近接していることが必要である．

③ 相手を支援するにあたっては，相手の価値観や物事の捉え方にとらわれず，自分の支援の仕方に自信を持って望むべきである．

問2　相手を支援するうえで好ましくない態度について，次の選択肢のなかから1つ選べ．

① 支援する側が相手との信頼関係を築こうとする．

② 支援する側は相手にどのような支援が必要かを，支援しながら理解しようとする．

③ 支援される側の価値観や物事の捉え方を尊重する．

④ 支援する側は自分の過去の体験や考え方をもとに相手の状況を理解しようとする．

⑤ 支援する側は，相手の変化に注意を払いながら支援する．

Note：

45　A）サポート体験実習

第3部 信頼関係の構築【①コミュニケーション】

#45　B）受け止め，共感することを体験する

有田悦子

中心となるSBO #45 相手の心理状態とその変化に配慮し，対応する（態度）

関連SBO #1，#34，#37，#44，#46～#49

本項で学ぶこと
- 相手の話を聴くための基本的態度について理解し実践する
- 相手の話を受け止める聴き方（傾聴）を理解し実践する
- 非言語的コミュニケーションの重要性について理解し実践する
- 適切な質問の方法について理解し，実践する

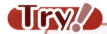

　相手の話を聴き，気持ちを受け止め，共感できるようになることは，通常の人間関係においては勿論のこと，医療人として患者との信頼関係を構築し，より適切なかかわりができるようになるために必要なことである．
　どのような態度や振る舞いによって相手は話しにくくなるのか，逆に心を開いてくれるのか．相手の気持ちの変化をどのようにキャッチすればいいのか？
　日頃自分で気づかずに行っているコミュニケーション行動を，役割や設定を替えながら体験することによって「相手の気持ちを受け止め，共感すること」を実感する．
　　　　　　　　　　　　　　　　　　　　➡ SGD，ロールプレイ，ミニレクチャー

【参加型授業の流れ】

❶ SGDのために4～6人グループを作り，司会進行，書記，発表者を決める．
　グループの中でロールプレイのために2人組を作る．

❷ 体験1「聴かない態度と聴く態度」の2種類のロールプレイを1人2分ずつ行う．
　SGD5分，ミニレクチャー7分．（約20分）

❸ 体験2「One way communication」のロールプレイを1人1分ずつ行う．
　ミニレクチャー3分，SGD5分．（約10分）

❹ 体験3「相手の心を開く質問法」のロールプレイを1人1分ずつ行う．
　SGD 5分，ミニレクチャー8分．（約15分）

❺ 体験4「相手の考えを明確化するための要約・確認」のロールプレイを1人3分ずつ行う．
　ミニレクチャー4分．（約10分）

❻ 体験5「受容・共感」のロールプレイを1人3分ずつ行う．
　ミニレクチャー4分．（約10分）

❼ 体験6「Two way communication」のロールプレイを1人5分ずつ行う．SGD 5分．ミニレクチャー10分．（約25分）

❽ ロールプレイを通じて体験した「相手の気持ちを受け止める，共感する」ことについて話し合い，代表者が発表する．（約15分）

❾ まとめを行う．

解　説

あなたが悩んだとき相談したいのはどんな人だろうか．自分の話をじっくりと聴き，不安や悲しみをあるがままに受け止め，共に悩み悲しんでくれる人に相談したいと思うのではないだろうか．

気持ちを受け止め，共に悩み悲しむことは，精神的エネルギーを使うので，ついつい解決方法を提案したり，励ましたりしがちである．しかし，それでは悩んでいる相手にとっては，「わかってくれなかった」，「聴いてくれなかった」という思いが増すばかりである．

本気で聴くということは，相手の心情に寄りそっていくことであり，一朝一夕に身につくものではない．しかし，将来薬剤師として医療の現場に立ったとき，皆さんは自分が体験していないような思いをかかえている患者さんやその家族の話を聴くことになる．そのとき，しっかりと受け止められる精神的体力をつけるためにも，今からさまざまな体験を積むことが大切である．

ここでやる実習は，その基本となるロールプレイである．日頃無意識のうちにとってしまっている態度や自分の癖に気づき，心理的に対等な立場にたったTwo way communicationの方法をしっかりと身につけてほしい．

One way communication
一方向的なコミュニケーション．どちらかが主導権を握ってしまい，心理的力関係も生じやすい．

Two way communication
双方向的なコミュニケーション．交互に会話をかわすので心理的にも対等である．

傾聴

1 傾聴すること

"きく"という行為を漢字で表すと，訊く，聞く，聴くとそれぞれ意味の異なる漢字で表すことができる．そのなかで，心の動きを含めて相手の話を理解しようとよく"聴く"ことを"**傾聴**"という．

会話は自分と相手との相互作用で成り立つので，相手の心の動きに敏感になるためには，自分自身の心の動きにも敏感でなければならない．

傾聴するためには，まずは"人間関係"について敏感であることが前提となる．

また相手にとって聴いてもらう意義というものも考えなければならない．

聴き手がいくら「自分は一生懸命聞いています」と主張しても，話し手にとって，「聞いてもらえた，話してよかった」という実感が得られなければ「聴いた」ことにはならないのである．そのためには，「聴き・返す」ことが非常に重要になる．氏原によると『「返す」は問い返すという意味ではなく，母親が赤ん坊を「見・返す」場合の「返す」』とのことである[1]．**聴き手には「返せる」だけの心身ともの準備が必要である**．

#45　B）受け止め，共感することを体験する　　195

2 傾聴するためのポイント

　メラービアンによると一対一のコミュニケーションにおいて人が得る情報は，話の内容などの言語情報から 7 ％，口調や早さなど聴覚情報から 38 ％，そして見た目や態度などの視覚情報から 55 ％ものメッセージを受け取っているそうである[2]．

non-verbal communication

　"傾聴"をする際に注意すべき non-verbal communication（非言語的コミュニケーション）のポイントを以下にあげる．

1）服装，みだしなみ

　人に与える印象として，服装やみだしなみは大切である．特に薬剤師のような医療職は，あらゆる年代や価値観の人達を相手にする職業なので，基本的に清潔で安心感のある服装を心がける必要がある．

2）姿勢

　相手の話をどのような表情や姿勢で聴くかによって話し手に与える印象は全く異なるものになる．

　話し手の方にわずかに上体を傾けて話を聴くと，話し手は自分の話に関心をもち熱心に聴いてくれている実感をもてる．

3）視線

　"目は口ほどにものをいう"といわれているように，昔から目には心の動きがよく表れることが知られている．人の話をその人の気持ちも含めて真剣に聴こうと思うと，おのずと視線を合わせながら話を聴く姿勢になる．

　もちろん，視線を合わせるというのは凝視することではない．特に日本人は目を見て話すことに緊張や照れを感じてしまう人も多いので，心理的なプレッシャーを与えてしまわないように適度に合わせ適度に外すことができる自由を確保することが大切である．

4）表情

　相手の気持ちに寄りそって話を聴こうとすると，自然と相手の話の内容に合わせた表情になる．基本的には時折笑顔をみせながら，表情豊かに聴くことで，相手も聞き手が自分の気持ちを受け止めてくれていることが理解できる．

5）座り位置

　座り方には①対面に座る，②並んで座る，③テーブルの角などを挟んで斜めに座る，の三種類ある．

　①の対面法は，会議や交渉など公の話には適しているが，緊張感が高い座り方といわれている．②の並列法は互いの距離が近いので，信頼関係ができている相手と主に感情的なやり取りをするのに適しているが，心理的距離の近い関係でないと逆に違和感がある．③の直角法は，適度な距離を保ちながらお互い自由に視線を合わ

せたりそらしたりできるので，リラックスして話ができる座り位置といわれ，最近は医療面接の場でもよく用いられている．

6) ボディランゲージ

誰でも癖はあるものだが，手振り身振りや貧乏ゆすりなど自分で意識していないボディランゲージの癖が相手に与える影響は大きいので注意が必要である．

7) 声の調子やスピード

声の大きさやトーンの変化，話すスピードなども，相手に与える影響は大きい．

個人的な会話をするときに，相手があまりに大声だったり早口だったりすると，話が周囲に聞こえるのではと気を遣ったり早く終わらせなければならないと焦ったりする．

相手の年代や体調によっても心地良く感じる声のトーンやスピードは違うので，相手や状況に合わせた対応が大切である．

3 心を開く質問法

誰かに話を聴いてほしくてもなかなか切り出すことができない，という経験を皆さんも何度となくしてきたのではないだろうか？ そのようなときに，相手から上手に促してもらうとスムーズに自分の気持ちを話しはじめられた，という経験もあるだろう．気持ちを聴いてもらえたという満足感が得られる会話は一方的なものでなく，お互いが自然にやり取りできる双方向的なものなのである．

ここでは，会話のきっかけや気持ちを自然に引き出すための「質問法」についてまとめる．

1) 閉じた質問

「朝ご飯は食べましたか？」，「薬は飲みましたか？」のように「はい」，「いいえ」で答えられる質問法である．情報を集めたり，事実確認をしたいときには便利な質問法だが，相手の考えや気持ちを自由に話してもらえず，質問者が知りたいことを聞くという質問者主導の一方的な会話に陥りがちである．

また，閉じた質問が中心の会話は話が発展しにくく，質問者も次の質問を考えることに注意が向きがちで，相手の話を傾聴する余裕を失ってしまう傾向がある．

2) 開いた質問

「どのように (How)」や「何か (What)」で始まる「開いた質問」は，質問された側が自分の考えや気持ちを自由に話すことができ，話し手が主導権をもって会話が進行していく．

「○○についてもう少し話していただけませんか？」などと促すことによって更に感情面に焦点をあてていくことができる．

心理カウンセリングなどでは，このような「開いた質問」が中心となるが，医療

#45 B) 受け止め，共感することを体験する 197

面接場面では「閉じた質問」と「開いた質問」を上手に取り混ぜながら会話を進めていくのが自然である．

4 明確化

質問を投げかけ，それに対して相手が応えてくれた内容を聞きっぱなしにせず，しっかりと受け止め返すのが傾聴であり，受け止め返す方法の1つが「明確化」である．

相手が語ったフレーズの最後の言葉を「繰り返し」たり，話の内容を自分なりに「要約」して返すことによって，話し手は真剣に聴いてもらっている実感を得ると同時に自分自身の気持ちや考えを再確認したり整理したりすることができる．

うなずきや促しなどによっても話し手の話し易さは格段に向上するが，聴いてもらって良かった，何かすっきりした，という実感を得るのは上手に「明確化」されたときである．

5 受容，共感

最後に人の話を聴くときの基本的な心得「受容」と「共感」についてまとめる．

私たちは人の話を聞きながら，ともすると（それはおかしいんじゃないか？），（自分だったらやらないけどなー）などと，自分の価値基準に合わせた評価や批判をしがちである．

受容 ....
それに対して「**受容**」は，相手の話を批判や評価をせずに，あるがままに受け容れることである．つまり，相手が感じていることを，まずは受け止める姿勢である．これは簡単そうでなかなか難しい．相手の話をどうしても受け容れがたいとき，そこには何か聴き手自身の心理的抵抗が起こっている可能性がある．そのように相手を受容するためには，自分自身を受容していることが前提となり，相手を理解するためには，まず自分自身の理解が重要なのである．

共感 ....
次に「**共感**」である．傾聴は相手の心に寄りそって話を聴くことだと説明したが，その象徴的な姿が「共感」である．相手が悲しんでいれば「共に悲しみ」，相手が喜んでいれば「共に喜ぶ」姿である．同情との違いは，相手との距離感にあるともいえる．つまり，「同情」は文字通り「同じような感情になる（心理的には巻き込まれている）状態」で客観的にものごとを受け止めることが難しくなる．共に感じながらも適度な距離感を保つことで，相手の話を正面から受け止めることが可能になる．

6 積極的傾聴はTwo Way Communication

相手の話を受け止め共感するためには，心理的に対等な立場で自由に質問や確認ができる信頼関係作りが重要である．**1**～**5**までで述べてきたことを踏まえながら，質問，促し，繰り返し，要約，確認…と会話を積み上げていくことによって，当初

は見えてこなかった問題が明らかになったり，からまった糸のように思えた問題が
ほぐれて糸口が見えてくる．

　皆さんも，段階的な実習を通して，「傾聴」すること，されること，を実感して
ほしい．

まとめ

■ 傾聴とは，心を傾けて相手の気持ちまで理解しようとして聴く姿である
■ 傾聴するためには，非言語的コミュニケーションも重要である
■ 相手に気持ちを話してもらうためには，閉じた質問だけでなく開いた質問を適宜用いることが大切である
■ 相手の気持ちを受け止め，共感することは，自分自身を理解し受容していることにつながる
■ 傾聴するためには，基本的な信頼関係を築く必要があり，守秘義務も重要である

＜文　献＞

1）『カウンセラーは何をするのか』（氏原寛／著），p.8-13，創元社，2002
2）Mehrabian A & Ferris SR：Inference of attitudes from nonverbal communication in two channels. J Consult Psychol, 31：248-252, 1967
3）『マイクロカウンセリング』（アレン・E・アイビイ／著，福原真知子，他／訳編）p.21-26，p.36-39，p.47-51，川島書店，1985
4）『ヘルスケアのためのコミュニケーション』，（村尾誠，江川隆子／監訳），p.131-152，廣川書店，1999

◉ 演習問題

問1　「傾聴」に関する次の文章の正誤を答えよ．

① 話を聴くときは，視線をそらさず凝視した方がよい．
② リラックスして話をするときは，正面に向かい合って座った方がよい．
③ うなずきやあいづちは，話を促すのに有効である．
④ 気持ちや考えを話してもらうには「開いた質問」が有効である．
⑤ 相手の話に納得ができないときは，まず自分の考えを伝えるべきである．

問2　「閉じた質問」に関する以下の記述から，誤っているものを1つ選べ．

① 聴き手が情報を効率よく得るのに有用である．
② 一方的なコミュニケーションに陥りやすい．
③ 質問者主導になりやすい．
④ 相手の気持ちを理解するのに有用である．
⑤ 話し手はあまり考えずに答えられる．

45　B）受け止め，共感することを体験する

問3 人の話を聴く基本的な態度に関する以下の記述から，誤っているものを１つ選べ．
　① 相手の話を評価せず受容的に聴くことが重要である．
　② 相手の辛い思いを聴いていたら，自分も昔の辛い体験を思い出して泣いてしまった．
　③ 話を聴くときは，相手や自分の時間的余裕があるときにした方がよい．
　④ 相手の個人的な話は，基本的に他人には漏らさない．
　⑤ 話し手が話しやすいように，ゆったりとした雰囲気を保った．

Note：

第3部 信頼関係の構築【①コミュニケーション】

#45 C) 死を迎えようとしている患者（がん末期）への対応

寺町ひとみ

中心となるSBO #45 相手の心理状態とその変化に配慮し，対応する（態度）

関連SBO #34, #46, #48, #50, #51

本項で学ぶこと

- がんなどの死を迎えようとしている患者の心理はどのような状態であるかについて討論する
- そのとき薬剤師はどのような態度で接することが望ましいのかについて討論する
- 患者の心理状態を把握し，またその変化にも配慮し，対応することを学ぶ

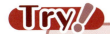

＜がん末期患者への対応＞

problem based learning（PBL）では，問題点を抽出し，学生自ら学習項目を設定し学習する．今回，乳がん患者の肝転移による閉塞性黄疸で入院中の患者において，死を予感している乳がん患者のシナリオから問題点を抽出し，わからない項目について学習する．患者の心理状態について討論し，その対応についてグループでまとめる．

➡ PBL

【参加型授業の流れ】

第1日目　90分×1コマ

❶ PBL授業の目的と予定についての説明を受ける（5分）．
❷ グループでリーダー，記録係，発表者を決める（5分）．
❸ 次ページのシナリオ（**資料**）を，リーダーが中心となって，全員で読む（5分）．
❹ 討論しながら，わからない言葉，表現などの問題点をあげ，記録係がホワイトボードに記録する（20分）．
❺ がんなどの死を迎えようとしている患者の心理はどのような状態であるかについて，薬剤師はどのような態度で接することが望ましいのかについて討論する（30分）．
❻ 発表に向け準備を行う（30分）．

第2日目　90分×1コマ

❶ シナリオの患者への対応についてまとめる（10分）．
❷ 発表する（発表5分，質疑2分）（70分）．
❸ まとめの講義を受講する（10分）．

> **資料** シナリオ

> 63歳，女性
>
> 　右乳がんの診断を受け，乳房切除術，リンパ節郭清術，術後抗がん剤治療を受けました．その3年後，肝臓へ転移し，今回，閉塞性黄疸で入院となりました．
>
> 　入院後，閉塞性黄疸に対する治療がされて，黄疸がおさまり，状態が落ち着いてきました．胃がドーンとするという訴えから，ベリチーム®（消化酵素剤）3カプセル／1日3回毎食後が処方されていました．
>
> 　新人の薬剤師田中さんは，服薬指導をするために患者さんの部屋を訪問していましたが，処方薬がベリチーム®だけなので，服薬指導する内容もあまりなく困っていました．「体調はいかがですか？」と尋ねると，いつも「大丈夫ですよ」とだけ答えると無言になってしまいます．ある寒い夕暮れ時に訪問した際に，患者さんが，「私，もうすぐ死んでしまうのかしら？」と話しかけました．田中さんは突然のことだったので，驚いて，何と答えたらよいのか困ってしまいました．
>
> 　あなたは，このような場合，どのように対応しますか？

解　説

◼ 患者の心理を把握することについて

対象喪失
愛するものを失うこと，愛するものとの関係を失うこと，何か自分にとってかけがえのないものを失うこと．

　患者とは医師の側からいう語で，病気やけがの治療を受ける人のことをいう．私たちは，患者となって，初めて，健康のありがたさに気づくことになる．このような大切なものを失う経験は対象喪失という言葉で表現されている．医療従事者である薬剤師が，このような患者の心理状態がどのような状態であるかについて理解しておくことは，大変重要なことである．

　薬剤師が，患者に薬の作用や副作用などについて説明する場合，**薬の知識を提供するだけではなく，患者が理解し受け入れて，行動につながるように気を配ることが必要**である．糖尿病のような慢性疾患は，長期にわたって治療が続くことが多い．医療従事者から治療の必要性について説明を受けたとしても，受身の状態では，薬および食事の自己管理を規則正しく続けることは非常に困難である．患者自らの治療をしていこうという意識により，治療が継続し，疾患の経過も良好となる場合が多い．患者の病気に対する認識，患者が治療をしていこうと思う気持ちの変化が行動変容につながり，その行動が継続されなければならない．薬剤師は，**このような患者の心理を理解し，患者が積極的に治療に取り組めるようにサポートしていく必要**がある．

　入院の場合，患者は，病院というプライバシーが守られない空間において生活をすることを余儀なくされ，不自由な生活を送ることとなる．ましてや，がん告知を受けた患者は，「なぜ，このわたしが，がんになってしまったのだろう」と悲嘆にくれ，夢や希望が一瞬のうちに消えてなくなってしまう感情に陥ることになる．しかし，薬剤師は，このような心理状態に陥った患者に対して，最適な薬物治療が行

202　薬学生・薬剤師のためのヒューマニズム　改訂版

抑圧	苦痛な感情や欲動，記憶を意識から締め出す
逃避	空想，病気，現実，自己へ逃げ込む
反動形成	本心と裏腹なことをいったり，したりする
置き換え	欲求が阻止されると，要求水準を下げて満足する
退行	早期の発達段階へ戻る．幼児期へ逃避する
知性化	感情や欲動を直接意識化しないで，知的な認識や考えでコントロールする
転移	特定の人へ向かう感情を，よく似た人へ向けかえる
昇華	反社会的な欲求や感情を，社会的に受け入れられる方向へ置き換える
同一化	相手をとり入れて自分と同一と思う．自他未分化な場合は一次的同一化という
投影	相手へ向かう感情や欲求を，他人が自分へ向けていると思う
合理化	受け入れられない出来事，感情，思考，欲求を，理由をつけて，正当化したり，ほかに責任転嫁する

表 代表的な防衛機制

文献5を参考に作成

われるようにサポートしていく使命がある．そのためにも，患者の心理状態を把握し，その状態に沿ったアプローチをしていかなければならない．そのとき，忘れてはならないことは，**患者の意思を尊重し，プライバシーへの配慮に常に留意すること**である．

2 防衛機制

人は，がんや重篤な病気の宣告を受ける，交通事故などに遭遇する，愛する人を失うなど，耐え難い事態に直面すると，不安を抱き混乱した状態になる．このような心理状態から，自分を守ろうとするために示す無意識な反応を防衛機制と呼ぶ．

代表的な防衛機制には，抑圧，否認，反動形成，置き換え，退行，知性化，行動化，昇華，同一化，投影，合理化などがある（**表**）．

防衛機制
心理学で，不快・欲求不満や葛藤（かっとう）などから無意識に自分を守ろうとして働く適応のしかたのこと．

3 死の受容のプロセス

精神科医のキューブラー・ロスは，末期がん患者が五段階を経て死を受容する説「死の五段階」を提唱した．この説は，末期がん患者のみならず，病気の診断を受けた患者が，病気を受け入れるまでの心理状態を理解するうえでも参考となる．

死の五段階
がん末期の患者が死を受容するまでに辿る五段階の心理状態をキューブラー・ロスが提唱した．

1）第一段階：否認

がんの告知あるいは，重篤な病気であることを知らされたとき，「医師の診断は

誤りではないか」、「この自分に限ってこんなことはありえない」などの感情が現れ、現実を否認する態度をとるようになる。患者がこのように現実を認めたくないと思っているときに、処方された抗がん剤の説明を淡々と行うと、認めたくない「がん」を目の当たりに突きつけられるような気持ちに陥り、患者との関係がこじれてしまう。この時期は、患者が落ち着いて、自分のことについて冷静に考えることができるまで、患者の思いに傾聴することが大切である。

2）第二段階：怒り

「否認」の次にこみ上げてくる感情が、「怒り」である。「なぜ他人ではなく自分なのか」、「私だけがなぜこんなひどいめにあわなければいけないのか」と怒りがこみ上げ、同時に、健康な人間への妬みも混じってくる。どうしようもない怒りが、医療スタッフや家族に向けられることが多く、治療に対する拒否や服薬を中断することも起こることがある。この段階は、患者が病気に真正面から向き合うようになり、「病気」を現実として受け入れ始めたと解釈するとよい。

3）第三段階：取り引き

「怒り」の段階の次には、「少しでも命を延ばしてもらえるなら、何でもする」、「病気が治るのであれば、全財産を投げ出してもよい」、「後の人生は『神に捧げる』『教会に奉仕する』」など、神頼み、運命と取り引きをしようとする。この段階で、藁をもつかみたい気持ちである患者は、民間療法や新興宗教に惹かれることが多い。患者のこのような行動を全面的に否定する前に、患者の気持ちに傾聴しながら、科学的な根拠について触れるとよい。

4）第四段階：抑うつ

第三段階までの「取り引き」が過ぎると「もうどうしようもない」など、もはや自分の病気を否定できなくなり、無力感や絶望感が襲い、抑うつ的な状態となる。この段階では、安易な励ましの言葉は禁忌で、むしろ、無言のまま、患者のそばにいることが効果的な時期である。しかし、病的なうつ病であると判断した場合は、速やかに専門的な治療を受けるような手配が必要となる。

5）第五段階：受容

患者は、「病気」に対する感情などすべてを受け入れるようになり、明日への生活や治療について考えることができるようになる。この段階から、患者と共に医療従事者としての関係が始まることにもなる。

変化のステージモデル
プロチャスカとディクレメンテが開発したステージ理論モデル、時間軸により人の保健行動の変容を5つのステージに分けて説明したもの.

4 行動変化のステージモデル

患者が自分の病気を受け入れて、実際に、治療などへの行動変化に結びつくためには、いくつかの段階を経ることになる。プロチャスカとディクレメンテによって「**変化のステージモデル**」が提唱された。患者は、「前熟考期」、「熟考期」、「準

備期」，「行動期」，「維持期」という5段階の変化ステージを経て維持期に到達するが，また，逆に戻ることも十分に考えられることを示しており，それぞれのステージに沿った対応が考えられている．まず，患者がどのステージに該当するかを判断して，そのステージに応じたサポートをする必要がある．

① **前熟考期**：問題を意識していない状態で，行動変化を考えていないので，感情や考えを聞く．

② **熟考期**：行動開始を強く考えているが，踏み切れない阻害要因があり迷っている状態なので，行動変化によるメリットとデメリットを明らかにしてメリットの認識を高めるように働きかける．

③ **準備期**：すぐに始めるつもりがある，あるいは，自分なりに行動を開始している状態なので，具体的な行動目標を設定し，成功すれば誉めて，段階的に目標をあげていく．

④ **行動期**：望ましい行動が始まって6カ月以内の状態で，再発も多いので，より高度な知識と技術を提供し，問題解決のための対応方法を教える．

⑤ **維持期**：望ましい行動が6カ月目を超えて継続されている状態なので，特別な出来事が起こっていないかどうか，その影響について確認する．

まとめ

■ 「死の五段階」は，がんの末期だけではなく，患者が病気を受け入れるまでの心理状態を理解する場合参考となる

■ 「変化のステージモデル」は自分の病気を受け入れて，治療などへの行動変容に結びつくために5段階を経て維持期に到達する

■ 患者の心理状態を把握することにより，その段階に応じた適切な対応をすることにより，続いて行う服薬指導が効果的となる

＜文　献＞
1）『ファーマコサイコロジー：薬剤師と患者さんを結ぶコミュニケーションのHint集』（有田悦子/著），ブレーン出版，pp12-13，2005
2）『日本糖尿病療養指導ガイドブック2019』（日本糖尿病療養指導士認定機構/編），メディカルレビュー社，p103-105，2019
3）『Pharmaceutical Communication ファーマシューティカルコミュニケーション』（日本ファーマシューティカルコミュニケーション学会/編），南山堂，pp54-76，2007
4）『死ぬ瞬間—死にゆく人々との対話』（E. キューブラー・ロス/著，川口正吉/訳），読売新聞社，1971
5）『図説 臨床精神分析学』（前田重治/編），pp19，誠信書房，2002

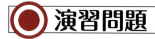

演習問題

問1 以下の記述は正しいか，誤っているか．誤っている場合，理由を記述せよ．
① 精神科医であるキューブラー・ロスは，「変化のステージモデル」を提唱した．
② すべての糖尿病患者は，初回の面談で薬の説明をすれば，薬の自己管理は維持される．
③ がんの告知を受けた患者の多くは，不安を抱き混乱した心理状態から，自分を守ろうとするような無意識な反応（防衛機制）を示す．

問2 以下の質問に対して，回答を1つ選択せよ．
A) がん告知を受けた患者の心理状態を「死の五段階」として提唱したのは誰か．
① フロイト
② キューブラー・ロス
③ ユング
④ プロチャスカ
⑤ ヒポクラテス

B) 薬剤師のとるべき態度として，好ましい行動はどれか．
① 患者の要求にはすべて答えること．
② 医師からの情報のみに基づいた服薬指導をすること．
③ 患者自身の心理状態を把握してから服薬指導をすること．
④ 患者の治療へ参画する動機づけについては他の医療従事者にまかせること．
⑤ 患者が病気に対して不安を示した場合，とにかく「がんばれ」と励ますこと．

Note：

第3部 信頼関係の構築【①コミュニケーション】

#48 他専門職種に自分の意見を上手に伝えましょう

後藤惠子

中心となるSBO ▶ #48 適切な手段により自分の考えや感情を相手に伝えることができる（技能・態度）

関連SBO ▶ #3，#43，#45～#47，#49，#52，#55，#56

本項で学ぶこと
- 専門職連携を実践することの意味を考える
- 相手を尊重した自己主張の仕方を学ぼう

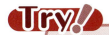

＜薬剤師としての考えを他職種に伝えてみよう！＞

　ファーマシューティカルケアの実践には，患者を中心とした専門職連携は欠かすことができない．情報を共有するだけではなく，適正な薬物治療の実施に向けて，薬剤師としての提言をしたり，他職種に協力の依頼をしなくてはいけない場面にも遭遇する．そんなときに，どんなことに留意して，どのように伝えれば相手から協力を得られるだろうか？　失敗事例の改善策を考えるなかから，相手を尊重した自己主張の仕方を学ぼう．

➡ SGD，ロールプレイ

【参加型授業の流れ】

❶ 授業の狙いについて簡単な説明を受ける（3分）．
❷ なぜ多職種間でコミュニケーションを取り合うことが必要なのか，考えてみる（7分）．
　まず自分で考える→前後の人（4人くらい）で意見交換→何人かに意見を聞く．
❸ 事例を提示する（**資料**）（5分）．
❹ 事例について話し合う．SGD（25分）．
　①各グループで薬剤師サイド，看護師長サイドの2グループに分かれる．
　②薬剤師の思い，看護師長の思いを話し合う（今の心境，不満など）（2分）．
　③対応のどこに問題があるのかを考える（5分）．
　④具体的にどこをどう変えればよいのか，改善策について話し合う（10分）．
　　薬剤師グループは，どのような提案であれば受け入れてもらえるのか，改善すべきこと，どうしても聞き入れてもらいたいことを考える．
　　看護師長グループは，どのような提案なら受け入れ可能かを考える．
　⑤薬剤師役，看護師長役を演じながら，検討する（13分）．

資料 課題事例

登場人物
薬剤師：薬丸　直　　　看護師長：菅野　光子

＜状況＞Ｆさんは肺がんの術後，骨転移をした患者である．数日前から腰のあたりに痛みが出現し，ペインコントロールが開始された．その後，Ｆさんから特に訴えがなかったので，順調に除痛が行われていると思っていたが，看護記録には，「痛みが増強の様子」と書かれていた．口数が少なく遠慮がちなＦさんの表情から，痛みの度合いを看護師は読み取っているようだ．そこで，薬剤師の薬丸は，よりよいペインコントロールのために，担当看護師の協力を得たいと考えた．治療の効果は出ているのか？　痛みがまだ常在するのか，時間帯によって度合いが異なるのか，どの程度持続するのかといった情報を得られれば，より適切な薬剤の選択と投与時間などに工夫ができるはずである．担当医にも相談し賛意を得た．薬丸は，早朝ナースステーションで申し送りの直後に，菅野看護師長に話しかけた（師長は夜勤明けであった）．

＜依頼事項＞
患者Ｆさんの担当看護師に，Ｆさんに代わって「痛み日誌」をつけてもらいたい

図1 薬剤師が持参した「痛み評価スケール（Wong-Bakerによるフェース・スケール）」

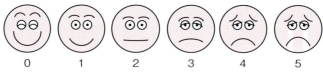

＜会話＞

薬　　丸：看護師長
看護師長：なんでしょう？
薬　　丸：○○先生にはすでに賛同いただいているのですが，
看護師長：…（ムッとした様子）
薬　　丸：実は303病室のＦさんですが，ペインコントロールがまだうまくいっていないようなのですが…．
　　　　　それで，この表をつかって痛み日誌のようなものをつけるように，担当看護師の方々にお願いしていただきたいのですが…．
看護師長：これがどうやって日誌になるの？
薬　　丸：この表はWong-Bakerが開発したフェーススケールというものでして…
看護師長：そんなことがわからないと言っているのではなくってぇ，もう少し目的と依頼内容をわかるように説明してもらわないと…．夜勤明けだし…，忙しいのよ！
薬　　丸：はあ〜〜（快く引き受けてもらえると思った薬丸は肩すかしを食らった心境である）

❺ 自分たちの考えをロールプレイという形でプレゼンテーションする（5分）.

❻ ほかのグループからフィードバックを受ける（5分）.

❼ アサーションという考え方・技法について学ぶ（25分）.

❽ 自分たちの案を再考する（7分）.

❾ 最初に演じたグループに再度演じてもらい，変化を確認する（7分）.

解　説

チーム医療

専門職連携

1 チーム医療を機能させるには

1）患者を中心とした専門職連携の重要性

　最適な医療を提供するには，患者を中心に専門職種が互いの持つ情報を共有し，治療やケアの方針・目標などを確認しながら自らの専門性を発揮して職務に当たることが不可欠である．入院期間の短期化，外来化学療法の普及などに伴い，チームの概念は同じ医療機関内にとどまらず地域での薬薬連携を含めた医療連携，そして保健・福祉の連携へと拡がりをみせており，薬剤師も多くの専門職と協働することによって，ファーマシューティカルケアを実現することが可能となる．

2）専門性を発揮するためにはコミュニケーションは不可欠

　人は考え方や感じ方が違うからこそ，相手の言い分に耳を傾け意見を交換することで，自分の視野を拡げ成長することができる．これは，チーム医療においても同様である．連携をひとつずつ確かなものにし，**チームとして機能するためには，それぞれの職種の理念（行動哲学など）や職務内容，患者をみる視点などへの理解が欠かせない**．互いの視点を知り，尊重し合うことで，確かな協働が成立する．

　チームにしっかりとした信頼関係が成立している場合，建設的な議論が可能となるが，まだ十分に関係性が構築されていないような場合には，なかなか自分の意見を主張しづらいものである．しかし，自分の意見を強く主張すべきときもある．それは，自分の考えを主張したり，問題をおざなりにしないことで，患者のQOLの向上が見込まれたり，チームにとってもよりよい結果をもたらすと考えられるとき，そして自分の尊厳が不当に損なわれていると感じたときではないだろうか．

　薬剤師として主張すべきときとは，どんなときだろうか．疑義照会や処方変更の提言などはその最たる例であろう．このような場面において，あの医師は薬剤師の考えに耳を傾けてくれないとか，自分はコミュニケーションが苦手だからという理由で，もし患者の受ける薬物療法の安全性・有効性に差が出るとしたら，苦手では済まされない．もはやそれは，医療倫理・職業倫理上の問題と捉えられるのではないだろうか．

❷ 人間関係を円滑にする自己主張とは

1） 人的葛藤の対処の型

攻撃型対応

回避型対応

**アサーション
（assertion）**
ウォルピらが開発した
行動療法技法．アメリ
カ公民権運動では人権
としてのアサーション
権が注目される．現在
は，学校教育，統合失
調症などのソーシャル
スキルトレーニングに
も活用．

葛藤が生じたとき，それを解決するための方法は大別して①**攻撃型**，②**回避型**，③**主張型**（アサーション）の3つに分類される．

① 攻撃型

自分の考えの正当性ばかりを主張し攻撃的な対応をする．その場では優位にものごとを推し進めることができるかもしれないが，後で決定を覆されたり，攻撃を受けた人との間に禍根を残しやすい．

強気にみえるこうした対応の背景には，相手に否定されることや，答えられない質問をされることへの不安といった自信のなさが隠れていることも多い．

② 回避型

何か問題に遭遇しても，できるだけ問題視しないようにする．いうべきことをいわなかったり，不当に何かを押しつけられても泣き寝入りすることで問題をやり過ごそうとする．この方法では問題が解決されないばかりか，ときには沈黙することが黙認につながったり，問題に荷担することになる場合もある．

③ 主張型（アサーション）

「攻撃型」と「回避型」のちょうど中間に位置するのが，適切な自己主張ができる「主張型」である．相手を非難することなく，また正論ばかりを振りかざすのでもない．相手の意見に耳を傾けながら，患者にとっても，チームにとってもよい方法を見いだそうとする．

2） 自他ともに尊重する自己主張−アサーションのための6つのアドバイス！

「あの人は苦手だ」，「何をいっても反発される」，「自分の考えを相手に伝えるのが苦手」と感じることがあれば，6つのアドバイスを参考にアサーションを心がけてみよう．

① 自分の考え方をアサーティブにする

発言しようとしたとき，「自分の意見は取るに足りない」，「上手くいえずに恥をかきそう」という思いが出てきたら，アサーションはできない．これまでの思いこみを捨て，考え方をアサーティブにしていく必要がある．アサーションは「人は誰でも自己主張（表現）する権利がある」という基本的な人権でもある．

② 自尊感情を大切に扱う

自尊感情
自分自身を基本的に価
値あるものとする感覚．

人が前向きに自らの仕事に取り組み，自分に対しても他人に対しても受容的であるためには，**自尊感情**が維持される必要がある．自尊感情とは，自分自身を基本的に価値あるものとする感覚を指す．コミュニケーションを円滑にするためには，相手の自尊感情を損なわないことが基本となる．意見の対立があった場合にも，職種としての誇りを損なうようなものであってはならない．相手の立場や仕事内容に敬意を払い，**議論は相手の意見や行動に焦点を当て，決して本人の人格を傷つけるもの**であってはならない．

> （例）相手の状況や立場を重んじて，都合を聞いたり，ねぎらったりすることからはじめる．
> → 「今少し〇〇のことでお話ししたいのですが，お時間大丈夫ですか？」

③ 非言語的メッセージで，相手を攻撃したり自分の卑屈さを伝えない

アサーティブに伝えようとしても，表情や言葉の語気に憤りや遠慮があれば，内容より非言語的メッセージの方が相手により多く伝わってしまう．自分の今の気持ちを正確に把握し，問題の所在を明らかにすることが大切である．

> （例）あのドクターの態度，ムカツク
> → 「自分を無視して腹立たしい」→「薬剤師の意見を尊重してほしい」，「無視されるような発言しかできない自分が情けない」

④ 主張することと，相手を非難することは違う

「何度いったらわかるのですか？」，「それなら勝手にしてください」．こうした相手を責める言葉の多くは，"あなた"が主語となっている．**主語を"あなた"から"私"に変える**だけで，攻撃性は和らぎアサーティブになる．このように考えると，主張することと相手を非難することとは明らかに違うことがわかる．

> （例）「（あなたは）やるべきことをやってないじゃないですか」
> → 「（私はあなたと一緒に）患者さんのためにできることをもう一度考えましょう！」

非主張的な対応　　　　　　　　攻撃的な対応

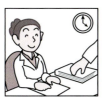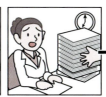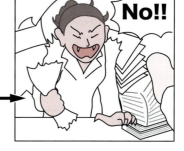

図2　＜突然キレる人＞　　アサーティブな対応を考えてみよう！
文句もいわずに仕事をどんどんこなしている有能な薬剤師のA子さんが，あるときを境に，「どうして私だけに仕事を押しつけるんですか？　見ていればわかるじゃないですか！」と，いきなりキレた．周りの人はただ驚くばかりである．例えば，4時，6時，7時の段階で，どのようなアサーティブな対応を取っていれば良かっただろうか？　考えてみよう！

⑤ **相手に認められようとせず，自分の職務を全うするためにいう**

　相手に自分の存在を認めさせることが話し合いの目的となると，その結果が出なければ落ちこむだろう．アサーションは自分が主張する権利があるのと同様に，相手にもそれを断る権利があることが前提となっている．

⑥ **最終ゴールをイメージしておく**

　自分の主張が通ったときの理想的な状況と，どんなに抵抗があってもここまでは合意を得たいというイメージの両方を持って話し合いの席につくことが必要である．「伝えれば，自分の責務はとりあえず果たした」，「これしか答えがない」ではなく，どうすれば少しでも理想的な状態に近づけられるのか，ねばり強く話し合う姿勢が必要だ．同じことをくり返しいうだけではなく，相手の言い分に耳を傾け，根拠のあるデータを提示し，薬剤師として自分のできることを提案していく．

　医療は不確実性のうえに成り立っており，答えが1つでないことも多い．だからこそ，患者の考えを聴き，自分の見解を伝え，他職種の意見も尊重し，十分議論を交わすなかで共通の目標を見いだし，それが決まれば，そのなかで自分のできる最善を尽くそうとするのが専門職であり，プロだと考える．

まとめ

- ■ チーム医療を機能させるには，専門職種間の良好なコミュニケーションが鍵を握る
- ■ 建設的な議論を成立させるには，アサーションが役に立つ
- ■ 伝えただけではなく，結果にまでコミットする姿勢が大切である

＜文　献＞
1）『ヒューマニズム薬学入門』（日本薬学会／編）p.139〜141，東京化学同人，2005
2）『改訂版アサーショントレーニング―さわやかな「自己表現」のために』（平木典子／著），日本・精神技術研究所，2009

● 演習問題

問1　以下の記述は正しいか，誤っているか．誤っている場合，理由を記述せよ．

① アサーションとは自分の意見を通すための方法論である．

② 自尊感情が低い場合には，他人を尊重することも難しい．

③「自分の意見をいえるが，いわないこと」を選ぶのはアサーションではない．

問2　以下の質問に対して，回答を1つ選択せよ．

A）人的葛藤が起こったときの対処の仕方に関して，間違った記述はどれか？

① 回避的な対応は日本人が比較的多くとる対処法である．

② 攻撃的な対処法をとった場合，その場では自分の主張が通ることも多い．

③ アサーションは，攻撃型と回避型の中間に位置づけられる対処法である．

212　薬学生・薬剤師のためのヒューマニズム　改訂版

④ 回避的な対応をとっても，日本では多くの場合解決へと向かう．

⑤ 言葉では直接攻撃をしないが，間接的・非言語的に相手を攻撃する場合がある．

B) アサーティブな発言をするうえで留意すべき点に関して，間違った記述はどれか？

① 主語を"あなた"にすると，自己主張より他者批判になりがちになる．

② 非言語的なメッセージにおいても相手を攻撃したり，自分を卑下したりしない．

③ 相手の立場を重んじ，敬意を払う．

④ 主張しても相手から受け入れられないことがあることが前提である．

⑤ 問題を俎上に挙げる際にも，自己の見方を主張する．

Note：

第3部 信頼関係の構築【②患者・生活者と薬剤師】

#50

A）自分の病気について話せない患者の気持ちを知る

桜井なおみ

中心となるSBO ▶ #50 患者や家族，周囲の人々の心身に及ぼす病気やケアの影響について説明できる

関連SBO ▶ #1，#3，#34

本項で学ぶこと
・病気について話せない患者の心理状況を学ぶ
・仕事など，患者の社会背景に応じた患者への服薬指導，態度を学ぶ
・患者中心のチーム医療のなかで薬剤師が果たすべき役割を学ぶ

Try!

＜患者の心に寄り添った服薬指導をする＞
① SP（simulated patient：模擬患者）セッションを通して自分の病気について話せない患者の気持ちがどのようなものかを考える．
② SPセッションを実施することで，患者が安心，納得して薬を服用するために"どんな応対や説明が必要なのか"を考える．

➡ SGD，SPセッション

【参加型授業の流れ】

講義は，❶事前講義，❷SGD，❸発表（SPセッション），❹講義の4段階で進む．
※前週に課題シート（**資料1，2**）が宿題として提示される．

❶ 事前講義（10分）
・授業の目的と進め方について説明を受ける
❷ SGD（20分）
・7～8人単位のグループに分かれ，宿題について各自の意見を述べ，議論する
・各グループ内で薬剤師役を1人ずつ決める
❸ SPセッション（1セッションの場合：30分）
・初来局時（SPセッション5分，振り返り5分：**資料3**）
振り返りミニ講義（5分）
・再来局時（SPセッション5分，振り返り5分：**資料3**）
振り返りミニ講義（5分）
※時間があれば2セッション行う
❹ 講義（まとめ）

214 薬学生・薬剤師のためのヒューマニズム 改訂版

資料1 課題シート1

初来局の患者さんが初回質問票に記入を終え，処方薬ができるのを待っています．
調製が終わり，これから患者さんのお名前をお呼びして，お薬をお渡しするところです．
（制限時間：5分間）

＜注意事項＞
・お薬手帳は持参されていません
・会計については触れなくて結構です
・必要であればメモをとってください

患者：松井　もも子　40歳　女性

今回の処方
　Rp1.　マイスリー®錠5 mg　1回1錠（1日1回）
　　　　　レンドルミン®錠0.25 mg　1回1錠（1日1回）
　　　　　就寝前　14日分
　Rp2.　メイラックス®錠1 mg　1回1錠（1日2回）
　　　　　朝夕食後　14日分
　Rp3.　リーゼ®錠5 mg　1回1錠（1日3回まで）
　　　　　14日分

＜初回質問票内容＞
○既往歴：空欄
○家族の病気：実父（75歳：大腸がん），実母（乳がんで逝去：享年72歳）
○アレルギー：なし
○薬の副作用歴：睡眠障害，ホットフラッシュ，動悸
○現在，ほかの病院や医院の受診：外科
○現在服用中の薬：ノルバデックス®，エビスタ®
　使用中の健康食品，常備薬：チョコラBB®
○嗜好品：飲酒：ほぼ毎日飲酒．仕事のつきあいで週に1～2度接待もあり
　　　　　喫煙：10年前まであり（10本／日），今はなし
○後発医薬品への意向：初めて飲む薬なので，今回は先発品を希望

＜宿題＞
① 処方薬について調べましょう
② 松井さんがこれらの薬を飲むことになった理由を考えてみましょう
③ 初回質問票の記載内容などについて，確認したいことはどんなことでしょうか？
④ 松井さんの服薬指導にあたって配慮すべきことはどんなことでしょうか？
⑤ 松井さんのライフスタイルなどから，どのような注意や説明が必要か考えてみましょう

#50　A）自分の病気について話せない患者の気持ちを知る　　215

資料2 課題シート2

松井もも子さんが2週間後に再来局されました.

処方薬の調製が終わったので，これから患者さんのお名前をお呼びして，お薬をお渡しするところです.（制限時間：5分間）

＜注意事項＞

・会計については触れなくて結構です

・必要であればメモをとってください

患者：松井　もも子　40歳　女性

Rp1.　マイスリー®錠5 mg　1回1錠（1日1回）
　　　　エバミール®錠1.0　1回1錠（1日1回）
　　　　就寝前　14日分

Rp2.　メイラックス®錠1 mg　1回1錠（1日2回）
　　　　朝夕食後　14日分

Rp3.　ドグマチール®錠50 mg　1回1錠（1日3回）
　　　　毎食後　14日分

＜宿題＞

① 新しい処方薬について調べましょう

② 再来局した松井さんに確認したいことはどんなことでしょうか？

③ 松井さんの服薬指導に当たって配慮すべきことはどんなことでしょうか？

資料3 フィードバックメモ（自由に書き込む）

	グループ	よかった点	改善すべき点
初来局時の服薬指導			
2週後の再来局時の服薬指導			

216　薬学生・薬剤師のためのヒューマニズム　改訂版

解　説

50

1 薬を受け取るときの患者の心理

患者中心

　このセッションを通じて，伝えたいことは**薬を受け取るときの患者の心や社会生活に寄り添った服薬指導**を心がけることである.

チーム医療

　このことが，**患者中心のチーム医療**のなかで薬剤師が果たす職能であることを学ぶ.

1）自分の病名をいえない患者の心理を知る

　"がん"に対する偏見やイメージの悪さ，病気を認めたくない気持ちなどから，他科の診察時や薬局の問診票の既往歴に，"がん"あるいは"がん治療中"と情報開示できない患者も存在することを知ってほしい.

コミュニケーション

　現在服用している薬の情報や患者との**コミュニケーション**を深め，処方せんの先にいる1人の人間としての"患者"を考え，支えてほしい.

　具体的な例として，

- ・医師からお薬の説明はありましたか？
- ・今，ほかに飲んでいるお薬はありますか？
- ・お薬の組み合わせで気になることはありますか？
- ・このお薬を飲むのは初めてですか？
- ・体調について気になっていることはありますか？
- ・お仕事に影響しそうな薬の副作用はありますか？

こういった言葉をかけてもらうだけでも，患者の緊張感は和らぐ.

傾聴の姿勢

　服薬指導の場においては，**傾聴を基本としたアセスメントの姿勢**が重要である.

> **エピソード**　**事例1：患者目線にたどった処方説明**
>
> 　「食欲がなくなった」と心療内科の先生に伝えたところ，ある薬を処方された.
> 　医師からは「副作用として，ちょっと胸がはる感じや，場合によっては乳汁が出る場合もあるが，乳がんとは関係がないから大丈夫」との説明を受け，自分でも納得したつもりでいた. しかし，実際に服用する際には「薬が原因で乳がんが増殖するのではないか？」と怖くなり，一錠も飲めなかった.
> 　診察時は次の患者も待っているので，薬の細かい点まで医師に聞く時間やタイミングはない. また，乳腺外科はほかの病院へ通院していたため，薬局には私が乳がん治療中であることは伝わっていない. 問診票にも"がん"と書く勇気がなかった. きちんと病歴を告げ，乳がん増殖（女性ホルモン）と副作用（乳汁分泌など）の因果関係や作用機構の違いについて薬剤師から説明を聞いていれば，納得して飲んでいたと思う.

#50　A）自分の病気について話せない患者の気持ちを知る　　217

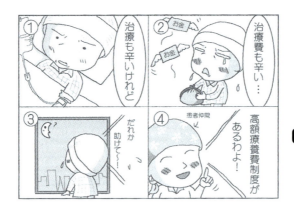

図1 高額療養費の説明
『がんと一緒に働こう』(CSRプロジェクト)，合同出版，2010より転載
イラスト：shiyoh

2) 年齢，病状や病気への理解度，仕事などのライフスタイルを考慮したオーダーメイドな服薬指導

　風邪薬などの市販薬とは違い，精神安定剤や抗うつ剤，睡眠薬などの薬を初めて処方されたとき，患者はとても大きな不安を抱える．

　これらの薬はライフスタイルとのかかわりが大きいため，飲むタイミングや日常生活を送るうえでの注意事項など，患者の社会的背景を考慮したオーダーメイドな服薬指導が重要である（例：アルコール摂取の頻度や量，仕事への影響など）．

　また，治療の長期化などによって問題になってくる経済的な負担も配慮し，**適用できる国の助成制度などがあれば，紹介や説明を行うことが重要**である[1]（**図1**）．

　がんゲノム医療の進展に伴い，薬局に現れる患者のなかには遺伝性腫瘍への不安が高い人や服薬中の患者もいる．これらの個人情報保護を徹底すると同時に変異陽性の未発症者については，遺伝カウンセラーなど適切な専門家へ繋ぐことも忘れないようにする．

3) チーム医療の一員としての薬剤師の職能，科学的根拠に基づいた服薬指導

　インターネットにはエビデンスのない治療薬が氾濫している．また，患者自身も，"なにか治療を受けていないと不安・人と同じことをしていないと不安・人と同じでも不安"という複雑な心境にある．

　薬への不安を取り除き，安心して服用してもらうためにも，**薬の専門家としてチーム医療に参加をし，医師や患者に的確な助言を行うことが重要**である．

　2005年に発表された日本のがんの医療現場における補完代替医療の利用実態調査によると，がん患者の44.6％が何かしらの**補完代替医療**を使っていることがわかっている[2]．患者の多くは自分が使っている補完代替医療の効果や副作用について情報を得ておらず，相談もしていない．

　患者から，補完代替医療について質問された場合には，医師と相談すること，薬の専門家として，科学的根拠に基づいた説明を行うことが重要である．

> **補完代替医療**
> 現代西洋医学領域において，科学的未検証および臨床未応用の医学・医療体系の総称（日本補完代替医療学会による定義）

50

> **エピソード　事例2：医師との連携**
>
> 　整形外科で湿布薬を処方された．薬局へ行き，お薬を出してもらうと明らかにサイズが小さい．
>
> 　すると薬剤師さんが「どこに貼られますか？」と聞かれたため，「腰です．もっと大きなサイズは無いですか？」，「腰でしたら30 mgという大きなサイズがあるので，そちらのほうがよいですよね．医師に確認をしますので，もう少しお待ち頂けますか？」．その後，大きなサイズに変更してもらうことができた．
>
> 　患者には15 mgと30 mgという数字の違いが大きさの違いになるとは理解できない．薬剤師さんの一言，医師との迅速な連携があり，とても助かった．

まとめ

- 処方せんにある情報だけを鵜呑みにするのではなく，処方せんの先にある"患者"を見つめることが大切である
- 病気に対する患者心理を学ぶ，心に寄り添う
- 仕事など患者のライフスタイルに応じたオーダーメイド，科学的根拠に基づいた服薬指導を行う
- 患者中心のチーム医療のなかで，薬の専門家としての職能意識をもち，的確な助言を行う

＜文　献＞

1）『がんと一緒に働こう』（CSRプロジェクト），合同出版，2010
2）厚生労働省がん研究助成金「がんの代替療法の科学的検証と臨床応用に関する研究」班，「がんの代替医療の科学的検証に関する研究」班：がんの補完代替医療ガイドブック【第3版】，2012
3）『乳癌診療ガイドライン1. 治療編＜2018年版＞』（日本乳癌学会/編），金原出版，2018
4）『乳癌診療ガイドライン2. 疫学・診断編＜2018年版＞』（日本乳癌学会/編），金原出版，2018

● 演習問題

問1　以下の記述は正しいか，間違っているか，間違っている場合，理由を記述せよ．

① 患者は医師の説明を完全に理解している．

② 患者は自分の既往歴をすべて伝えている．

問2　下の質問に対して回答を1つ選択せよ．

A）薬剤師が心がけるべき態度のなかで好ましくない回答はどれか？

① 自分が飲んで副作用が出たことのある薬は服用しないように勧める．

② ライフスタイルに応じた服薬の留意点を助言する．

③ 家族内でのがん死が多いときは，遺伝子検査の受診を勧める．

④ 副作用が起きたときの対応について説明する．

⑤ 実際の薬を見せながら薬の飲み方や効用を説明する．

#50　A）自分の病気について話せない患者の気持ちを知る　　219

B) 副作用に関する質問に対して<u>好ましい</u>回答はどれか？

① 飲み続けると治まる場合もあることを説明し，服薬遵守を勧める．

② 副作用は誰にでも起きるものだから我慢するよう指導する．

③ 副作用があっても薬は飲みきらなければならないと叱る．

④ 自分の経験から副作用に効いた薬をあわせて購入するように勧める．

⑤ 副作用が起きたら直ちに服用を中止し，病院や薬局へ連絡をするように伝達する．

Note：

第3部 信頼関係の構築【②患者・生活者と薬剤師】

#50 B）終末期医療と死別ケア

山崎浩司

中心となるSBO ▶ #50 患者や家族，周囲の人々の心身に及ぼす病気やケアの影響について説明できる

関連SBO #6，#7，#29，#51

本項で学ぶこと
- 終末期医療の施策上の変遷について考える
- 終末期の在宅療養の実現に関する一般人や医療者の考え方を検討する
- 死別悲嘆についてさまざまなとらえ方があることを認識する
- 複雑化した死別悲嘆では特に慎重なケアが求められることを認識する

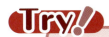

＜終末期の在宅療養の可能性を具体的に想像する＞
①大切な身内を自宅で看取りたいかどうか，②その身内が最期まで在宅療養を希望した場合，その希望を実際にかなえてあげられるかどうか，③自分は在宅で看取られたいかどうか，④そう自分が希望した場合にその希望はかなえられるかどうかについて，各自で具体的に想像し，それをグループ内で分かち合いながら，終末期における在宅療養について議論する．

＜死別悲嘆を複雑にしうる要因について考える＞
悲嘆に関する基本的特徴やさまざまな捉え方の説明を聞いた後，死別悲嘆を複雑にしうる要因について検討する．

➡ SGD

【参加型授業の流れ -1. SGD1】
＜終末期の在宅療養の可能性を具体的に想像する＞

❶ 日本人の死亡場所の変遷と，近年の厚生労働省による在宅療養の重点化について説明を受ける（5分）．

❷ 次の4点についてSGDを行うように指示を受ける（5分）．
　① 自分の大切な身内が余命3カ月だと告知されたら，その人を自宅で最期まで介護して自宅で看取りたいか，あるいは，別の形を希望するか．
　② その大切な身内が在宅療養を経て死を迎えることを希望する場合，それは実現可能だと考えるか．難しいと考える場合，それはどのような理由によるのか．
　③ 自分が余命3カ月だと告知されたら，在宅療養を経て自宅で死を迎えることを希望するか，

あるいは，別の形を希望するか．

④ 余命3カ月である自分が在宅療養を経て死を迎えることは，実現可能だと考えるか．難しいと考える場合，それはどのような理由によるのか．

❸ SGDを行う（20分）．

① 司会進行役を決める．
② 各ポイントについて自分の考えをシェアする．
③ お互いの考えに対してフィードバックをし合いながら議論を発展させる．
④ 発表に向け準備する．

❹ 発表する．

【参加型授業の進め方-2. SGD2】
＜死別悲嘆を複雑にしうる要因について考える＞

❶ 死別悲嘆の基本的な特徴とさまざまな捉え方（学説）の説明を受ける（15分）．

❷ 場合によっては，9.11のテロで妻子を失った男性が主人公の『再会の街で』という映画の一部を視聴する（15分～20分）．

❸ 死別悲嘆が複雑化し得る要因について考えるよう指示を受ける（1分）．

❹ SGDを行う（15分）．

解　説

終末期医療
同義語や関連用語として，末期医療，ターミナルケア，緩和医療（ケア）などがある．通常，生命予後が6カ月以内の人に施す医療である．

1 終末期医療について考える

1）病院死の増加と在宅療養・看取りへの重点化

2017年には，日本では死亡者の73％が病院で亡くなっている．一方統計を取り始めた1951年には，現在と反対に82.5％の人が自宅で亡くなっており，病院死は9.1％程度であった．在宅死の減少とそれに伴う病院死の増加は1990年くらいまで急激に進んだが，病院死の数が在宅死の数を初めて上回ったのが1977年である（ちなみに，アメリカではその10年前の1967年に，病院死の数が在宅死の数を初めて上回った）．

高齢化社会が進行してさまざまな障害や病（1980年代以降は特にがん）に対する医療の対応が肥大化し，病院を基本とした治療や療養のあり方に対して，臨床的にも経済的にも難しい状況が拡大してきた．そんななか，厚生労働省は1980年代（当時は厚生省）から高齢者の在宅療養を重点化し始め，1994年の健康保険法の改正，1998年および2006年の診療報酬改定などを経て，在宅死・在宅看取りを推進してきた．それにより，訪問看護ステーションなどの在宅療養支援施設の拡充など，在宅死・在宅看取りへの転換のための体制整備が進められてきた．そして，2011年および2015年の介護保険法改正を経て，「重度な要介護状態となっても住み慣れた地域で自分らしい暮らしを人生の最後まで続けることができるよう，住まい・介護・予防・生活支援が一体的に提供される地域包括ケアシステムの構築」が各自治体に義務付けられた．

222　薬学生・薬剤師のためのヒューマニズム　改訂版

2) 在宅死・在宅看取りの条件

2018年刊行の『人生の最終段階における医療に関する意識調査』[1] によれば，一般国民は，末期がんで食事や呼吸で不自由であるが，痛みはなく，意識や判断力が健康なときと同様の場合，医療・療養を受けたい場所として，自宅と答えた人が約48％と最も多かった．また，これら回答者のうち，約76％の人が自宅で最期を過ごしたいとも答えている．

では，在宅死・在宅看取りを実現するための条件とは，どのようなものだろうか．在宅看取りを数多く実現してきた医療者によれば，①本人および家族が在宅での療養を希望しており，同時に最期までやりとおす覚悟があること，②介護保険上の訪問介護士や家族・友人・ボランティアを含め，在宅療養中の介護力が十分あること，③24時間対応可能な訪問診療・訪問看護があること，④苦痛症状が緩和できていること，⑤医療ニーズの高い利用者に対応できるデイサービスがあること，⑥入院可能なバックアップベッドが用意されていること，⑦がんなどの状態や経過などをよく理解するケアマネージャーが存在すること，などが条件としてあげられている[2]．

2 死別悲嘆の様相を知り，そのケアについて考える

1) 死別悲嘆の特徴

死別悲嘆

大切な人と死に別れると，われわれはたいてい悲嘆（グリーフ）を感じる．グリーフとは悲しみ嘆くことだけでなく，喪失体験にまつわるさまざまな反応の総体をいう．例えば，グリーフが身体症状として表れると，眠りが浅くなる，食欲がなくなる，喉や胸が締めつけられるように感じる，呼吸が浅くなる，口が渇く，神経が過敏になる，つねに緊張した状態になる，といったことがみられる．情緒的反応としては，ショック状態になる，悲しみや怒りがこみ上げてくる，罪悪感に苛まれる，恐れや不安にとらわれる，苛立つ，人間不信が強くなるなどの変化がみられる．また，これまで苦も無くできていたことが，集中力を欠き注意散漫になってできなくなるなど，認知的な反応に表れることもある．さらに，生や死の意味について探求を始めたり，それまで持っていた信仰を疑い始めたりするなど，いわゆるスピリチュアル面の変化がみられることもある[3]．

2) 死別悲嘆のとらえ方

死別悲嘆は**愛着**と密接な関係があるといわれる．愛着を抱いている大切な人が死んでしまうと，われわれはその人がもうこの世にいない事実を突きつけられながらも，容易にはそれを受けいれられず，それまでと同じように，またはそれまで以上に強い愛着を相手に感じる．しかし，愛着の対象が喪われた事実はやはり厳然とあり，死別体験者はその喪失の事実を突きつけられて悲嘆することになる．フロイトは死別体験者のこうした行動を「**悲哀（喪）の仕事（作業）**」とよび，死別体験者はこれを一定期間続けることで，最終的に喪失の事実を受けいれ，故人に対して執着的に愛着を求める行動がなくなって，現実世界への再適応を果たすと考えた[4]．

こうした見方に対して，遺された者が故人を自らの生活のうちに位置づけなおし，

以前とは異なる形で故人との絆を保ち続けながら，どこかに悲しみを抱えて生きることはふつうである，との見方もある．この見方は「絆の継続」モデルとよばれ，近年欧米で支持されてきている．長い間くりかえし行う年忌供養を経て，故人との関係を再確認していく伝統的な慣習を残している日本人には，以前からなじみのある見方であろう．

自分の人生のうちに故人を位置づけなおす過程は，死別を境に断絶してしまった過去と未来を，新たに意味づけしなおすことで再びつなげる過程である．死別はもともと想定していた人生物語を崩壊させる．なぜなら，想定していた人生物語で重要な登場人物であった者を，奪ってしまうからである．そこで死別体験者は，故人が生前とは異なる形で自分にかかわり続けるような新たな未来の物語を紡ぎ，その新たな未来と整合的な連続性を持ってつながるように過去の物語をも紡いでいこうとする．未来と過去を意味づけなおして新たな人生物語を想定していくこの行為もグリーフの一部であるとの見方は「意味の再構成」モデル[5]とよばれ，近年日本においても影響力を持ってきている．

さらに，死別体験者は喪失による悲嘆を克服してから日常生活へ再適応する段階に移るのではなく，死別直後から喪失悲嘆と新たな生活への再適応の間を行きつ戻りつする，というグリーフの捉え方もある．これは経験的にはよく知られていたことではあるが，理論的にも「悲嘆の二重過程」モデルとして提唱されている．

3）死別悲嘆のケア（グリーフケア）

死別悲嘆に対する専門家のケアには，さまざまな不確定要素がつきまとう．まず，悲嘆の表出と抑うつ症または心的外傷後ストレス障害の症状を判別するのは容易ではない．しかし，これら3つの間には，例えば当人の心が故人に向かっているのか，自分自身に向かっているのか，体験した脅威そのものに向かっているのか（あるいは体験そのものの無意識的な忘却にエネルギーを費やしているのか）といった違いがあり，ケアの方向性を誤るとかえって症状が重く複雑になりかねない．

さらに，事故死など予期しなかった死に遭遇する，喪失が度重なる，精神病の既往歴がある，心的外傷を抱えている，社会的支援が得られない，悲嘆を他者から認められないといったことがあると，死別体験者の悲嘆は複雑化し，臨床的に「複雑性悲嘆」とよばれる状態になる．この「複雑性悲嘆」は「通常悲嘆」と異なるとされ，前者には長期にわたる社会生活上の支障がみられるため治療者の介入が有効であるが，後者には支障がみられてもその度合いと期間が逸脱的でないため，治療者の介入は基本的に必要ないといわれたりする．しかし，どの程度ならば社会生活上の支障が激しいのか，または長いのかの判断基準は恣意的であるうえ，支障がみられずとも多大な心理的問題を抱えているケースも考えられる．

複雑性悲嘆
ほかにも「トラウマ的悲嘆」，「病的悲嘆」，「持続性悲嘆障害」などの呼称がある．

224 　薬学生・薬剤師のためのヒューマニズム　改訂版

まとめ

■ 在宅療養を経て死を迎えること・看取ることは，立場や個々人の考えによって，その希望や実現可能性に関する考え方に違いがみられる

■ 在宅療養を経て死を迎えること・看取ることを希望しても，それを実現するには多くの障壁があると考えられている

■ 死別悲嘆は単なる悲しみや嘆きといった反応だけでなく，喪失体験にまつわるさまざまな反応の総体をいう

■ 悲嘆とそれ以外の精神障害の判別は難しく，結果的に治療やケアについても慎重であることが求められる

＜文　献＞

1）厚生労働省：人生の最終段階における医療に関する意識調査，2018
2）『ケア その思想と実践〈6〉ケアを実践するしかけ』（上野千鶴子，他／編），岩波書店，2008
3）キャロル・ウォグリン：死別とグリーフに向き合う—他者へのケアとセルフケア（1）．死生学研究，第10号，2008
4）『悲哀とメランコリー．フロイト著作集第6巻』（井上恒郎，他／訳），人文書院，1970
5）『「大切なもの」を失ったあなたに—喪失をのりこえるガイド』（ロバート・A，ニーメヤー／著），春秋社，2006

◉ 演習問題

問1　以下の記述は正しいか，誤っているか．誤っている場合，理由を記述せよ．

① 日本で病院死の数が在宅死の数を初めて上回ったのは，1960年代である．

② 在宅療養で最期を迎えるのは，一般的に容易に実現可能だと考えられている．

③ 在宅看取りの実現には，本人と家族双方の実現希望が重要である．

問2　以下の質問に対して，回答を1つ選択せよ．

A）死別悲嘆（グリーフ）に対する医療者の考え方として，適切なのはどれか．

① 死別体験者は悲嘆から1日も早く回復すべきである．

② 死別体験者が故人と対話していると報告を受けたら，必ず治療的対応をすべきである．

③ 複雑性悲嘆にならない限り，まったく悲嘆のケアをする必要はない．

④ 死別悲嘆の症状には，心理的なものだけでなく，身体的なものやスピリチュアルなものもしばしばみられる．

⑤ 死別悲嘆は抑うつ症と同種の精神障害なので，同様の治療をすればよい．

B）最も複雑性悲嘆のリスク因子になると考えにくいのはどれか．

① 短期間に死別を複数経験する．

② 長生きした親族が大往生したと実感する．

③ 事故で突然肉親を喪う．

④ 離婚した妻の死がとても悲しいと誰にもいえない．

⑤ 死別以前に何度も精神疾患を発病している．

第3部 信頼関係の構築【②患者・生活者と薬剤師】

#51　A）患者シナリオを作る体験を通して

富澤　崇

中心となるSBO **#51** 患者・家族・生活者の心身の状態や多様な価値観に配慮して行動する（態度）

関連SBO #34，#50，#54

本項で学ぶこと
・グループディスカッションにより架空の患者とその家族を設定した症例シナリオを作る
・シナリオ作りを通して，患者やその家族の心理状態を多角的に捉える
・シナリオ作りを通して，1人の患者の全人的ケアのあり方を考える

Try!!

　症例シナリオの作成を通して，患者とその家族の心理状態を把握し，家族として患者に何ができるのか，何をするべきかに想いを馳せる．

➡ SGD

　何らかの疾患を抱えた患者とその家族の症例シナリオ（物語）をグループで話し合いながら作成する．現病歴，治療計画などの症例情報，患者・家族・医療従事者などの登場人物の背景や関係性，それぞれの解釈モデルなどを設定する．症例シナリオはほかのグループに読んでもらうことを想定して作成する．ほかのグループに何を学んでほしいか，どんな気づきを得てほしいかといった狙いをシナリオに盛り込み，さらに，狙いを問うような設問とその模範解答を作成する．

【参加型授業の流れ】
❶ 授業の狙い，シナリオ作成に関する説明を受ける（20分）．
❷ 資料1の内容に沿って，グループでシナリオを作成する（160分）．

資料1

　資料2の項目を踏まえてシナリオを作成する．項目名は自由に表現，設定して構わない．また，必ずしもこの手順にこだわる必要はないし，作成手順が前後しても構わない．

① 患者を含む家族の設定

　可能な限り詳細に設定する．特に，患者との関係性や家族が抱える問題などをより具体的に，かつ複雑に設定することでシナリオに深みが増す．
　○キャラクター：名前，年齢，性別，職業，性格，嗜好品，既往歴など

○患者との関係性：同居・別居，親密か？ 疎遠か？

○社会性：地域交流，活動範囲など

○その他：病気以外で家族が抱える問題（例：祖父母を介護している，子供が受験を控えている，夫がリストラにあった），医療に対する考え方など

② 症例シナリオの作成

医学的・薬学的な整合性や緻密さは求めていない．詳細な治療内容などを設定する必要はない．

○疾患名，現病歴，既往歴，治療内容，治療計画，検査所見など

○必要があれば，服薬指導時，在宅訪問時などの場面設定，医療機関や医療従事者の詳細など

③ 患者と家族の解釈モデルの設定

家族間の人間関係や抱えている問題などを踏まえ，それぞれ登場人物が病気や治療に対して，どのような想いをもっているか（解釈モデル）を設定する．病気に対して前向きに治療していこうと思っているのか，家族全員の想いは同じか，家族が患者をサポートするにあたってどのような障害があるかなどを設定する．解釈モデルの設定は，このシナリオ作りの最大のポイントである．

④ 設問の作成

作成したシナリオをほかの誰かに読ませて，設問に答えてもらうことを想定して，設問を作る．このシナリオからどのようなことを学んでほしいか，どのようなことを感じ取ってほしいかを考えて出題する．選択問題，穴埋め問題，記述問題など出題形式は自由で，患者の視点，家族の視点，医療従事者の視点などいずれの立場で答えさせても構わない．さらに，模範回答も用意する．

資料2 イメージ

```
                            年月日  班名
【患者・家族設定】


【現病歴，主訴，既往歴，嗜好品，バイタル，
検査所見，治療内容など】


【解釈モデル，家族の問題】


【設問，解答・解説】
```

解　説

1 家族の心理

　家族の誰かが病気になった瞬間から，患者本人のみならず家族にもさまざまな感情が沸き起こることになる．家族は看護や介護のこと，生活の維持，治療費の工面など多岐にわたる心配事を，時には前向きに，時には後ろ向きに揺れ動く感情とともに抱えていくことになる．場合によっては，家族が患者を社会から隠したり，治療を受けさせなかったり，患者本人以上に，病気をネガティブにとらえたり，治療に介入したりすることもある．がんの告知などの"Bad News"を伝える際に，知りたいと思う患者と知らせたくないと思う家族に考え方の相違が発生し，患者の"知る権利"を尊重するうえで医療者が戸惑いを感じることも少なくない．多くの場合，家族は医療者とともに，時には医療者以上に患者を支え，勇気づけ，自分たちの生活を変えてでも治療に参画してくれるが，**すべての家族が，医療者が想像しているような模範的な態度を取るとは限らない**ことを念頭におくべきである．それだけ家族のあり方や考え方は多様なのである．

知る権利
国民が必要とする情報を自由に受け取ることができる権利．

2 医療者の態度

　家族には家族なりの病気に対する解釈モデルが存在するため，医療者は家族の想いに耳を傾け，十分な情報提供を行い，不安を取り除き治療への協力関係を構築することが望ましい．しかし，患者から得た情報を気軽に家族に伝えたり，患者の了解なしに家族との話し合いによって物事を決めたりすると，患者との信頼関係を壊すことになりかねない．基本的には患者の意思を尊重し，そのうえで患者の満足度を高める最善の方法を家族と話し合うべきである．

　時に家族は，患者のストレスのはけ口となり，患者から辛く当たられることもある．自分自身のストレスの行き場がなかったり，患者の病気のことで自分を責めたり，介護で疲弊したりすることもある．入院中や受診時以外は，患者のサポートは家族が担うことになるため，**家族が健全な状態でいること**が望ましい．そのためにも医療者は家族の負担軽減にも配慮する必要があるだろう．

解釈モデル
患者が自分の病についてもっている固有のストーリー．家族や身近な人，あるいは自らの病気体験を通して形成されることが多い．

まとめ

- ■ 医療者の想像以上に，家族のあり方や考え方は多様である
- ■ 医療者は，患者のみならず家族の想いも尊重し，良好な協力関係を構築する必要がある
- ■ 家族や医療者など，患者を取り巻く人間関係を考慮して，医療サービスを提供する

51

◉ 演習問題

問1 以下の記述の正誤を答えよ.

① がんの告知は，患者本人より先に家族に行うべきである.

② 患者の考えと家族の考えが常に一致しているとは限らない.

③ 患者の家族関係が良好であるほうが，治療には望ましい.

④ 医療者は治療に関する家族間の問題には口を出すべきではない.

問2 次の記述のうち正しいものはどれか.

① 家族は常に，患者を支援する.

② 家族は常に，医療者に対して協力的である.

③ 家族は常に，患者と同じ気持ちで治療に取り組む.

④ 家族は常に，治療に対して前向きである.

⑤ 家族は常に，患者や病気に対してさまざまな想いを抱いている.

問3 医療者の姿勢として誤っているものはどれか.

① 医療者は，家族との協力関係を構築するべきである.

② 医療者は，患者と同様に家族にも正しい情報を伝えるべきである.

③ 医療者は，患者よりも家族の意思を尊重するべきである.

④ 医療者は，家族に対しても治療上の指導を行うべきである.

⑤ 医療者は，家族の精神的負担にも配慮すべきである.

Note：

第3部 信頼関係の構築【②患者・生活者と薬剤師】

#51　B）患者の語りに耳を傾ける

後藤恵子

中心となるSBO #51 患者・家族・生活者の心身の状態や多様な価値観に配慮して行動する（態度）

関連SBO #34, #45, #47, #50

本項で学ぶこと
・患者の価値観が多様であることを認識する
・患者の意志決定を支える医療人の対応について討論する
・患者の不安な気持ちの所在を説明する

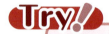

＜乳がん患者の語りに耳を傾ける＞
　乳がん患者6名の医療機関や治療選択に関する語りを視聴し，患者が何を手掛かりにどのような思いで意志決定しているのか，その思いに耳を傾け，医療者としてどのように患者の意志決定を支援すべきかを討論する．

　　➡ SGD, プレゼンテーション

　教材として特定非営利活動法人 健康と病いの語りディペックス・ジャパン（通称：DIPEx-Japan）が運営する「健康と病いの語りデータベース」の中の「乳がんの語り」（http://www.dipex-j.org/breast-cancer/）を使用する．「健康と病いの語りデータベース」は，英国オックスフォード大学で開発されたDIPEx（Database of Individual Patient Experiences）というデータベースとそのウェブサイト「ヘルストークオンライン」をモデルとし，同大学のDIPEx研究グループが開発した，データ収集・分析・公開の手法を用いてつくられた．病気の診断を受けた人やその家族が，同じような経験をした人たちの「語り」に触れて，病気と向き合う勇気と知恵を身につけるために作られたウェブサイトである．診断時の思いや治療法の選択，副作用の経験などが，映像や音声，テキストを通じて語られている．

【参加型授業の流れ】
❶ 授業の狙いとこれから視聴するディペックス・ジャパンの「健康と病いの語り」についての簡単な紹介を受ける（5分）．
❷ 患者のバックグラウンド（**資料**）を読んでから，視聴する．
　①意志決定に際しての患者の思い，②医療者のかかわり方とその影響，③そのほか印象に残った点の3項目を意識しながらメモを取る（約15分）．
❸ SGDを行う．

印象に残ったことをグループでシェアーする → グループのテーマ決めをする → 討論する → 発表に向け準備する（30〜40分）.

❹ 発表する.

資料 「乳がんの語り」視聴Memo

①意志決定に際しての患者の思い，②医療者のかかわり方とその影響，③そのほか印象に残った点の3項目を意識しながらメモを取ろう.

患者さんのバックグラウンド	メモ欄
1）診断時：44歳　インタビュー時：45歳 首都圏在住．2007年5月に自分でしこりを発見．右乳がんと診断され，右乳房温存術，リンパ節郭清術，術後抗がん剤治療を受けた．これから放射線療法とホルモン療法を行う予定である．仕事は会社役員．	
2）診断時：34歳　インタビュー時：37歳 中国地方在住．2005年6月に自分でしこりを発見．右乳がんと診断される．術前化学療法を行った後，乳房温存術＋センチネルリンパ節生検，放射線療法を受けた．現在は，ホルモン療法をしながら，経過観察中である．夫と2人暮らし．パートでコンビニ勤務をしている．	
3）診断時：74歳　インタビュー時：74歳 北関東地方在住．2007年に右乳がんの診断を受け，乳房切除術，リンパ節郭清術を実施．リンパ節に転移なし．術後補助療法として，抗エストロゲン剤を処方され，服用するが，血圧上昇，動悸，不整脈などの副作用が出現し，服用を中止し，現在に至る．息子2人は自立し，夫と2人暮らし．元看護師．	
4）診断時：45歳　インタビュー時：46歳 首都圏在住．2007年に左乳房切除術とリンパ節郭清術，術後抗がん剤治療を受けた．現在はホルモン療法を行っている．友人の会社で不定期に働いており，治療中も体調に合わせて，週一度くらいのペースで勤務していた．高校生の息子2人と夫の4人暮らし．	
5）診断時：27歳　インタビュー時：33歳 九州地方在住．2002年春，右乳がんで，右乳房切除術とリンパ節郭清，同時再建（エキスパンダー挿入），術後化学療法を受けた．エキスパンダーは，術後アレルギー反応を起こして取り出すことになり，その後，再建はしていない．当時，離島で授乳中の子どもと夫の3人暮らし．治療中は子どもと2人で九州の実家で過ごした．その後，夫も離島を離れ，現在は家族3人で暮らしている．	
6）診断時：50歳　インタビュー時：63歳 首都圏在住．1994年12月に両側乳がんと診断され，翌年1月に両側乳房切除術，術後抗がん剤治療を受けた．以後，外来にて経過を観察しながら，現在に至る．夫婦2人暮らし．診断された当時はパートで仕事をしていた．	

解　説

1 「病い」の語りから学ぶこと

1）医療者と患者の思考の枠組みの違い

　医療者と患者は良好な治療結果という目標に向かって歩んでいるように思いがちだが，必ずしもそうとは限らない．**医療者と患者では，病気の捉え方，病気に対する思考の枠組みが根本的に違う**ということを医療者は認識する必要がある．

　医療人類学者であるアーサー・クラインマンはその違いを病い（illness）と疾患（disease）という言葉によって説明している[1]（**表**参考）．「病い」は，**病む人（患者）**にとって思うことの経験であり，「病い」の問題は，症状や能力低下がわれわれの生活のなかに作り出す根本的な困難のことを指し，医療機関への受診は，この病いの訴えによるとしている．例えば，痛みという症状があればその痛みによって思考や行動が制限され，大切にしていたことをあきらめたり手放したりしなければならないかもしれないし，人間関係をも蝕み孤独な日々を余儀なくされるかもしれない．痛みとともに生きるということの経験の総体がその人にとっての「病い」である．

　一方，疾患は治療者（医療者）の視点からみた問題である．治療者は病む人の訴えや所見から生物科学的な概念である疾患概念へと還元し，特定の疾患としての名称を付与する．そして，疾患名を付与することにより，標準化された科学的・合理的な治療方針を適用することができるようになる．急性期疾患においては，疾患概念に基づいた治療は患者にとっても満足をもたらすが，生活習慣病のような慢性疾患において治癒は治療目標とならず，むしろ，症状や能力低下がもたらす生活の質の低下や諸問題に対するケアが主要な問題となる．

病む人（sick person）と患者（patient）
クラインマンは「病いの語り」において，病む人と患者を，より個人（person）に近く，より疾患からは遠い意味を持たせ，互換可能として使用している．

表　疾患と病い[2]

疾患（disease）	病い（illness）
医師が捉え理解する	患者が体験し，感じる
所見（sign）	症候（symptom）
客観性（objective）	主観的（subjective）
共通に確認できる	直接に立証できない
模写できる	独特のもの（unique）
特定の部分を侵す	全人的に響く
不健康状態（being unwell）	健康観（feeling unwell）

2）患者・医療者の解釈モデル

ノンコンプライ
アンス（non-
compliance）
医師の指示に対して遵
守しないこと

　薬剤師は患者の「服薬ノンコンプライアンス」という問題に直面することで，患者との価値観の相違について実感することが多いのではないだろうか．医師が患者のために最適と考えられる薬物治療を計画したとしても，患者自身が薬を指示通りに用いなければ，その効果を期待することはできない．患者が処方薬を受けとったからといって，その薬を指示通り飲んでいるかどうかはわからず，コンプライアンスはひとえに本人の意思と意欲にかかわっているとさえいえる．

　慢性疾患患者を対象とした2012年の調査[3]では，残薬があると答えた患者は43.1％，その理由として「うっかり忘れ」60.3％を筆頭に，「自己調節している」，「自覚症状がないから」と続く．このような背景には，ライフスタイルと薬の服薬タイミングが合わないという問題や，脳梗塞の再発予防で処方された薬では，しびれや麻痺のためにPTPシートから薬がとり出しづらいなど疾患特有の理由もみられ，「薬はなるべく飲みたくない」など，患者の病気や治療に対する固有の考え，思いが影響をもたらしていることも少なくない．この患者固有の考えや信条，思いをクラインマンは**解釈モデル**と名付けた．医療者にも解釈モデルはあり，治療経験や知識が固有の解釈モデルを形成している．こうした**患者―医療者の解釈モデルをすり合わせる過程を経ることで，ノンコンプライアンスへのアプローチが可能となる場合も多い**とされている．

解釈モデル
explanatory model

アドヒアランス

　非感染性疾患（non-communicable diseases：NCD）が主流をなす現代において，生活習慣の改善や長期間の薬物療法は前提とならざるをえず，そのためにも患者の主体的かつ能動的な治療参加は不可欠といえる．世界保健機構WHOは，コンプライアンスに代えて，患者の能動的参加に向け，治療方針の説明に対して患者が同意して治療に取り組む程度を示すアドヒアランスという概念を推進する方針を示した[4]．そしてアドヒアランスを規定する要素として社会・経済的要因，医療チーム／医療システム関連要因，体調・病状関連要因，治療関連要因，患者関連要因を挙げ，アドヒアランスの向上には，患者を含めた広い視野で検討する必要のあることを示した[4]．

> ### ●TOPIC　患者と医療者間のコンコーダンス
>
> 　アドヒアランスとほぼ同時期に，英国の薬剤師会が中心となって提言されたのが，コンコーダンスという概念である[5]．ノンコンプライアンスにより症状が悪化し，合併症の治療などでさらに増え続ける医療費をいかに削減するかという問題に取り組むなか，患者は自分の病気や生活の専門家として，医療者は診断や治療の専門家として互いの考えに耳を傾け，患者と医療者がパートナーシップを結び，患者のQOL（quality of life）向上をめざし，ともに処方設計や薬物治療のプロセスにかかわっていくコンコーダンス（concordance：調和・相互作用）という概念が生み出された．コンプライアンス，アドヒアランスが結果重視であるのに対し，コンコーダンスでは患者と医療者間の関係性が重視されている．

#51　B）患者の語りに耳を傾ける　　233

3）病いの語りを聴くこと

患者の解釈モデルを把握するためには，「自分の症状をどのように思っているのか」，「その原因に思い当たることがあるか」，「どのような治療を望むのか」，「疾患と治療に関して最も恐れていることはなにか」といった問いかけをする．そして，医療者が患者の病いの語りに耳を傾け，共感的に受けとめるだけでも慢性の病いを持つ患者は**エンパワーメント**される．また，患者の語りを聴くことによって，医療者が持つ解釈モデルにも変化がもたらされる．面談の場で，患者・医療者の解釈モデルを呈示し修正していく過程を経ることで，効果的なケアの実現に向けて障害を軽減することができ満足度の高い治療を進めることが可能となる．

薬剤師の業務においては，どのような患者に対してもこのようなアプローチをするほど時間がないというのが実情であろう．治療意欲が感じられない人，副作用が恐くて薬が飲めないという人，服薬に不安や迷いを口にする人には，薬学的管理の視点を少し離れて，その人の病いの語りに耳を傾けることも必要となる．

エンパワーメント（empowerment）
自分の健康に関する適切な客観情報を提供され，それらをよく理解したうえで，主体的に自分の病気について取り組む能力や権利を付与されること

まとめ

■ 医療者と患者では病気や治療に関する思考の枠組みが異なる
■ 患者の多くが自分の病いに固有の解釈モデルを持っている
■ 患者・医療者の解釈モデルを互いに呈示し修正することで，満足度の高い治療を進めることが可能となる

＜文　献＞

1）『病いの語り―慢性の病いをめぐる臨床人類学』（アーサー・クラインマン/著，江口重幸他/訳），pp4-37, pp157-180, 誠信書房，1996
2）日野原重明：『人間医療学』（岩崎榮，高柳和江/編），pp252, 南山堂，1997
3）土田隼之祐，後藤惠子，他：患者アンケートからみた残薬実態とその要因，30amM-208, 日本薬学会第134年会（熊本），2014
4）De Geest S & Sabaté E：Adherence to long-term therapies: evidence for action. Eur J Cardiovasc Nurs, 2：323, 2003
5）Weiss M & Britten N：What is concordance？ Pharmaceutical Journal, 271：493, 2003

● 演習問題

問1　以下の記述は正しいか，誤っているか．誤っている場合，理由を記述せよ．

① 患者は，最善の治療を得るための行動をとる．

② 薬局に薬を取りに来た患者の家族がほとんど口をきかない場合，患者の病気に無関心だと考えられる．

③ 生活習慣病の患者は自らの生活習慣を律することのできない人なので，厳しい指導が必要である．

51

問2 以下の質問に対して，回答を1つ選択せよ．

A）慢性疾患患者に対するエンパワーメントアプローチとして<u>当てはまらないもの</u>はどれか．

① 患者・医療者の理想的な関係はパートナーシップである．

② 患者・医療者は，ともに専門的見解を分かち合う関係性にある．

③ 医療者は患者が現実的な目標設定ができるように支援する．

④ 目標はあくまで行動変化であり，コンプライアンスの向上である．

⑤ 患者1人ひとりの病識，薬識，心理状態などに即した知識を提供する．

B）患者や患者家族の価値観を理解するうえで，医療者の<u>好ましくない行動</u>はどれか．

① 患者の思いを辛抱強く聞き取る．

② 医療者の価値観を先に提示する．

③ 科学的に根拠のないことでも否定しない．

④ 快適な生活を送る権利を有することを伝える．

⑤ 面談に費やした時間，努力に対して謝意を求めない．

Note：

第4部 多職種連携協働とチーム医療

#54 チーム医療体験ゲーム

野呂瀬崇彦

中心となるSBO #54 チーム医療に関わる薬剤師，各職種，患者・家族の役割について説明できる

関連SBO #2, #3, #8, #34, #43, #47〜#49, #52, #53, #55, #56

本項で学ぶこと
- チーム医療における各職種の役割を理解する
- 模擬症例検討を通じてチーム医療の重要性を理解する
- グループディスカッションを通じて，チーム医療におけるコミュニケーションの重要性を理解する

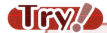

チーム医療体験ゲームとは，病院のカンファレンス場面を想定し，1グループ5〜6名のメンバーが複数の医療職役となって，ある症例について適切な薬物療法，栄養療法，運動療法を立案することを疑似的に体験するコミュニケーションゲームである．

【参加型授業の流れ】

❶ アイスブレイク
あらかじめ分かれているグループのなかで「これまでのコミュニケーションの授業で学んだこと」について自己紹介とともにグループ内で共有する．

❷ チーム医療体験ゲーム
資料1にて進め方の説明を受けたのち，配布された情報シート（**資料A**：本書では未提示）をもとにチーム医療体験ゲームを実施する．グループレポート（**資料2**）を作成し，終了後いくつかのグループから結果を発表する．

❸ 振り返り
各自で体験ゲームを通じて気づいたこと，学んだことを振り返る．その後グループ，教室全体で共有する（**資料2**）．

❹ まとめ
振り返りの内容をもとに，チーム医療に関する基本的な考え方についてまとめる．

資料1 チーム医療体験ゲームの指示書

チーム医療体験ゲーム

あなたたちは某病院某病棟の，医療チームのメンバーです．メンバーには以下の6名がいます．

> 医師
> 看護師
> 薬剤師
> 臨床検査技師
> 理学療法士
> 栄養士

　これから，ある患者さんについて治療方針を決めるためのカンファレンス（打ち合わせ）を行います．テーブルの上の封筒には，各メンバーの「知識」と，患者さんに関する「情報」が書かれたシートが入っています．一部のシートには，このカンファレンスで決定すべき治療方針の決定に関する指示が書いてあります．

指示に従って，下記の作業を進めてください．

1. グループ内で担当職種を決めてください．5名のグループは，医師と看護師を兼任してください．7名のグループは薬剤師を2名にしてください．

2. 封筒からシートを取り出し，各自担当のシートを取ってください．自分のシートは他者に見せてはいけません．

3. シートをよく読み，カンファレンスを開始してください．進行役は誰でもかまいません．
   ※ 注意事項
   ・カンファレンス中シートを他者に見せてはいけません．原則として口頭でコミュニケーションをとってください．必要な場合には筆談を認めます．ただし，シートの中身を棒読み，まる写しするような共有はさけてください．
   ・記録係をつくり，カンファレンスの発言の記録をとることはかまいません．

4. グループ内で決定した治療方針をグループレポートの1.の欄に記入してください．

5. このワークを通じて，チーム医療について気づいたこと，学んだことをグループレポート2.の欄に記入してください．

#54　チーム医療体験ゲーム　237

資料2 グループレポート

＜**チーム医療体験　グループレポート**＞

_____ 班

1．この患者さんの治療方針を記入してください．

2．チーム医療について気づいたこと，学んだことは？

解　説

1 チーム医療とは？

近年の医療の高度化にともない，さまざまな医療の専門職種が生まれてきた．

1人の患者を支えていくためには，各職種が各自の専門性を発揮しつつ，患者の疾病の治癒，改善を目的として緊密に連携していくことが重要となる．このように，**多職種の医療スタッフがそれぞれの専門知識を活かし，対等な立場で患者中心の医療を行うことをチーム医療**という．近年は患者を中心に他職種がチームとなって連携を組む「患者中心モデル」（**図1**）から，患者やその家族もチームのメンバーとして捉える「病気中心モデル」（**図2**）が提唱されている．

チーム医療の例としては「感染対策チーム」，「NST（栄養サポートチーム）」，「がん化学療法チーム」，「緩和ケアチーム」，「褥創対策チーム」などがあげられ，近年は在宅医療においてもチーム医療が不可欠である．これらの医療機能別のチームだけでなく，日常の医療においてもチームワークが重要なのはいうまでもない．

チーム医療
患者中心モデル
病気中心モデル

2 チーム医療における薬剤師の役割

薬剤師の業務は調剤，服薬指導，医薬品情報提供，薬品管理などは元より，チーム医療においては適正な薬物療法の立案への参画，薬物血中濃度のモニタリング，薬物療法の評価やリスクマネジメントなどさまざまな場面で専門性の発揮が期待されている．

3 チーム医療において大切なことは？

チーム医療を実践するうえでは，専門知識，技能はもとより，患者をはじめ他職種とのコミュニケーションが重要である．専門性の高度化はより適切な医療の提供につながるが，専門分化ゆえのコミュニケーションギャップが生じやすい．**患者だけでなく他職種に対する情報共有においても相手の状況に合わせたコミュニケーションのとり方を意識していく必要がある．**

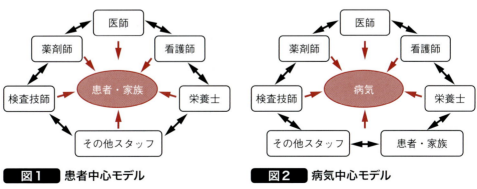

図1 患者中心モデル　　**図2** 病気中心モデル

まとめ

- チーム医療とは多職種が1人の患者を支えるために個々の専門性を発揮しつつ互いに連携をとりながら実践していく医療である
- チーム医療において薬剤師は薬物療法の立案やモニタリング，評価，リスクマネジメントなどさまざまな場面で専門知識を発揮することが求められる
- チーム医療においては専門知識だけでなく，患者や家族，他職種と緊密な連携をとっていくためにコミュニケーション能力が求められる

＜文　献＞
1)『チーム医療−薬剤師の果たすべき専門性』(土田明彦，他／編著)，保健同人社，2006
2)『ヒューマニズム・薬学入門』(日本薬学会／編)，東京化学同人，2005

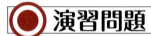

問1　以下の記述は正しいか，誤っているか，誤っている場合は理由を記述せよ．
① チーム医療とは多職種が専門性を発揮しつつ連携をとりながら患者に医療を提供することである．
② チーム医療における「患者中心モデル」では，患者や家族をチームの一員と捉えている．
③ チーム医療において薬剤師は薬物療法の立案や評価，リスクマネジメントなどの役割を担う．
④ チーム医療においては，専門知識はもとより，患者さんや他職種と連携していくためにもコミュニケーション能力が求められる．

問2　医療におけるチームワークに関する記述のうち正しいものを1つ選べ．
① チームワークを良くするためには，個人の考えは捨てるべきである．
② チームワークを密にすることで，情報の共有が可能となる．
③ 問題の早期発見にはチームワークよりも個人の意識が大切である．
④ チームワークを良くしても医療ミスを削減することはできない．
⑤ チームワークをよくしても，医療者のストレスは回避できない．

Note：

第4部 多職種連携協働とチーム医療

#56 アクションラーニングでの問題解決

井手口直子

中心となるSBO #56 チームワークと情報共有の重要性を理解し，チームの一員としての役割を積極的に果たすように努める（知識・態度）

関連SBO #47, #49, #55, #65

本項で学ぶこと
- チームワークや自己の能力の限界を認識し，必要に応じて他者に援助を求める態度を学ぶ
- 質問中心のディスカッションによる問題解決とアクションを学ぶ
- チームのコミュニケーションとリーダーシップを高める
- リフレクション（振り返り）による気づきを得る

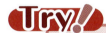

＜グループディスカッションを効果的に行うために＞

　日ごろ問題解決のために会議やディスカッションを行う機会は多々ある．しかし結論が出ない会議や，連絡事項のみの会議，参加していない人がいる会議，さらには決定事項が後日守られていない会議もある．意見の言い合いである場では声が大きい，または立場が上の発言に左右されることもめずらしくない．今回はアクションラーニングという手法を用いて，チームワーク，コミュニケーション，リーダーシップの向上とプランニング，アクションと振り返りによる学びを体験する．

　　　　　　　　　　　　　　　　　　　　➡アクションラーニング

【参加型授業の流れ】
　講義とデモンストレーション，そしてグループごとのセッションを行う（**資料1**参照）
　時間：2コマ

❶ アクションラーニングについての説明を受ける（20分）．
❷ アクションラーニングのデモンストレーションを見る（40分）．
❸ アクションラーニングを行えるよう，グループからリーダーを選別する．
❹ グループごとに座り問題提起者を決める（15分）．
　（この間グループコーチは別室で手順の説明を受ける）
❺ アクションラーニングを1セッション行う（60分）．
❻ 振り返りを行う（15分）．

資料1

コーチ手順（「 」の中，コーチのセリフ）

☆1セッション終了までを60分を目安に．コーチはセッションの開始時間をメモする

① **規範の確認**（質問中心・尊重と平等・コーチは介入できる）

② グループの規範を決める（例）気軽に質問しよう…

③「問題提起者の方，2，3分で説明してください」

④「では，質問していきましょう」

⑤「(開始時刻より約10分経過) △△さん，このグループの雰囲気はいかがですか？ どうしたらもっとよくなりますか？」→全員に聞く．
（問題提起者には）「○○さん，このグループは貴方の問題解決に協力的ですか？」
「気づきにつながる質問がありましたか？ どんな？」

⑥「ではまた問題をより共有するために質問を続けましょう」

⑦「(開始時刻より約20分) ではそろそろ問題が明らかになってきたかと思いますのでお手元に○○さんの問題を"・・・・・が問題"という表現で書いてください」
→問題の再定義の欄に書く
「問題提起者の○○さんも書いてください．書きおわったらペンを置いてください」

⑧「では順番に読み上げてもらいます」

⑨「○○さんも読み上げてください」→問題提起者には最後に

⑩「**問題提起者の○○さん，皆さんの定義をきいてどう感じましたか？ ご自分の定義を書き換えますか？**」

⑪（書き換えますという場合）「**それでは書き換えましたら読み上げてください**」
書き換えないという場合，⑫へ進む

⑫ 問題提起者の再定義に対してメンバー全員の同意を取る（1人ひとりに確認する）
「○○さん，同意しますか？」→取れない場合にはまた質問を続ける

⑬ 同意がとれたら「では○○さん，**その問題が解決したイメージを教えてください**」
→このイメージにも同意を取る

⑭「では○○さんの**アクションプランを教えてください**」
→期限を聞く．いつまで，いつ，いつから
（プランがでないときは）「**ではプランを作成するためにまた質問していきましょう**」

⑮ プランがでたら，全員の同意を取る

⑯（締結）「これで**締結**ですね！」→拍手する

⑰（振り返り）「ではいまからセッションを振り返ります」
（問題提起者に）「このセッションは問題解決の役に立ちましたか？」
「印象に残った，考えが変わった質問は誰のどんな質問ですか？」

⑱「このグループのよかった点は？ 貴方の日ごろを振り返って，このセッションでどのようなことを学び，あるいは気付きましたか？」→**必ず全員に聞く**

⑲ 終了（拍手）

資料2

アクションラーニングで取り上げる「問題」として適していないもの

① 誰かの個人批判
② 自分達のアクションでは解決できないもの（例）今年のサッカー日本代表が弱いことを解決したい
③ 個人的な価値感にかかわること（例）アイドルユニットで誰が一番かわいいだろうか？
④ すでに解決済みの問題
⑤ 解決する意欲がない問題

取り上げる問題として適しているもの

① その人自身が強く（切実に）解決したいと考えている未解決の問題
② 複雑であったり漠然としていても扱うことは可能

よい質問とは

その人自身のおよびメンバーの気づきにつながるような新しい視点につながるようなもの

解　説

アクションラーニ
ング

1 アクションラーニングとは何か？

　アクションなくして変化なし．「こうしたい」と思っていてもできないことはないだろうか？（例，ダイエット，自己学習…）わかっているんだけど，つい…，そうはいってもなかなか…，今のままでもなんとか…，など自分のなかで言い訳をしていないだろうか？
⇒現状を変えるには不安と恐れがあり，現状を変えるには勇気が必要である

アクションラーニング（**図1**）は，
　① グループで現実の問題に対処し
　② その解決策を立案・実施していく過程で生じる
　③ 実際の行動とそのリフレクション（内省）を通じて
　④ 個人，そしてグループ・組織の学習する力を養成する
チーム学習法である．

1）アクションラーニングの歴史的背景

・ケンブリッジ大学の物理学者であったレグ・レバンスが1930年代から開発し，雛形を作成—イギリス，ヨーロッパ各地で主にミドルマネージャーの能力開発の手法として用いられる（1960〜'70年代）
・〜'80年代に米国でもリーダーシップ開発手法として注目を集め，現在多くの企業で利用されている

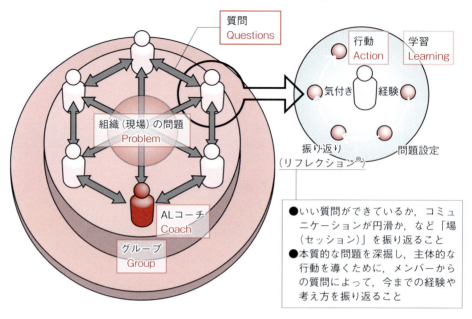

図1 アクションラーニング〈マーコードモデル〉
文献1より転載

・ジョージワシントン大学のDr.マーコードなどが考案したモデルが著名

2）チームメンバーの資質
・問題解決に対するコミットメント（真剣なかかわり）が高い
・他人の話を「聴く」ことができる
・学習と自己啓発を尊ぶ
・他人や自分に自由に「問いかけ」ができる
・他者を尊重する
・チームを尊重する

3）ALコーチの役割
・時間の管理
・グループの雰囲気の管理
・問題そのものには質問しない
・場を仕切ろうとしない
・ALコーチ手順のとおりに進める
・グループの促進役

| 表 | アクションラーニングの規範 |

- 質問中心に（語らない）
- ALコーチはいつでも介入できる（時間と場のお知らせや質問）
- 誰にでもお互いに質問できる
- メンバーは平等，互いに尊重の気持ちで
- 真剣に聞き，コミット（かかわり）しましょう
- その他グループの規範を決めましょう
  例）気楽に質問しよう　など

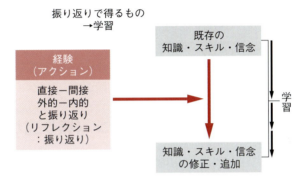

図2 学びとは既存の知識・スキルの修正・追加である
参考文献2より改変

2 セッションの流れ（図2）

❶ ルールの確認＋新ルールを策定する（表）．
❷ 問題提起者⇒2，3分で問題を説明する．
❸ メンバーが相互に質問をして問題の理解に努める（～10分）．
❹ その場が自由な雰囲気か振り返る．
❺ 問題の本質を考え，「問題の再定義」を各自書く．
❻ 書いた「問題の再定義」を1人ずつ読み上げる（～20分）．
❼ ❺，❻を，全員が問題提起者の再定義に同意できるまで行う．
　⇒再定義の決定
❽ 問題提起者に「問題が解決したときの姿」を話してもらう（～30分）．
❾ プランについて質問し合う．
❿ 問題提起者に実行プランについてまとめてもらう（測定可能なもの）．
⓫ それにメンバー全員が同意できるまで行う．
⓬ 同意で締結する（～50分）．
⓭ リフレクションを行う（場の雰囲気，自分の気付き・サポータブルか？の振り返りを各自行う）（～60分）．

#56　アクションラーニングでの問題解決　245

3 振り返り

・チームの雰囲気はどうか？
・規範は守られていたか？
・各自がセッションにコミット（真剣なかかわり）できていたか？
・セッションを体験して，自分なりにどのような気づきがあったか？

1）質問の効用

・意見と違い，質問には押し付けがない（平等・尊重）
・質問をするには傾聴理解することが必要
・質問は関心を表す
・質問をされたら聞いた相手を尊重する
・多角的な方面からの質問で視野が広がる

リフレクション

2）リフレクション（振り返り）の効果

・問題を多面的に見る
　→新しいアプローチにより，問題に対する理解を深める
・チームメンテナンス効果
　→本音がでやすく，メンバーの理解と信頼がアップし団結力あげることができる
・思考する力の促進
　→自律的に考え，行動することを促進することができる

①知識の転移
　グループが学習した知識の恩恵をグループ外でも受容できるだろうか考える．
②知識の利用
　学習はそれが実際に用いられるまでは完全に行われたことにはならない．
　実行できるよいプランを立て，実行する！

3）成人学習の原理（文献3より改変）

・学習すること自体がモチベーションになっているときは学習しないが，**何かを成し遂げること**がモチベーションとなっているときには学習する
・**経験**は成人学習にとって最も豊富な資源であり，それゆえ成人教育方法論の中核をなすのは経験の分析である
・経験したことを振り返るとき，学習は強化される．そして振り返る経験が新しければ新しいものであるほど，学習はより大きく，強くなる
・**人格，心理，価値観，感情**をすべて包括するとき，最も深く学習する
・学習を**応用する責任**があるとき，より多く学習する
・**緊急性**と，その緊急性に対処するに十分な時間と場所があるとき，最大の学習が行われる
・他者からの的確な**フィードバック**をもらい，自らの考えを推奨支援されるときに

学習する

・**チームの学習責任**はメンバーを力づけ，チーム全体の学習を充実させる

・**結果がわかり，リスクをとることが許されるとき，最も学習する**

まとめ

■ **意見ではなく質問で行うアクションラーニングでは，チーム全員の気づきによって問題解決の促進となる**

■ **アクションラーニングを通して他者を尊重し，チームワークを尊重できる**

<文　献>

1）NPO 法人 日本アクションラーニング協会　HP
http://www.jial.or.jp/

2）『経験からの学習—プロフェッショナルへの成長プロセス』（松尾　睦／著），同文舘出版，2006

3）『実践アクションラーニング入門–問題解決と組織学習がリーダーを育てる』（マイケル・J・マーコード／著），ダイヤモンド社，2004

◉ 演習問題

問1　下の記述は正しいか，誤っているか．誤っている場合理由を記述して訂正せよ．

① 質問中心のディスカッションの利点の 1 つは，押しつけがないことである．

② 学習とは，既存の認知に修正，追加を加えることである．

③ 成人学習とは経験から学ぶことで，経験をよく振り返ることで学びが深くなる．

問2　以下の質問に対して，回答を 1 つ選択せよ．

A）アクションラーニングの手順やルール説明で誤っているものはどれか．

① 全員の同意がないと進めないポイントがある．

② コーチは問題そのものに質問できない．

③ コーチの介入も全員の同意が必要である．

④ チームメンバーは平等対等である．

⑤ 問題の再定義は必ず書いたものを読み上げる．

B）質問の効用について，誤っているものはどれか．

① 押しつけがない．

② 話の内容を理解していないとしづらい．

③ 質問をされると，質問した相手を尊重する気持ちになる．

④ 開いた質問より閉じた質問のほうが，された相手がよく思考できる．

⑤ 質問をし合うことでチームワークは向上する．

第5部 自己研鑽と次世代を担う人材の育成【① 学習の在り方】

#57 問題解決技法を学ぶ

富澤 崇

中心となるSBO ▶#57 医療・福祉・医薬品に関わる問題，社会的動向，科学の進歩に常に目を向け，自ら課題を見出し，解決に向けて努力する（態度）

関連SBO ▶#49, #55, #56, #60

本項で学ぶこと
- 問題解決のプロセスを理解する
- 身近な問題を題材に，問題解決に必要な手法を実践する
- 問題解決技法の実践を通して，能動的な学習態度について考察する

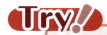

問題解決に必要な論理的思考やKJ法，二次元展開法，ブレインストーミングといった問題解決技法を学ぶことによって，今後遭遇するであろう医療にかかわる諸問題への対処能力を醸成する．

➡KJ法，二次元展開法，ブレインストーミング

KJ法
東京工業大学名誉教授の川喜田二郎氏が考案した手法．(p.16参照)

二次元展開法
マトリックスを用いた情報の図解化の一種．通常は4象限（田の字形）で表現することが多い．軸は自由に設定可能．

ブレインストーミング
発散技法の1つ．批判厳禁，自由奔放，質より量，結合改善（誰かの意見に便乗する）の4つのルールを守って行う．

本項では「なぜ能動的な学習ができないか？」を解決すべき問題（テーマ）とし，進めていく．受け身ではなく主体性を持った能動的な態度で大学の授業に取り組めないという問題の要因をKJ法によって抽出し，整理し，可視化する．そして，二次元展開法によって解決すべき問題点の優先順位を決める．そのうえで，もっとも優先度の高い問題点についてブレインストーミングによって解決策を出し合う．

【参加型授業の流れ】

❶ 授業の狙い，解決すべき問題点，**資料**に関する説明を受ける（10分）．
❷ 問題解決の考え方，KJ法の説明を受ける（20分）．
❸ グループ内で司会，書記，発表者を決める．
❹ KJ法による問題抽出の作業を行う（45分）．
❺ 二次元展開法とブレインストーミングの説明を受ける（15分）．
❻ 二次元展開法による問題解決の優先順位を決め，ブレインストーミングによってその解決策をあげる（30分）．
❼ 発表する．

資料

KJ法による問題抽出作業の進め方

① ある色の付箋紙に自分の考え（この場合は，テーマに関する問題点）を大きい字で具体的に書く．これを「文殊カード」と呼ぶ．1人4～5枚の文殊カードを作る．
② 模造紙上で，書かれた内容が似た文殊カード（「志を同じくするカード」という）を集め，島を作る．ただしどの島にも属さない「孤独なカード」があってもよい．
③ 模造紙の一番上にテーマとグループ名を大きな字で記入する．
④ 別の色の付箋紙で島のカードの内容を簡潔に表したタイトルを作る．
⑤ 孤独なカードを含めた島同士の関係性を矢印や線で表現する．

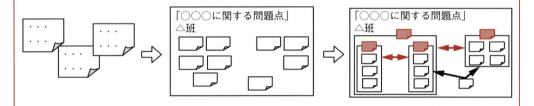

二次元展開法による優先順位決定作業の進め方

① 模造紙の一番上にテーマとグループ名を大きな字で記入する．
② 上半分に「緊急性」と「重要性」の2軸を取る．
③ 島のタイトルを同じ色の付箋紙に書き写す．
④ 二次元上でそれぞれのカードの位置を相対的に決めていく．
⑤ 一番右上のカードが最も緊急性・重要性が高い問題点となる．
⑥ 一番右上のカードの内容を模造紙下半分に「○○（カードの内容）の解決策」と記入する．
⑦ ブレインストーミングによって出された解決策を箇条書きにする．

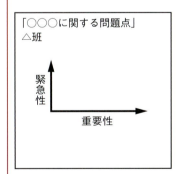 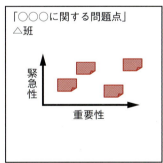 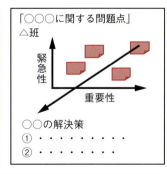

解　説

1 問題解決の考え方

　試験の結果が思わしくなかったとき，「次はがんばります」，「ちゃんと勉強します」というものの，何を，どの程度，どのように"がんばる"かまでは，多くの人は熟考できていない．改善しようとする気持ちを持つことは大事だが，心構えだけでは問題を解決することはできない．問題解決には，まず反省と目標設定が必要である．

　反省とは，現状把握と現状分析である．「試験に落ちたのは体調が悪かったからだ」などと失敗の原因を言い訳がましく帰属してはならない（**自己防衛的帰属**）．自分の抱えている問題を"問題あり"と認識し，受け止めることから問題解決は始まる．次に，なぜ試験に落ちたかをさまざまな角度から分析する．人は問題に直面するとすぐに解決を考えたがるが，**その問題を構成するさらに細かい問題や原因を洗い出し，整理し，できれば可視化して，問題を多角的に捉える**必要がある．

　そもそも問題とは，自分にとっての理想の状態や目標とすべき状態と現状との間に発生したギャップのうち埋める必要性を感じるもののことである（**図**）．解決する必要のない問題や解決後の目標設定がなされていない問題は，問題ではない．特に大事なのは目標設定である．**解決の方向性を明確化させ，解決してどうなりたいかを定義づける目標設定**がなければ，やみくもな解決になり，さらに解決したかどうかが判断できない．

　反省を通じて解決すべき問題を正確に把握し，分析し，自分が問題解決者であるという自覚を持ち，解決のゴールを明確にすることができれば，問題解決の6割を達成したようなものである．

2 問題解決技法

　問題を漠然と捉えていても解決にはたどり着かない．ロジカルに物事を考える必要がある．効果的に，かつ効率よく解決に導くための手法が多数存在する．詳しく

> **自己防衛的帰属**
> その結果に至った原因を、自尊感情を損なわないように推論する（帰属させる）行為．

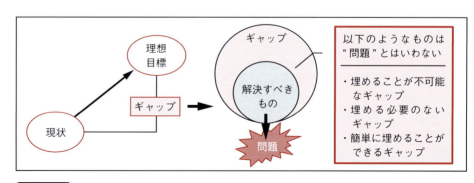

図　解決すべき問題とは

は成書を参照されたいが，簡単に説明すると問題解決技法には大きく分けて「**発散技法**」と「**収束技法**」の2つがある．前者は発散的思考を用いて事実やアイディアを出すための思考法，後者は発散的思考によって出された事実やアイディアをまとめあげる技法といわれている[1]．これらはさらに細かく分類されるうえに，さらにこの2つに分類されないものもある．問題解決の質とスピードの向上を図るために，それぞれの特徴を踏まえ，上手に利用できるよう問題解決技法を習得することをお勧めしたい．

3 問題解決の場面

日々の生活や仕事をするうえで，あらゆる立場の人が，あらゆる場面で，さまざまな問題に直面する．われわれ医療者が抱える問題は，常に医療に関する問題とは限らない．問題解決の取り組み方を場面ごとにみることで，問題解決の考え方や技法を習得する必要性を感じとってもらいたい．

1）対患者，対顧客

血糖値コントロール不良という問題に対して，食事，運動，薬物療法を厳格に行うことだけが解決ではない．仕事やライフスタイル，ストレス，病識欠如などその患者を包括的にみて，あらゆる原因を探る必要がある．

また，問題解決を実行するのは医療者ではなく，患者本人である．実行不可能な解決策を医療者が提案しても意味がない．患者と一緒に問題分析をして，解決のために何ができるのかを患者から提案するよう促していくのが医療者の務めである．

2）チームメンバーとして

チームとしてどのように問題解決に当たるか，そのなかでメンバーの一員としてどのような貢献が果たせるかを考えなければならない．まずは一個人がチーム内で問題提起する勇気を持ち，何が問題で，どういう目標に向かって解決を図るべきかを訴えるところからはじまる．チームメンバー全員の共通認識を得て，その問題を解決すべきと自覚を持ってもらえるように仕向けるのが，チームの一員としての責任である．

3）組織人として

薬局，病院，企業という組織に勤めていれば，組織をマネジメントするうえでの問題に直面することになる．たとえ薬剤師という専門職であっても，専門性を発揮するだけが業務ではない．ビジネスパーソンとして事業に貢献し，組織の成長に寄与しなければならない．部下の指導や管理，店舗経営，他部署との協働，新規プロジェクトの運営などにもかかわる場面にいずれ遭遇する．そのためにも論理的思考に基づいた問題解決技法を身に付けておくことは，一社会人として身を助けることになる．

57　問題解決技法を学ぶ　251

まとめ

■ 問題解決には，まず現状把握，現状分析，目標設定を行うことが大事である
■ 問題解決技法は多数存在する．それぞれの特徴を踏まえ，うまく応用する
■ 個人レベルから組織レベルまで，あらゆる場面で問題解決に取り組む必要がある
■ 作業を通して能動的な学習態度の必要性を自らが感じ取る

＜文 献＞

1）『問題解決手法の知識』（高橋　誠／著），日本経済新聞社，1999

◉ 演習問題

問1 以下の記述の正誤を答えよ．

① 医療にかかわる問題は，個人レベルでの取り組みの前に，法律や制度の整備が必要である．

② 課題発見のためには，自分が問題解決者であるという自覚を持つ必要がある．

③ 医療にかかわる問題解決は，医療従事者にしかなしえない．

④ 医療従事者とはいえども，社会人として職場や地域における諸問題にもかかわる必要がある．

問2 問題解決の考え方としてふさわしくないものはどれか．

① 現状と理想とのギャップのうち，埋めるべきギャップが問題となる．

② 問題の原因を抽出し，整理し，可視化する．

③ 問題を解決して，どうなりたいかという目標設定をする．

④ 自分にかかわる問題は，ほかの誰かに解決をゆだねるほうがよい．

⑤ いかなるときも解決を考える前に，問題を分析することが大事である．

問3 問題解決技法に関する次の記述のうち正しいものはどれか．

① 問題解決技法は，道具を必要としない．

② 問題解決技法は，必ず複数人で実行する．

③ 問題解決技法は，患者の治療に関連する問題解決には応用できない．

④ 問題解決技法は，図式化するなど論理的思考を必要としない．

⑤ 問題解決技法は，いくつかの種類に分類され，特徴を踏まえて使い分けられる．

第5部 自己研鑽と次世代を担う人材の育成【①学習の在り方】

59 60

#59,60 医療情報のリテラシーを身につける

山崎浩司

中心となるSBO ▶ **#59** 必要な情報を的確に収集し，信憑性について判断できる（知識・技能）/ **#60** 得られた情報を論理的に統合・整理し，自らの考えとともに分かりやすく表現できる（技能）

関連SBO ▶ #8，#58

本項で学ぶこと

・医療情報を批判的に読み解き，自分の視点や実践を問いなおす

・マスメディアで流通する医療情報を読みとく

・医療情報の送り手／受け手としてマスメディアを活用する際の注意点を考える

Try!

＜医療に関する新聞記事を読み解く＞

医療に関する新聞記事を読んで，①情報の送り手（新聞社／記者）が，どのような意図で，どのようなメッセージを情報の受け手（読者）に伝えようとしているのか，②その意図どおりに読者がメッセージを解釈するように，送り手はどのような工夫を施しているのか，を考察する．

＜医療マンガを読み解く＞

医療を主題にしたマンガを読んで，倫理的問題について思索を深めると同時に，こうしたマンガを素材に倫理的問題を考えるうえでの長所と短所を検討する．

➡ SGD

【参加型授業の流れ -1. SGD1】

＜医療に関する新聞記事を読み解く＞

教材として，一般新聞に掲載された医療関連の報道記事を使用する．

❶ 次の3点を意識しつつ資料を読み，観察し，考えるよう指示を受ける（3分）．

① 情報の送り手である新聞社／記者は，受け手である読者にどのようなメッセージを伝えたいのか？　そのメッセージをどのように読者に読ませたいのか？

② そのメッセージの背景にある価値観は，どのようなものか？

③ 自分たちの意図通りに読者がメッセージを解釈するように，送り手はどのような工夫を施しているのか？

❷ 各自で資料を読み，観察し，自分なりの考えをまとめる（5分）．

❸ SGDを行う（12分〜15分）．

① 司会進行役を決める．

② 自分の考えをシェアする．

③ お互いの考えに対してフィードバックをし合いながら議論を発展させる.

④ 発表に向け準備する.

❹ 発表する.

【参加型授業の流れ‒2. SGD2】
＜医療マンガを読み解く＞

教材として,『新ブラックジャックによろしく』(小学館) 第7巻の生体腎移植に関する倫理小委員会の場面を使用する.

❶ マンガを活用して倫理的問題を検討することの長所と短所を考えつつ資料を読むよう, 指示を受ける (1分).

❷ 各自で資料を読み, 自分なりに長所と短所を考える (7分).

❸ SGDを行う (12分〜15分).

① 司会進行役を決める.

② 各自で考えた長所と短所をシェアする.

③ お互いの考えに対してフィードバックをしあいながら議論を発展させる.

④ 発表に向け準備する.

❹ 発表する.

解　説

❶ 私たちの価値観や倫理観に作用するマスメディア

マスメディア

マスメディアとは, 大勢 (mass) の受け手に対して, 活字・音声・映像などで情報を伝達する媒体 (media) である. 大勢の人びとが見たり, 読んだり, 参加したりする娯楽である大衆文化と関連し, 具体例として, 新聞, 雑誌, 書籍, マンガ, ラジオ, CD, テレビ, 映画, ビデオ, DVD, テレビゲーム, 広告などがある.

マスメディアは娯楽と関連した大衆文化的なものであるから, 私たちの日常生活における影響力は限られていると思うかもしれない. しかし, 少し考えてみると, 自分が現実に体験していなくても知っていること, または体験する前に知っていたことの多くは, マスメディアから得ていることが多いのではないだろうか. ある社会学者がいっているように,「私たちは, 私たちが生きる社会, あるいは世界について知っていることを, マスメディアを通して知っている[1]」ことがとても多い.

マスメディアの特徴は, 情報の送り手と受け手のあいだに, 直接的で対面的なかかわり合いが発生しないことである. かかわり合いが直接的でないために, 両者のあいだのコミュニケーションに高い自由度が確保される. 一般的な印象では, 送り手があるかたちで情報を編成して発信したら, 受け手はそれをそのまま受け取るだけのように思われる. しかし, マスメディアを介した情報伝達は直接的でも対面的でもないため, そのように限定的なものではない.

マスメディアを介したコミュニケーションの両極には, 特定少数の送り手が情報を送信しようとする意志と, 不特定多数の受け手がそれを受信しようとする興味が

254　薬学生・薬剤師のためのヒューマニズム　改訂版

ある．両者が接続すると情報伝達が起こるわけだが，すでに確認したように，それは送り手の意図が受け手にそのまま伝わることを保障するものではない．**不特定多数の受け手は受信した情報について，特定少数の送り手の意図通りに解釈しない可能性があること**は，マスメディアのコミュニケーションについて覚えておくべきことであろう．

しかし一方で，やはりマスメディアにおける情報の送り手が，受け手の解釈を規定する力は侮れない．送り手は受け手が送り手の意図通りに情報を解釈するよう，さまざまな工夫を施す．また，以下で見るように，マスメディアの種類によってはそれ自体が持っている媒体としての性質上，ほかの媒体よりも受け手の情報解釈を規定する（特定の価値観や倫理観を形作る）力が強いものがある．

2 新聞やテレビの報道を読み解く

薬のことを含むさまざまな医療情報が多く伝達されているマスメディアがいくつかあるが，その代表的なものに新聞とテレビがある．昨今の新聞では，その紙面に医療に関するニュースや解説が掲載されていない日はないといっても，おそらく過言ではない．また，テレビでもニュース報道やドキュメンタリーあるいは健康情報番組などのかたちで，医療は頻繁に話題にされている．

新聞報道やテレビのニュース報道は客観的であるという印象があるかもしれないが，完全に客観中立な報道はありえない．これは，たとえ報道内容が統計調査の結果に基づくものであってもである．まず，新聞でこうした報道を読む際には，次の各点をチェックしてみるとよい——

---

① **できるだけ調査の概要を確認する**（サンプルの数や内訳およびサンプリングの方法など）
② **見出しを鵜呑みにせず結果のまとめ方に注意を払う**（例えば「がん検診は重要と思うが9割超」という見出しがあり，記事を読むと「そう思う」と「どちらかといえば，そう思う」を合わせて9割超とあり，しかも両者の比率が書かれていない場合，後者が「9割超」の大部分である可能性を疑ってみる）
③ **調査母体がどのような機関や人物なのか，専門家によるコメントが掲載されている場合はどのような組織・役職の人物なのかを確認する**（コメントの信憑性に関する自分の判断に，専門家の背景がいかに影響を与えているのかを検討する）
④ **何面に記事が掲載されていて，どこにどのくらい紙面が割かれているかを確認する**（例えば，がん検診受診に関するニュースがなぜ生活面や健康面ではなく社会面に掲載されているのか，どうして紙面の下の方に3段ほどの小さな記事として掲載されているのか，なぜ同じ紙面に保険会社の広告があるのか，といったことについて考える）

こうしたチェックポイントをテレビのニュース報道に対して適用することは少し

59,60 医療情報のリテラシーを身につける 255

難しい．というのも，テレビという映像メディアでは，新聞などの活字メディアに比べて情報の受け手の受け身度が高いからである（テレビのこの特徴は，音声メディアであるラジオにも該当する）．ニュースが流れるという表現があるように，テレビの場合，送り手の情報伝達行為を止めたり再生したりすることが録画をしない限りできないため，新聞記事のように時間をかけて吟味できない．

しかし，①〜④について日頃から注意を払っていれば，テレビ報道で応用することも不可能ではない．④については，テレビの場合，番組の種類や時間帯，番組内で何番目にどのくらいの時間を割いて流されているのか，前後の報道はどんな内容なのか，その番組のスポンサーは誰なのかなどについて確認し，それぞれの意味を考えてみるとよいだろう．

3 医療マンガで倫理的問題を考える

医療マンガの歴史は1970年代に遡るが，複数の作品が続けて多数の読者を獲得したり，人気俳優のキャスティングでテレビドラマ化され，さらに多くの人びとに視聴されたりするようになったのは2000年以降である．代表的な作品に，『Dr.コトー診療所』（山田貴敏/作），『ブラックジャックによろしく』（佐藤秀峰/作），『医龍–Team Medical Dragon』（永井明/原案，乃木坂太郎/作画），『Ns'あおい』（こしのりょう/作），『コウノドリ』（鈴ノ木ユウ/作）などがある．

医療マンガ／ドラマはフィクションで娯楽性が強いため，医療に関する私たちの知識や倫理観とは関係ないとみなされやすい．しかし，実際は関係が少なからずある．例えば，『ER緊急救命室』など米国の人気医療ドラマでは，若者が心肺蘇生を経て蘇生する場面が数多く登場するため，人びとは心肺蘇生の成功率が高い印象を持つ．だが，現実の心肺蘇生はその対象の多くが高齢者であり，蘇生しないケースが多々ある．つまりこれらの人気医療ドラマは，人びとが心肺蘇生を実際よりも過大評価することの一因になっている可能性がある[2]．

このように，医療マンガ／ドラマが私たちの知識や倫理観とかかわっているならば，医療倫理の問題を考える教材として，それを意識的に活用しうるということでもある．こうした教材は娯楽的要素が強いため，医療倫理を縁遠く難しいものと考えがちな若者が，気軽にアプローチして思考し始められるといった利点があるからだ．また，登場人物の視点を通して，医療倫理の問題を複眼的に捉えうる可能性も秘めている．その一方で，特に主人公が正義のヒーロー的に描かれている場合，主人公の視点こそが正しいものだと無批判に思ってしまう危うさもある．加えて，作品に対する解釈を他者と分かち合わない限り，自分が独断的な解釈をしていてもそれに気づかないといった難点もある．

4 メディア・リテラシーを身につける

高度にメディア化された日常を生きる私たちにとって，マスメディアと付き合っていくうえで，**メディア・リテラシー**[3]を身につけることは重要である．メディ

メディア・リテラシー

ア・リテラシーとは，マスメディアを反省的に活用する知恵といった意味を持つ．マスメディアが人びとの価値観や倫理観に作用する様相を意識的に検討するうえで，以下，8つのポイントの確認が役立つ——

① メディアはすべて作られたものである
② メディアは「現実」を作りだす
③ メディアは読者・視聴者が解釈し，意味を作りだす
④ メディアは商業的意味を持つ（売らんかな，が基本）
⑤ メディアは特定のイデオロギーや価値観を伝えている
⑥ メディアは社会的・政治的意味を持つ
⑦ メディアは独自の様式，芸術性，技法，きまり・約束事を持つ
⑧ 批評的・批判的にメディアを読むことは，創造性を高め，多様な形態でコミュニケーションを作りだすことへとつながる

　以上の諸点をふまえて，医療情報の受信者としては自分の解釈のふり返りを，医療情報の発信者としては受信者に与えうる影響の検討を怠らないでほしい．特に医療専門職者としての知識と経験を積むほど，自分たちの視点がどれほど一般の人びとの視点と異なるのかを検討せず，専門家である自分たちの視点が正しいと考えがちである．こうしたスタンスで医療情報を発信してしまうと，受信者である一般の人びとを結果的に苦しめたり，医療に対して過剰な期待を抱かせることになったりしかねない．この可能性についてセンシティブであることが，医療情報の発信者としての医療者に求められる．

まとめ

- ■ 私たちの価値観や倫理観の形成には，マスメディアが色濃く作用している
- ■ マスメディアの情報は，どのようなものであっても客観中立ではありえない
- ■ マスメディアで「よい」，「正しい」とされて流通する情報に，苦しめられる人びとがいる可能性がある

<文　献>
1）『マスメディアのリアリティ』，（ニクラス・ルーマン/著，林香里/訳），木鐸社，2005
2）Diem, SJ, et al: Cardiopulmonary resuscitation on television. Miracles and misinformation. N Engl J Med, 334：1578-1582, 1996
3）『新版 Study Guide メディア・リテラシー【入門編】』，（鈴木みどり/編），リベルタ出版，2004
4）『健康・医療の情報を読み解く—健康情報学への招待』，（中山健夫/著），丸善，2008
5）『「社会調査」のウソ—リサーチ・リテラシーのすすめ』，（谷岡一郎/著），文藝春秋，2000

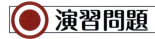

問1 以下の記述は正しいか，誤っているか．誤っている場合，理由を記述せよ．
① 新聞やテレビニュースで報道される健康情報は，客観的で中立である．
② 医療ドラマや医療マンガは娯楽であり，見たり読んだりする私たちの価値観や倫理観に影響することはない．
③ 送り手の意図通りに受け手が情報を解釈するとは限らない．

問2 以下の質問に対して，回答を1つ選択せよ．
A) メディア・リテラシーの考え方として不適切なものはどれか．
① メディアはすべて作られたものである．
② メディアが発信する情報を読者・視聴者が解釈し，意味を作りだす．
③ メディアは特定のイデオロギーや価値観を伝えている．
④ メディアには独自の様式，芸術性，技法，きまり・約束事などはない．
⑤ 批評的・批判的にメディアを読むことは，創造性を高め，多様な形態でコミュニケーションを作りだすことへとつながる．

B) 医療マンガを題材に倫理的問題を考えるうえで実践すべきことはどれか．
① 主人公の視点だけに注目すること
② 自分の解釈をほかの人と分かち合ってみること
③ 理性を排除して感覚的に読むこと
④ 示されている医療情報を事実として学習すること
⑤ 絵か文字どちらか一方だけに注目すること

第5部 自己研鑽と次世代を担う人材の育成【③生涯学習】

#64 キャリアデザインをしよう！

井手口直子

中心となるSBO **#64** 生涯にわたって自ら学習する重要性を認識し，その意義について説明できる

関連SBO #6, #26, #65〜#67

本項で学ぶこと

・薬剤師としての立ち位置を考える

・キャリアデザインのトランディションモデルを知る

・内的キャリアとしての4つの問い，自分のキャリアアンカーを考える

Try!

学生同士でキャリアに関連する4つの問いについてインタビューを行う，また，キャリアアンカーについてSGDを行うことで，それぞれの価値観の違いを知り，視野を広げる．

➡インタビュー，SGD

【参加型授業の流れ】

❶ 教員の講義

❷ 2人組インタビュー（p.264 **図2** 参照）

❸ キャリアアンカー（p.265 **図3** 参照）

自分が該当するところに2つまで手をあげる．その後，小人数のグループでそれぞれのアンカーを話し，なぜそう思うか，将来どうしたいかなど話し合う．

❹ まとめと感想

解　説

キャリアデザイン

1 キャリアデザインを考える

1）激動の時代のはてに厳しい薬剤師

薬剤師は30年間かけて激動の時代を走ってきたといってもよいだろう．分業率が急速に伸びた頃は薬剤師免許証も貴重な光を帯び，かつては他職者がねたむほどの待遇での売り手市場の典型であったが，分業率伸び率の停滞，規制緩和による市場の不安定さ，次々に進む医療費削減のための調剤報酬の減額と，厳しい状況となっている．薬剤師免許さえあれば何とかなった時代はとうに過ぎ去り，薬剤師も選別され，ふるいにかけられる時代となった．

#64 キャリアデザインをしよう！　259

2) だれもが悩む今こそチャンス
⇒たった１つの自分のキャリアを自分で作り上げる力をつけよう

在学中の薬学生，そして若い薬剤師の多くも不安を感じている．しかしそのような危機感を持ったときこそこれからの自分のキャリアデザインを考えるチャンスではないだろうか？　本項ではこれからのキャリアをどうデザインしてマネジメントしていくかのサポートとなる考え方や方法を解説していく．

❷ 骨太の薬剤師を目指して，キャリアを考えよう

1）薬剤師の２つのスタンス

まずは今，この時代で薬剤師として生きていくうえで考慮すべき事柄を考えてみる．
薬剤師免許は個人に与えられているものである．その意味は自分自身の能力開発，キャリアデザインとリスクマネジメントを自己責任としてゆだねられているという意味である．つまり仕事の成果に個人的な責任が追及される．加えて実際に仕事をする場は薬局，病院，ドラッグストアなど組織であり，そこで仕事をする以上は役に立つ存在であることを求められる．つまり薬剤師は

① 自分の免許にかけて責任を持って立つ
② 組織に貢献して立つ

この両方の立ち方が必要である（**表1**）．薬剤師として優秀であっても組織になじまなければ浮いてしまうし，組織に上手く染まっても自らの能力開発を怠れば下から突き上げられ，居づらくなるということなのである．

表1 ２つの足で立っているか？ 当てはまればチェック！

項目	内容	チェック
個人	調剤事故を起こした場合に自己でも賠償責任をとるつもりだ	
個人	薬剤師として極めていきたい専門分野があり取り組んでいる	
個人	一薬剤師として，社会でどうあるべきかという立場でも考え，自ら行動に移している	
個人	自分の強みと改善点を把握しており，客観的な評価とズレがない	
個人	5年後，10年後になっていたい自分が具体的にイメージできる	
組織	組織のビジョン，方向性を理解しながら進んでいる	
組織	周りの人とコミュニケーションと信頼を築くことを大切にする	
組織	常に効率と成果を考え，業務改善の目で考え，実行している	
組織	年齢，経験，立場にかかわらず，人の強みを伸ばす，育てるという意識がある	
組織	個の利益より組織への貢献を優先することがある	

2）薬剤師は3つの顔を持つ

さらに薬剤師としてこの時代を生きていくために

　　① 医療従事者である実務者
　　② 教育者
　　③ 研究者

この3つの顔を意識して持つことが必須となる．

① 医療従事者である実務者の顔（表2①）

　6年制の薬学教育のキーワードの1つは「臨床能力の向上」である．旧来のカリキュラムを一度壊して日本薬学会を中心に「薬学とは何？」という議論からスタートしたこのカリキュラムは，「何を教えるか？」ではなく「どこまで到達できたか？」となり，さらに改訂を重ねて，「アウトカム」，どの様になっているべきかという目標に変わった．共用試験（CBT：知識の試験，OSCE：技能，態度の試験）を経て医療現場での実務実習を修め，一定の臨床能力を身につけて卒業する．さらに薬剤師は生涯学習の義務があり，常に自己研さん，スキルアップを行い続けることが求められる．

② 教育者の顔⇒3つの場面での発揮が求められる（表2②）

　☆組織で部下，後輩の能力開発を行う

⇒薬局の組織も力強いところは必ずメンバーの能力開発ができる土壌があり，育て合う組織文化がある．店舗展開と薬剤師の数集めのみに奔走してきた組織は脆弱で，櫛の歯が抜けるようによい人材が流れ出す．新人であっても育てられ，育てるという意識が定着することが，さまざまな組織の問題解決に功を奏するのである．

　☆実務実習での学生の指導

⇒実務実習指導薬剤師として，細かい実務実習のコアカリキュラムに沿っての指導を行えることが必要である．

　☆大学での兼務教員としての教育

⇒6年制の教育ではグループ討議や実務実習事前学習のために，現場で働く薬剤師がチューターとして，たとえばPBL（problem based learning：課題解決型）のチュートリアル教育に参加することが増えている．グループのファシリテーターなどは大学の専任教員ではとても数が足りず，病院や開局の薬剤師が実務を行いながらチューターなど大学で薬学生への教育を行う機会が大きく増えている．OSCE（客観的臨床能力評価）の評価者にも病院や開局の薬剤師が多く参加する必要がある．

③ 研究者の顔⇒はじめは石でも磨けば珠に（表2③）

　研究発表を行う開局薬剤師は年々増えている．実務のなかでの疑問点から出発して仮説をたて，調査しまとめ，発表することはそれだけで自己の能力開発につながる．また，学会場ではさまざまなディスカッションからネットワークも生まれる．

表2① 実務者としての顔

能力エリア	項目	チェック
リーダーシップ	薬剤師としての役割と組織の方向性を理解し，他のメンバーへも影響を与えている	
コントロール	仕事の優先順次（緊急性と重要性）が適切につけられ人に振り分け，高いレベルで達成できる	
顧客志向性	患者，来局者，医師，社内の人間のニーズをつかみ常に満たそうと努力する	
コミュニケーション	相手の気持ちを捉え，よく話を聞き，交流ができる．自分の考えを適切に伝えることができる	
意思決定	問題解決の際に情報を集め，分析判断して意思決定行動に移せる	

表2② 教育者としての顔

項目		チェック
社内	教育担当という役割を与えられずとも，相手の成長のためのサポートを考えながら行動する	
社内	教育計画を立て，相手の現状レベルと目標を明確にしてプランニングし，ティーチングとコーチングを行う	
実務実習	指導薬剤師の認定をうけ，カリキュラムの方略の実施に取り組む	
実務実習	学生の個別の理解度やレベルに応じ，教育方法を柔軟に構築しながら目標達成する	
大学	機会をみつけて大学でのチューターや評価者の経験をつむ	
大学	非常勤や兼務の講師として教育にたずさわる	

表2③ 研究者としての顔

レベル	項目	チェック
ビギナー	実務のなかでの疑問を研究という形で答えを模索していこうと考え，取り組む	
ビギナー	雑誌や学術大会などで，興味を持ったテーマがあり，自分も手がけてみようと計画実施する	
アドバンス	定期的に発表する学会をもち，研究テーマを毎年発展させている	
アドバンス	大学の研究生や社会人大学院生となり，研究のサポートを受けながら取り組む	
マスター	原著の論文を定期的に発表していく	
マスター	その分野でのリーダーシップをとる	

3) キャリアについて考えてみたことがあるか？
⇒キャリアに良いも悪いもない？

キャリアという言葉は非常に広く解釈されるが，キャリアの研究者であるダグラス・ホールは大まかに次の4つの概念があると示した．

① 階層の中での昇進（directionality）⇒その組織での出世
② 固定化された地位の経路（regularized status passages）⇒専門薬剤師への認定など
③ 職務の生涯にわたる連続（lifelong sequence of jobs）としてのキャリア⇒職種や階層にかかわりなく，人が仕事生活の行程（course his work life）の間に着任することになる職位の連続
④ 役割に関連した諸経験の生涯にわたる連続（lifelong sequence of role-related experiences）としてのキャリア⇒フォーマルな職位だけではなく，自己イメージやアイディンティティなど内面なものに影響する諸経験の流れを示す

このうち①と②は特定の職業での客観的な側面であるが，③，④は本人の主観的な側面も持つ．ホールの考え方をもとにこれからキャリアというものを考えるときに，次の点を明らかにする必要がある．

○キャリアそのものに良いキャリアと悪いキャリアがあるわけではない，本来キャリアに成功や失敗もない，アップもダウンもない
○もしキャリアに成功や失敗があるとしても，それは外部の観点ではなく，その本人によって評価されることがよい．この場合，アップダウンというよりも，自分らしく生きられているか，またはよりハッピーかという気持ちにかかわる
○キャリアには客観的な側面と主観的な側面の両面がある．客観的な（履歴書的な）側面をどう意味づけるかは，主観的な統合にかかっている
○キャリアはプロセスである．長期にわたって追求される仕事で，そこで生じる仕事関連の諸経験が連続していく

4) 薬剤師のキャリアについて型にはめていないか？

旧来薬剤師が自分の進路やキャリアについて考えるときに，例えば

・卒業⇒製薬企業⇒保険薬局または病院⇒保険薬局
・卒業⇒ドラッグストア⇒保険薬局
・卒業⇒保険薬局⇒保険薬局
・卒業⇒進学⇒製薬企業または病院

という，いわば薬剤師のスタンダードな職種のなかでの移動として捉え，勤務形態や年収などの基準だけで型にはまった選択をしてはいないだろうか？

単なる職業を変える（job change）という捉え方で進んでいくと，経験は広くあるけれど，結局は自分がどこへ向かっているかわからなくなってしまう．いまや薬剤師のキャリアはもっと幅広く境界のないもの（バウンダリーレスキャリア）になりつつある（p.265 **3**-3）参照）．

#64 キャリアデザインをしよう！　263

❸ 大切なのは自分の人生を 自分で意識して生きることである

1）節目でデザインし，流れに乗る

誰もが人生で悩み考え，立ち止まるときがある．そのときがキャリアをデザインすべきいわば節目といえる．そしてそこでしっかり考え決断して踏み出したら，流れにのることも必要である（ドリフトという）．節目で考えないと流され続けることとなる．**図1**はこれからキャリアデザインを考えようとしたときに私たちが持つべき姿勢である．

① **キャリアに方向性をもつ**…人生，すべての夢が実現するとは限らない．しかし夢がなければ意欲も生まれず，方向が定まらない．生涯の夢を探しつつ，節目ごとの夢の修正をしていくことが必要である．

② **節目だけはキャリアデザインする**…人生や生活の節目ごとに立ち止まり，何が得意か，何をやりたいか，何に意味を感じるかを自問してキャリアを自覚的に選択する．

③ **アクションをとる**…デザインしたらその方向に，力強い一歩を踏み出し，意欲を保ちながら取り組む．

④ **ドリフトも偶然も楽しみ取り込む**…次の転機までは安定期にも退屈することが無いように偶然の機会も生かす．ドリフトとデザインの対で楽しめるとよい．

図1 キャリアトランディションモデル

2）4つの問いで自己イメージをチェックする

キャリアについて考えるきっかけとして次の4つの問い（**図2**）に自分の考えで回答してみる．また，同時にキャリアアンカー（**図3**）についても考えてほしい．またはインタビューワークとして友人，知人に問いかけてみよう．

① 自分はなにが得意か（能力・才能についての自己イメージ）

→

② 自分はいったい何をやりたいのか（動機・欲求についての自己イメージ）

→

③ どのようなことをやっている自分なら，意味を感じ，社会に役に立っていると実感できるのか（意味，価値についての自己イメージ）

→

④ 自分はこれまで誰とつながり，その関係をどう活かしてきたか

→

図2 キャリアに関する4つの問い

8つのアンカー

1）**専門・職能別コンピタンス**（technical/functional competence：TF）

特定の専門領域や仕事で自分の才能を発揮し，高めることに最も意欲がわく．管理はその領域内であれば行うが，管理そのものは目的ではない

2）**全般管理コンピタンス**（general managerial competence：GM）

組織の階段をのぼり，責任のある地位につきたいという強い願望

専門性に特化することなく，その組織全体の方針を決定し，自分の努力で組織の成果を左右したいということに最も意欲がわく

3）**自律，独立**（autonomy/independence：AU）

どんな仕事に従事するときも，自分のやり方，ペース，自分の納得する仕事の標準にてらしてすすめることに価値をおく

4）**保障・安定**（security/stability：SE）

安全で確実と感じられ，将来の出来事を予測することができ，ゆったりとした気持ちで仕事をしたいという願望

5）**起業家創造性**（entrepreneurial creativity：EC）

新しい製品やサービスを開発したり，新しい組織を作ったり，新しい事業を起こす欲求

6）**奉仕・社会貢献**（service/dedication to a cause：SV）

なんらかの形で世の中をよくしたいという欲求

7）**純粋な挑戦**（pure challenge：CH）

不可能と思えるような障害を乗り越え，誰もなしえないことをなすことに最も価値をおく

8）**生活様式**（lifestyle：LS）

組織が個人および家族を尊重してくれ，自分の時間の都合にあった働き方ができることを最も重要と考える

キャリアアンカー　**図3** キャリアアンカーの一覧
文献1に詳しい診断は掲載されている

①，③はキャリア研究の大御所であるエドガー・シャインの問いかけであり，④は同じく著名なキャリア学者のマイケル・アーサーの問いかけである．人生のなかの多くのことは「人間ごと」である．人との関係のなかでキャリアを考えていくことは今までの出会いと縁を振り返り感謝して，これからの出会いを大切にすることにつながる．

3）キャリアは節目で考える⇒毎日問いかけることはない

これらの問いを毎朝問いかけることはなく，むしろそうなってしまったときは節目であるといえる．がっちりと考え，アクションを起こしたあとは，しばらくはドリフトしてみる期間も必要である．

#64 キャリアデザインをしよう！　265

バウンダリーレス
キャリア

4）バウンダリーレス（境界なき）キャリアの発現

　薬剤師のキャリア形成が資格を使うか使わないかの選択であったり，病院か薬局かドラッグストアかMRかという就職先の形態で区分する考え方がまだ残って機能していることは事実であり，これから就職活動をしようという薬学生であれば，そのきっかけはそれで仕方がないかもしれない．しかし，薬剤師過多となりつつある現在では免許1つで安穏としていることはできない．

　1人ひとりが自分のオリジナルなキャリアをデザインすることが求められ，そのような時代になった，ともいえる．旧来の薬剤師がいままで閉じ込められていた，あるいは閉じこもってきた境界を乗り越え，かつ薬剤師というアイデンティティを持ち続けながら職域を広げてキャリアを築く努力が新しい薬剤師のキャリアモデルを作ることとなる．実際そのような境界なき"バウンダリーレス"な薬剤師も少しずつ現れてきた．急変していく時代のなかで自分のキャリアの舵取りは自己責任で行っていかざるをえない．

5）組織の発達課題と個人の課題，そして調和は？

　調剤薬局，ドラッグストアのM&Aや多店舗大型化の流れは続いている．そして病院もまた統合，グループ化の波が押し寄せる．組織を選び，選別されて勤務することになれば，組織の発達課題と個人の課題がそれぞれ存在し，その調和を図るべく双方が努力することが必要である．**表3**は組織の課題と個人の課題が別々に存在しているけれどもそれぞれが調和をする過程には何が必要かを示したものである．

①第1段階での調和にむけて→リアリティショックを防止する

　後述する（p.268 **4**−**2**）リアリティショック（入職してから期待と現実のギャップに葛藤すること）がしばしば問題となる．組織の文化や風土は創始者とその初期段階にかかわったスタッフの考え方，やり方が大きく影響する．新しい人間が組織

| 表3 | 人間資源の計画と開発：経時的発達モデル | | |

段階	組織の課題	調和過程	個人の課題
		社会と環境	
1	配員計画　→	募集・選抜・配置・研修	←　キャリア選択
2	成長と発達の計画　→	職務ローテーション 業績評価・開発訓練	←キャリア初期の課題 貢献領域の確立
3	伸び悩みと離脱に対する計画　→	継続的な教育 創造的な仕事 カウンセリング　退職	←キャリア中期の課題 自己のキャリアアンカーを素描する
4	入れかえ，再配員計画		キャリア後期の課題 自己の経験と知恵の活用， 自由および引退

文献2を参考に作成
（下方向へ発達していく）

になじみ，居場所を確立するためには，お互いに「売りの点」も「都合のよくない点」もオープンにすることがリアリティショックを防ぐ．

②第2段階での調和→貢献領域の確立には

第2段階で組織は発達成長していくが，個人ではそのような組織でどう自分のキャリアの方向性を決めるかを考えなければならない．そのときに組織は業績を評価することと，個人の能力のプロファイリング（強みと改善点を明確にする）を行って認め合い，能力を発達させるプログラムを計画して実行していくことが必要になる．

③第3段階→キャリアアンカーの明確化

第3の段階では組織は成熟すると同時に，もはや守りにはいったり，伸び悩む状況になることがある．このような段階で個人はこれからの自分のキャリアがより自分にしっくりくるものになるための錨，**キャリアアンカー**を意識化しておくとよい（**図3**）．キャリアアンカーは自身が大切にしている価値観や考えで，その個人にとって間違ったキャリアの方向にいくことを防ぐ．

a.薬剤師のキャリアアンカーの第1位は専門・職能別コンピタンス

果たして薬剤師に多いアンカーというのはあるのだろうか？　保険薬局に勤務する薬剤師を対象に管理者（50名）と非管理者（74名）に分類し，アンカーを知るテスト結果を集計した．結果，管理者，非管理者双方とも専門・職能別コンピタンス（TF）が1位となった．このアンカーが第3位まで入った人は管理者で66％，非管理者で77％と，かなりの回答者が"専門性を高める"ということについてとても重要と考えていることがわかった．

b.看護管理者との比較

看護管理者のデータと並べてみても，**表4**をみた限りでは上位へくる項目は似ていたが，全体の分布，ばらつきをみるとそれぞれ立場の特徴が見えてきた．看護管理者の起業家創造性（EC）は最も低く（12.6％）ほかのアンカーの半分以下であった．薬剤師の非管理者の全般管理（GM）が3位以内に入った人は全体のわずか1.3％のみであった（管理者は22％）．

c.今までの経験がアンカー作りに大きな影響

今回は薬剤師と看護師という医療従事者のデータでの比較であったが，「薬剤師」「看護師」という職業の持つ専門性や社会的意義は，個人のキャリア初期にも意識

表4　キャリアアンカーの比較（個人の3位までを著者が全体集計したもの）

職名	第1位	第2位	第3位
薬剤師管理者（50名）	専門・職能（66％）	奉仕・社会貢献（54％）	ライフスタイル（48％）
薬剤師非管理者（74名）	専門・職能（77％）	ライフスタイル（66％）	奉仕・社会貢献（45.9％）
看護管理者（119名）	専門・職能（61％）	ライフスタイル（52.9％）	奉仕・社会貢献（17.8％）

化できるものである．一方，全般管理（GM）に関しては，就労環境からのニーズによって影響されるものであり，さらに起業家創造性（EC），自律独立（AU）といったアンカーは，時期や立場にかかわらず個人の特性にかなり影響されるという側面も見えてきた．

d. 能力開発は自分のアンカーを知り，伸ばすこと

キャリアアンカーは，就労の経験で変化をしてくる項目と変化のない項目があることが考えられる．しかし"キャリアの節目"に自分のアンカーを意識し，より求める方向へ向かうにはどのようにしたらよいか，どのような能力を開発すべきかを意識化していくことが必要である．一方組織は個人のアンカーが実にさまざまであることを知り，その個人のアンカーによってコミュニケーションの方法を適応させたり，能力開発を行うことが組織と個人の調和には欠かせない要素となる．

④第4段階　キャリア後期の課題→自己の経験と知恵の活用

人の発達のなかで後期は，生殖性，世代性つまり自分の経験や知恵を活かし，後進を育てることが課題である．組織は個人が残した足跡を，新しい人的資源が発展させるように，個人を再配置していく．個人も次のロケットエンジンを点火する．あるいはいくつになっても花が咲く，そのような気持ちで生涯のキャリアを積んでいきたいものである．

４ 薬剤師のライフステージと働きがいを考える

1）薬剤師にとって自己開発の意欲に何が必要なのか？⇒ライフステージで考える

薬剤師として仕事のできる期間は長く，50年以上現役の薬剤師として実務につくことも可能である．しかし一方，短期で職場を変えていく若い薬剤師が多いのも事実である．せっかく薬剤師という仕事を選んだのであるから，そのときそのときのライフステージと課題とマッチさせながら転職が自分にとって意味を持ち，後悔しないキャリアを歩むためにはいったいどのような要素が必要なのであろうか．

リアリティショック

2）薬剤師としての最初のステージでのリアリティショックを防ぐには？

国家試験に合格し新卒で晴れ晴れしく入社したはずの職場を早期に退職してしまう薬剤師がいる．その理由に，「イメージしていた仕事の内容（職場）ではなかった」というものがある．そのような若い薬剤師は，会社の説明会や案内において，よいことばかり強調され，（あるいはそう思いこみ）ばら色の期待を抱いて就職したようである．薬剤師が不足している時代には，採用担当者は1人でも多く薬剤師を採用しようと自社の「よいところ」や学生が最も関心を抱く教育制度に関しての充実を強調してしまう傾向がある．教育や初任給の高さをアピールしてもその実態（年に2回の研修会があるだけ）や都合の悪いところ（退職者が多いために転勤が頻繁にあるなど）に関して嘘はつかないまでも，ことさら説明せずに済ませてしまっ

た場合，採用された人間が勤務後に「思っていたのとちがった」という失望感（リアリティショック）を抱くこととなる．これを防ぐには，最初から「ここに就職するとこのようなよいことがあり，一方でこのような悪い，あるいは大変なところがある」と説明しておく必要がある．このように情報をリアルに開示しておいて，求職者の自己決定をあおぐことをRJP（realistic job preview：現実主義的な仕事情報の事前提供）という．

3) 自己責任を高め，リアリティショックを予防する

RJPを徹底するのは採用側の責任であり，定着率に関連する重要な要素である．しかし初めての就職にしても，転職にしても勤務をする最終決定は本人が行うわけであり，その職場のよいところ，大変なところをリアルに認知しておくことによって，決定の自己責任を高め，就職後のリアリティショックを予防することができる．さらに「思ったよりもよかった」という嬉しい誤算が発覚する場合もある．

4) 薬剤師の意欲の低下には何が関係している？

ところで，初期のリアリティショックは乗り越えることができても，しばらく働くうちにいつのまにか仕事に対する熱意や自己成長への意欲が持てなくなるケースは珍しくない．それは薬剤師にとってはいったいどのようなことが関連しているのだろうか．本来ならば，患者の生命にかかわる医薬品という商品を扱う薬剤師は生涯かけて自己の能力開発をしていくことがミッション（使命）である．自己成長の意欲が低下するときには薬剤師としての職能の質の低下にも影響することとなる．

5) 職場満足度と自己教育力の低い世代は…？

保険薬局の薬剤師を対象に自己成長意欲の指標の1つである「自己教育力」に注目し，どのようなことがその向上と低下に関係しているかを調査した．その結果の一部を解説する．82名の薬剤師を対象に，勤務年数を3年以下（18名），3～6年以下（21名），6～10年以下（18名），10年超（20名）の各世代に分類し，**職場の満足度**と，**自己教育力**，職場における**最重要項目**に関して調査し比較した．するとここでは**薬剤師年数3～6年以下の薬剤師群が最も職場の満足度も自己教育力も低いという結果**となった．

6) 薬剤師の中間層の危機

職場の満足度の調査内容は，給与体系，職業的地位，ほかの職種との関係，管理体制，専門職としての自律，仕事内容，職場スタッフ間の関係で構成されている．結果はこの調査では薬剤師年数3～6年以下の薬剤師は，会社や上司など管理体制に対する満足度が特に低いということがわかった．

7) よりよいキャリアのため本人も組織も努力を

研究結果からは，モチベーションが落ちやすい中間層に対しては，上司が仕事や将来に対しての本人の希望を聞きながら，伸ばしてほしい点をフィードバックする

ことが必要である. 一方本人も将来のビジョンを描けるように視野を広げ, また専門性を磨く努力が必要である.

まとめ

■ キャリアデザインしよう：薬剤師として, 人としてHAPPYで充実した人生のために, キャリアデザインを意識しよう
■ キャリアデザインのポイント
　①リアリティショックをのりこえるために就職先のことをよく調べよう
　②薬剤師として3つの顔を持ちながら仕事をしよう
　③自分のキャリアアンカーを知っておこう
　④キャリアの節目に気づき, よく考えてアクションを起こそう
　⑤形に捉われないキャリアもあり, と知っておこう

<文　献>
1）『キャリア・アンカー』（エドガー・シャイン／著）, 白桃書房, 2003
2）『働くひとのためのキャリア・デザイン』（金井壽宏／著）, PHP研究所, 2002
3）『キャリア・ダイナミクス』（エドガー・シャイン／著）, 白桃書房, 1991

● 演習問題

問1　以下の記述は正しいか, 誤っているか. 誤っている場合理由を記述して訂正せよ.

① キャリアにはアップもダウンもない, あるとすれば自分で決めることだ.

② 薬剤師は職場で高い専門性が発揮できれば問題ない.

③ リアリティショックを緩和するには, 事前に職場の情報をしっかり集めることである.

問2　以下の質問に対して, 回答を1つ選択せよ.

A）キャリアアンカーの説明で, 誤っているものはどれか.

① その人の価値観

② 仕事生活10年くらいで固まる

③ 最も捨てられないもの

④ 外から求められる役割

⑤ 内的キャリアの要素

B）キャリア開発についての説明で, 誤っているものはどれか.

① 常にキャリアデザインをしている必要はない.

② キャリアの節目に気付くことが第一歩である.

③ アクションしたらしばらくはドリフトとしてがんばってみる.

④ キャリアの節目を感じたらまずは転職を考える.

⑤ 節目にはよく考えて必ずアクションを起こす.

索 引
index

太字は重要語句

数字・欧文

4M4E ······· 74
731部隊 ······· 168
AIDS ······· 95
CRC ······· 163
ES細胞 ······· 118
FIP ······· 46
GCP ······· 39, 163
GLP ······· 39
GMP ······· 39
GPSP ······· 40
HIV ······· 95
iPS細胞 ······· 118
KJ法 ······· 16, 110, 248
non-verbal communication ····196
One way communication ····· 195
OTC医薬品 ······· 44
Over The Counter ······· 47
PHARM-2E ······· 74
POP広告 ······· 46
SHEL モデル ······· 74

Two way communication ········ 195
WHO ······· 46
WSMI ······· 46

和 文

あ

相手の立場に立つ ·······135
アクションラーニング ·······243
アサーション ·······147, 210
アドバンス・ケア・プランニング
·······104
アドヒアランス ·······18, 233
安楽死 ·······101

い〜お

医事紛争 ·······69
移植医療 ·······113, 114, 117
移植コーディネーター ·······124
遺伝カウンセリング ·······116
遺伝子差別 ·······115
遺伝子診断 ·······113, 114, 115
遺伝子治療 ·······113, 114, 117
遺伝子標識 ·······117
遺伝子例外主義 ·······116
医療過誤 ·······73
医療訴訟 ·······69
医療における遺伝学的検査・診断に関するガイドライン ·······116

インフォームドコンセント
·······115, 153, 162, 167
エンパワーメント ·······234
延命措置 ·······102
延命治療 ·······102
オーファンドラッグ ·······40
音声言語 ·······173

か・き

解釈モデル
·······25, 148, 183, 228, 233
解読 ·······181
回避型対応 ·······210
外来トリアージ ·······111
かかりつけ薬剤師 ·······30
かかりつけ薬局 ·······30
確定診断 ·······116
過失 ·······68
学校薬剤師 ·······50, 53, 55
過量服薬 ·······51
がん ·······88
関係的存在 ·······172
がん検診 ·······88
がん死亡 ·······88
患者中心 ·······217, 239
患者中心モデル ·······239
患者の権利 ·······152
患者のための薬局ビジョン ·······30

索 引　271

感染予防 ················ 94

キャリアアンカー ············· 265

キャリアデザイン ············· 259

キュア（治療的な行為）········ 148

共感 ················ 192, 198

く・け

空間行動 ················ 175

苦情 ················ 16

クラッシュ症候群 ··········· 108

グリーフ ················ 223

グリーフケア ··············· 224

クローン技術 ············· 118, 139

ケア（支援的な行為）········· 148

傾聴 ················ 195, 217

ゲートキーパー ············· 50, 55

ゲノム編集 ················ 139

研究倫理 ················ 140

言語 ················ 173

健康サポート薬局 ··········· 32, 53

言語的コミュニケーション
················ 148, 173

顕微授精 ················ 119

こ

攻撃型対応 ················ 210

交流分析 ················ 147

高齢社会 ················ 38

コールトリアージ ············· 111

顧客の視点 ················ 46

告知 ················ 97, 118

個人情報保護法 ············· 155

言葉の力 ················ 174

コミュニケーション
················ 16, 172, 217

コンコーダンス ············· 18, 233

コンテキスト ············· 175, 180

さ〜す

災害 ················ 133

再生医療 ············· 113, 114, 117

在宅医療 ················ 38, 132

サリドマイド ················ 57

自己決定権 ········· 25, 85, 153, 162

自己防衛的帰属 ············· 250

自殺・うつ病等対策プロジェクト
チーム ················ 54

自殺企図 ················ 51

自殺総合対策大綱 ··········· 50, 54

自殺対策 ················ 53

自殺対策基本法 ············· 54

自殺防止 ················ 53

自尊感情 ················ 210

死の五段階 ················ 25, 203

死別悲嘆 ················ 223

謝罪 ················ 20

収束技法 ················ 251

終末期 ················ 103, 222

終末期医療 ················ 222

出生前診断 ············· 116, 139

守秘義務 ················ 155

受容 ················ 198

消極的安楽死 ················ 101

小児からの臓器移植 ········· 125

初期対応 ················ 65

自律尊重原則 ············· 85, 153

知る権利 ················ 228

人工授精 ················ 119

人工妊娠中絶 ················ 139

心臓死 ················ 124

人体実験 ················ 166

新薬 ················ 35

信頼関係 ················ 18

せ・そ

正義原則 ················ 153

精子・卵子・胚凍結技術 ······· 138

生殖医療 ············· 113, 114, 119

生殖補助医療技術 ············· 138

生命・医療倫理の4原則
················ 101, 153

太字は重要語句

生命維持治療 …………… 102

生命のはじまり …………… 140

積極的安楽死 …………… 101

説明義務 …………… 81

セルフメディケーション … 42, 132

善行原則 …………… 153

専門職連携 …………… 209

臓器提供意思表示カード
…………… 117, 126

臓器の移植に関する法律（臓器移植法）…………… 124

双方向のコミュニケーション … 162

粗死亡率 …………… 89

尊厳死 …………… 101

た〜つ

体外受精 …………… 119

対象喪失 …………… 202

対人業務 …………… 30

対物業務 …………… 30

多職種連携 …………… 31

ダナ・ファーバー …………… 72

多能性幹細胞 …………… 118

ダブルバインコミュニケーション
…………… 176

地域包括ケアシステム …………… 30

チーム医療 …………… 209, 217, 239

治験 …………… 163

着床前検査 …………… 139

着床前診断 …………… 116, 139

調剤過誤 …………… 68

調剤事故 …………… 65, 67

て・と

低コンテキストコミュニケーション
…………… 180

ディベート …………… 22, 110

適正使用 …………… 38

ドナー …………… 117, 124

ドナー不足 …………… 125

トリアージ …………… 107

トリアージ・タッグ …………… 109

な〜の

難病情報センター …………… 118

難病対策事業 …………… 118

難病治療 …………… 113, 114

二次元展開法 …………… 110, 248

日本臓器移植ネットワーク … 126

ニュルンベルク医師裁判 ……… 167

ニュルンベルク綱領 …………… 167

年齢調整死亡率 …………… 89

脳死 …………… 117, 124

ノンコンプライアンス ………… 233

は・ひ

ハインリッヒの法則 …………… 72

バウンダリーレスキャリア … 266

パターナリズム …………… 153

発散技法 …………… 251

発症前診断 …………… 116

ハンセン病 …………… 78

非言語的コミュニケーション
…………… 148, 173, 196

ヒトゲノムプロジェクト ……… 115

病気中心モデル …………… 239

ふ〜ほ

ファーマシューティカルケア … 207

複雑性悲嘆 …………… 224

符号化 …………… 181

不妊治療 …………… 119

ブラインド・ウォーク ……… 191

ブレインストーミング ……… 248

ヘルシンキ宣言 …………… 166, 168

変化のステージモデル ……… 204

保因者診断 …………… 116

防衛機制 …………… 203

法的責任 …………… 68

補完代替医療 …………… 218

ま～も

マスメディア ……………… 254

末期がん告知 ……………… 88

マンダラート ……………… 43

無危害原則 …………… 85, 153

メディア・リテラシー ……… 256

免疫抑制剤 ………………… 124

文字言語 …………………… 173

モラルジレンマ …………… 25

問題解決技法 ……………… 250

や～よ

薬害 …………………………… 62

薬剤師行動規範 …………… 130

薬剤師綱領 ………………… 130

薬物事犯の現状 …………… 51

薬物乱用 …………………… 51

薬物乱用防止教育 ………… 50

薬理遺伝学的検査 ………… 116

やさしい製剤 ……………… 35

薬禍 …………………………… 62

病む人（sick person）と
　患者（patient）…………… 232

優生 …………………… 79, 139

優生思想 …………………… 139

ユニバーサルカラーデザイン …47

ら～ろ

らい予防法 ………………… 79

リアリティショック ……… 268

リスボン宣言 ……………… 152

リフレクション …………… 246

臨床研究 …………………… 166

レシピエント ……………… 124

執筆者一覧

■監　修

日本ファーマシューティカルコミュニケーション学会

■責任編集

後藤　惠子　　東京理科大学薬学部薬学科

■編　集

有田　悦子　　北里大学薬学部薬学教育研究センター医療心理学部門
井手口直子　　帝京平成大学薬学部薬学科
後藤　惠子　　東京理科大学薬学部薬学科

■執筆者（掲載順）

高中紘一郎　　元 新潟薬科大学薬学部薬学科
富澤　　崇　　城西国際大学薬学部医療薬学科
上村　直樹　　東京理科大学薬学部薬学科
樽野　弘之　　第一三共株式会社メディカルアフェアーズ本部 メディカルアフェアーズ企画部
鹿村　恵明　　東京理科大学薬学部薬学科
福島　紀子　　帝京平成大学薬学部薬学科
増山ゆかり　　（公財）いしずえ（サリドマイド福祉センター） 元理事
小茂田昌代　　東京理科大学薬学部薬学科
根岸　健一　　東京理科大学薬学部薬学科
神谷　惠子　　神谷法律事務所
山崎　浩司　　信州大学医学部保健学科
竹下　　啓　　東海大学医学部基盤診療学系医療倫理学領域
塩田　澄子　　就実大学薬学部薬学科
田村智英子　　FMC東京クリニック
齋藤有紀子　　北里大学医学部附属医学教育研究開発センター医学原論研究部門
田村　　豊　　福山大学薬学部薬学科
堂囿　俊彦　　静岡大学学術院人文社会科学領域
氏原　　淳　　北里大学北里研究所病院臨床研究適正運用管理室
土屋　明美　　元 東京薬科大学薬学部
西村亜佐子　　同志社女子大学薬学部医療薬学科
野呂瀬崇彦　　北海道科学大学薬学部薬学教育学部門
寺町ひとみ　　岐阜薬科大学実践薬学大講座病院薬学研究室
桜井なおみ　　キャンサー・ソリューションズ株式会社

薬学生・薬剤師のためのヒューマニズム 改訂版

2011 年 10 月 15 日第 1 版　第 1 刷発行
2018 年　3 月　1 日第 1 版　第 6 刷発行
2019 年 12 月　1 日第 2 版　第 1 刷発行

監修	日本ファーマシューティカル コミュニケーション学会
責任編集	後藤惠子
編集	有田悦子，井手口直子，後藤惠子
発行人	一戸裕子
発行所	株式会社　羊　土　社
	〒 101-0052
	東京都千代田区神田小川町 2-5-1
	TEL　　03（5282）1211
	FAX　　03（5282）1212
	E-mail　eigyo@yodosha.co.jp
	URL　　www.yodosha.co.jp/
印刷所	株式会社　Sun Fuerza

ⓒ YODOSHA CO., LTD. 2019
Printed in Japan

ISBN978-4-7581-0942-0

本書に掲載する著作物の複製権，上映権，譲渡権，公衆送信権（送信可能化権を含む）は（株）羊土社が保有します．
本書を無断で複製する行為（コピー，スキャン，デジタルデータ化など）は，著作権法上での限られた例外（「私的使用のための複製」など）を
除き禁じられています．研究活動，診療を含み業務上使用する目的で上記の行為を行うことは大学，病院，企業などにおける内部的な利用であっ
ても，私的使用には該当せず，違法です．また私的使用のためであっても，代行業者等の第三者に依頼して上記の行為を行うことは違法となります．

JCOPY　＜（社）出版者著作権管理機構　委託出版物＞
本書の無断複写は著作権法上での例外を除き禁じられています．複写される場合は，そのつど事前に，（社）出版者著作権管理機構（TEL 03-
5244-5088，FAX 03-5244-5089，e-mail：info@jcopy.or.jp）の許諾を得てください．

羊土社　発行書籍

改訂第6版がん化学療法レジメンハンドブック

治療現場で活かせる知識・注意点から服薬指導・副作用対策まで

日本臨床腫瘍薬学会／監，遠藤一司，加藤裕芳，松井礼子／編
定価（本体4,600円＋税）　B6変型判　816頁　ISBN 978-4-7581-1843-9

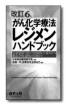

抗がん剤の投与スケジュールや注意点が一目でわかる大好評書，新薬を大幅追加し全面改訂！支持療法や投与速度，輸液量を含めたレジメンのほか，奏効率，副作用対策，服薬指導，減量・休薬基準も掲載．全ての医療スタッフ必携！

がん化学療法副作用対策ハンドブック　第3版

副作用の予防・治療から，抗がん剤の減量・休薬の基準，外来での注意点まで

岡元るみ子，佐々木常雄／編
定価（本体4,500円＋税）　B6変型判　520頁　ISBN 978-4-7581-1859-0

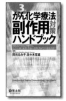

副作用の頻度・時期が見やすいと好評の書籍が改訂！免疫チェックポイント阻害薬やirAEに関する項目を追加し，ますます役立つ1冊に．要点をまとめたフローチャートや具体的な処方例で，予防・治療にすぐ役立つ！

ハイリスク患者のがん薬物療法ハンドブック

多様化・複雑化する患者への治療戦略を身につける

南　博信／監，安藤雄一，寺田智祐／編
定価（本体4,300円＋税）　B6変型判　382頁　ISBN 978-4-7581-1814-9

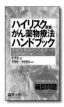

心疾患合併，PS不良，うつなど，多様化する患者の背景にあったがん薬物療法の進め方のポイントを，1冊に凝縮．現場で悩むすべての医療従事者におすすめ．

症例で身につくがん疼痛治療薬

効果判定から薬の増減，次の一手まで，患者にあった処方がわかる

山口重樹，下山直人／編
定価（本体5,400円＋税）　A5判　487頁　ISBN 978-4-7581-1754-8

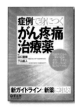

痛みを上手くコントロールするための薬の使い分け・組み合わせ方を症例をもとに解説．治療初期から終末期まで役立つ1冊！がん治療に携わる医療スタッフ必携！

がん治療のための緩和ケアハンドブック

症例・処方例・IC例で身につく！鎮痛薬の使い方から心のケアまで

吉田健史／著，中川和彦，小山敦子／監
定価（本体3,600円＋税）　B6変型判　336頁　ISBN 978-4-7581-1803-3

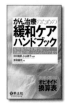

鎮痛薬の処方例，インフォームド・コンセントの具体例などをまとめた実践書！患者・家族の痛みや苦しみ，悩みをできる限り和らげたいすべての医療スタッフに最適です．

がんと正しく戦うための　遺伝子検査と精密医療

いま，医療者と患者が知っておきたいこと

西原広史／著
定価（本体3,200円＋税）　B5変型判　136頁　ISBN 978-4-7581-1819-4

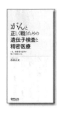

遺伝子の変異を調べて個々人に最適な治療を行う「精密医療（プレシジョン・メディシン）」．その導入・実施を検討する医療者と患者に向けた実践の手引が本邦初登場です．

羊土社　発行書籍

類似薬の使い分け 改訂版

症状に合った薬の選び方とその根拠がわかる

藤村昭夫／編
定価（本体 3,700 円＋税）　A5 判　342 頁　ISBN 978-4-7581-1753-1

大好評書の改訂版！よく出会う疾患別に，類似薬の特徴と使い方の違いを比較して解説．類似薬が一覧できる分類図や豊富な症例も掲載．患者に合った適切な使い方がわかる！

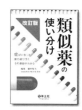

症状と患者背景にあわせた頻用薬の使い分け改訂版

藤村昭夫／編
定価（本体 3,600 円＋税）　A5 判　333 頁　ISBN 978-4-7581-1779-1

頭痛や不眠，めまいなど，よく出合う症状別に頻用する薬の特徴を比較して解説．患者の年齢や基礎疾患，本人の希望などあらゆる状況を考慮した薬選びのコツがよくわかる．処方例も充実し日常診療にすぐ活かせる一冊！

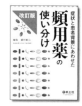

教えて！SGLT2阻害薬の使いかた

Q&Aとケーススタディで学ぶ，糖尿病患者への適切で安全な使い方とその根拠

加来浩平／編
定価（本体 2,900 円＋税）　A5 判　159 頁　ISBN 978-4-7581-1804-0

多くのエビデンスに基づき，Q&Aとケーススタディで臨床の場における活用法を解説．心血管イベントリスク低下など，本薬がもつ多面的作用についても解説します．

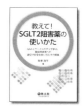

絶対わかる 抗菌薬はじめの一歩

一目でわかる重要ポイントと演習問題で使い方の基本をマスター

矢野晴美／著
定価（本体 3,300 円＋税）　A5 判　207 頁　ISBN 978-4-7581-0686-3

初学者が最初に読みたい入門書！必須知識を超厳選，ポイントが一目でわかり，演習問題で応用力も鍛えられる！妊婦への投与など，臨床で役立つ付録表付．

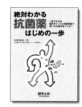

キャラ勉！抗菌薬データ

黒山政一，小原美江，村木優一／著
定価（本体 2,400 円＋税）　A5 変型判　205 頁　ISBN 978-4-7581-1816-3

52の抗菌薬をすべてキャラクター化！系統ごとに住む世界・職業をキャラ設定しているため、抗菌薬の特徴や使い方を直感的に記憶できます。抗菌薬に苦手意識をもつすべての医療従事者におすすめです！

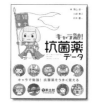

抗菌薬ドリル

感染症診療に強くなる問題集

羽田野義郎／編
定価（本体 3,600 円＋税）　B5 判　182 頁　ISBN 978-4-7581-1844-6

感染症の診断や抗菌薬の選び方・やめ方，アレルギー，感染対策など，感染症診療の基盤になる考え方が問題を解きながら楽しく身につく！やる気をなくすほど難しくはなく，笑い飛ばせるほど簡単じゃない，珠玉の73問に挑戦しよう！

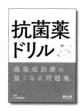

羊土社　発行書籍

リハに役立つ治療薬の知識とリスク管理

宮越浩一／編
定価（本体3,600円＋税）　A5判　256頁　ISBN 978-4-7581-0243-8

よく使われる薬剤を中心に，副作用やリハに影響する因子について丁寧に解説．運動療法や離床時に注意すべきことやリハ中止の基準，主治医への報告のタイミングがよくわかる．急性期から在宅リハまで広く役立つ1冊．

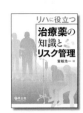

FLASH薬理学

丸山　敬／著
定価（本体3,200円＋税）　B5判　375頁　ISBN 978-4-7581-2089-0

薬理学の要点を簡潔にまとめた，詳しすぎず易しすぎないちょうどよい教科書．通読も拾い読みもしやすく，WEB特典の解答付きの応用問題で重要事項の復習ができます．医学生や看護・医療系学生がまず読むべき1冊！

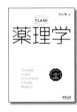

肺癌薬物療法のエビデンスとコツ

なぜその治療を選ぶのか、エキスパートの考え方教えます

加藤晃史，池田　慧／監，関根朗雅，佐多将史，下川路伊亮／編
定価（本体5,500円＋税）　B5判　220頁　ISBN 978-4-7581-1839-2

症例をもとに，治療の根拠となるエビデンスと考え方を解説！標準治療から2ndライン以降の薬の使い分けやガイドライン外の事象への対処まで，あなたの悩みを解決に導くエキスパートの頭の中お見せします！

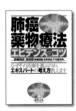

病態で考える薬学的フィジカルアセスメント

41の主訴と症候から行うべきアセスメントがわかる

鈴木　孝／著
定価（本体3,800円＋税）　B5判　292頁　ISBN 978-4-7581-0940-6

発疹，出血傾向，リンパ節腫脹，チアノーゼ…など，日常臨床でよく遭遇する41症候を網羅！主訴や症状から病態や疾患を予測し，適切なフィジカルアセスメントができる！薬局・病院・在宅などすべての薬剤師におすすめ！

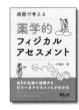

ここからはじめる！薬剤師が解決するポリファーマシー

症例から学ぶ、処方適正化のための介入のABC

平井みどり／編
定価（本体2,700円＋税）　A5判　255頁　ISBN 978-4-7581-0934-5

41の症例をもとに，処方意図の推測や処方適正化の進め方を具体的に解説！漫然投与されがちな薬剤，エビデンスなく処方されがちな薬剤など知っておきたいコツも満載．病院，薬局，在宅に関わる薬剤師におすすめ！

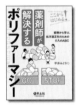

薬剤師のための薬物療法に活かす検査値の読み方教えます！

検査値から病態を読み解き、実践で活かすためのアプローチ

野口善令／編
定価（本体3,200円＋税）　A5判　263頁　ISBN 978-4-7581-0933-8

検査値の異常をみたときの考え方を，病態，患者背景，処方薬の影響をふまえて解説．症例をもとにした解説で，処方提案に向けた具体的なアプローチがわかる！検査値異常をきたしやすい薬剤や鑑別疾患など，基礎知識も充実！

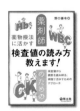

羊土社　発行書籍

OTC医薬品の比較と使い分け

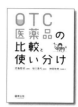

児島悠史／著，坂口眞弓／監，神田佳典／執筆協力
定価（本体3,800円＋税）　B5判　464頁　ISBN 978-4-7581-0943-7

「有効成分の比較」と「症状とニーズに応じた使い分けフローチャート」でOTC薬の適切な商品選びが学べます！妊婦・授乳婦への対応など，117の現場で役立つQ&Aも必見！薬局薬剤師，登録販売者におすすめ！

128症例で身につける　臨床薬学ハンドブック　改訂第3版

薬物治療の考え方と服薬指導のポイント

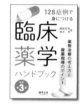

越前宏俊，鈴木　孝／編
定価（本体3,900円＋税）　B5判　478頁　ISBN 978-4-7581-0941-3

症例をもとに処方が出されるまでの思考プロセスを解説．薬剤師が押さえておくべき疾患を網羅しつつ，服薬指導など現場に即した内容を厳選！薬学部生の実務実習・国試対策に，薬剤師の方の臨床推論力アップに役立つ！

新ビジュアル薬剤師実務シリーズ
上　薬剤師業務の基本［知識・態度］第3版

薬局管理から服薬指導、リスクマネジメント、薬学的管理、OTC医薬品、病棟業務まで

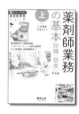

上村直樹，平井みどり／編
定価（本体3,800円＋税）　B5判　324頁　ISBN 978-4-7581-0937-6

写真や図が豊富でわかりやすいと薬学生，新人薬剤師に大好評の教科書を，改訂薬学教育モデル・コアカリキュラムに対応して改訂！CBT対策に役立つ演習問題も掲載！過去の薬剤師国家試験の出題内容も反映．

新ビジュアル薬剤師実務シリーズ
下　調剤業務の基本［技能］第3版

処方箋受付から調剤、監査までの病院・薬局の実務、在宅医療

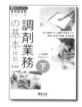

上村直樹，平井みどり／編
定価（本体3,700円＋税）　B5判　279頁　ISBN 978-4-7581-0938-3

写真が豊富でわかりやすいと大好評の教科書シリーズを改訂！改訂薬学教育モデル・コアカリキュラムに対応，CBT対策に役立つ演習問題つき！OSCE対策に役立つ動画がWebで見られます！

ライフステージや疾患背景から学ぶ臨床薬理学

テーラーメイド薬物治療の基本知識と処方の実際

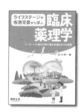

大井一弥／著
定価（本体3,700円＋税）　B5判　190頁　ISBN 978-4-7581-0936-9

コアカリの「テーラーメイド薬物治療」を網羅した画期的なテキスト．高齢者，妊婦，小児，腎疾患，肝疾患など薬物治療で考慮すべき重要因子をおさえることができます！章末のチェック問題は国家試験に頻出の薬剤をセレクト！

薬局ですぐに役立つ薬の比較と使い分け100

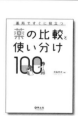

児島悠史／著
定価（本体3,800円＋税）　B5判　423頁　ISBN 978-4-7581-0939-0

「この薬，前の薬とどこが違うの？」と聞かれて返答に困ったことはありませんか？本書は，類似薬の違いを約730点の参考文献を明記して解説．医師の処方意図がわかり，服薬指導や疑義照会，処方提案にも自信がもてます！